U0121317

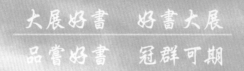

大展好書　好書大展
品嚐好書　冠群可期

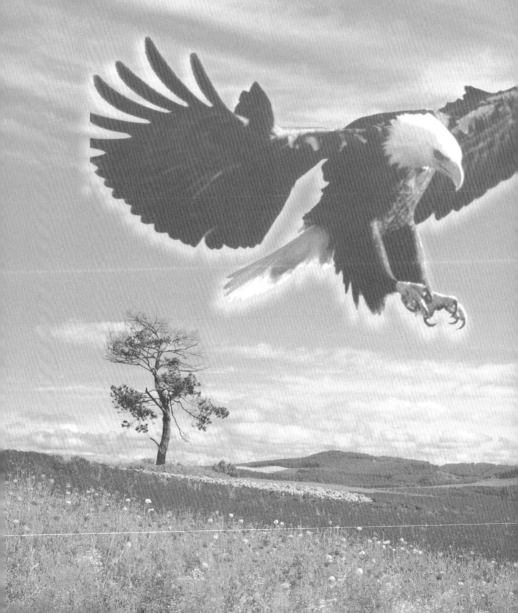

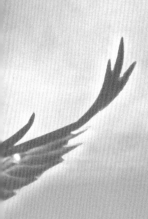

大展好書　好書大展
品嘗好書　冠群可期

休閒保健叢書 8

中外保健按摩技法全集

附VCD

任　全　主編

品冠文化出版社

顧　問　　史英健

主　編　　任　全

編　委　　慕　思　　張仁元　　李志軒
　　　　　陳鴻升　　趙　山　　揚　劍
　　　　　任素華　　王錦平　　劉東楠
　　　　　支新會

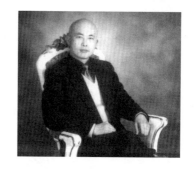

作者簡介

任全（名泉松，字玄眞，號無禪），國家級保健按摩技師，中國健美協會國家一級健身指導員，華夏良子集團培訓總監，北京整脊學會副會長兼秘書長。1964 年出生於河南省，河洛文化賦予他中庸、容怒、隱忍、睿智的個性。

任君泉松，幼承庭訓，習研歧黃，博學強記，學驗俱來，講壇之上獨領風騷，科研領域屢有建樹。他順應時代潮流，潛心於保健按摩教研，點滴積累了豐富的教學經驗，遂精通世界流行的中式、港式、日式、臺式、泰式、韓式、歐式、美式保健按摩，足部健康法、運動按摩等各種保健治療方法。

其代表作《保健按摩大全》是中國保健按摩行業的首部大型專著，正和其他 20 餘套書（光碟）共 300 萬字的著作暢銷海內外，爲中國保健行業做出了應有的貢獻。他先後創造性發明了藏密式、纏柔式、震運式、臟腑、手道、耳道、足道等經典而又實用的保健按摩套路。

他運用數學化空間解剖來形象逼眞地論述「形能哲學」，建立「臟腑經絡穴位功能空間結構」的科學化中

醫模式，能夠完善的解釋中醫數千年不解之惑，如經絡、臟腑、穴位、天癸、沖脈、太極的實質等。他把保健按摩手法分為：點道、行道、纏道、球道、弦道、運道、震道、意道、玄道、無道十種空間運動。作用上可以分為內收、外斂、平衡、向心、離心、變易、調氣、行血、無用九種。手法在保健治療上可分為十方：樂方、色方、電方、場方、食方、藥方、心方、導方、氣方、光方。

他的手法在「皮」如行雲般圓潤走「球」道，在「脈」如海濤一樣流暢走「行」道，在「肌」肉如纏絲狀柔和走「纏」道，在「筋」腱如撥弦之剛勁走「弦」道，在「骨骼」如三角形滲透走三角「玄」道，在「網膜」如漁網形走「意」道，在「穴位」如漏斗狀走「點」道，在「關節」如滾軸樣走「運」道，「整體」耗散重組走「震」道，使經脈氣血循行有序。終至損其有餘，補其不足；引陽入陰，陰平陽秘，精神乃治；精神內守，發而中節；和於術數，壽與天齊。

作者聯繫方式：13901386623

電話：0371-6023382

E-mail：rq19641027@163.com

通訊位址：河南省鄭州市城北路 8 號院（450004）

序

　　任全先生的《中外保健按摩技法全集》，邊讀邊會使人產生一種「透徹、頓悟」之感。按摩，這種源於華夏的傳統保健文化，流行並被現代人喜愛並不足怪，令人驚歎不止的是，任君對保健按摩的研究，竟達到一種出神入化的境界。

　　中國古代儒、道、佛、醫文化博大精深的內涵，竟然在按摩理論上被那麼精妙的融為一體。古老中國哲學思想的光芒和現代哲學、數學、物理學的智慧竟被完全吻合在任君的「十道」理論上，舉一反三，百驗不貼，正所謂「師法自然，萬法歸一」。

　　讀任全大作，想其人必定嚴肅、深沉，一代宗師風範，見其人才知那麼年輕、隨和，三十多歲，樂呵呵的樣子，端正的臉龐，善良的稟性，只有一副大腦門，透出智慧的光澤。他輟耕不止，誨人不倦，為中國保健按摩研究集大成者，對人類健康事業的貢獻自不必說，其獨創的「無極保健法」「十道」「十方」理論，目前正被每一位知曉的專家所讚歎，想必不久將會在學術界產生巨大的影響。

史英建

前 言

　　《中外保健按摩技法全集》，是我在十幾年的保健按摩教學和臨床實踐中總結出來的。近年來，我精研了世界各種保健按摩方法，雖千變萬化，各有千秋，但無不遵從自然之道。領悟到若有若無、虛無縹緲的保健之精髓、按摩之神韻、手法之眞諦。又經過深入的研究和思考，由一點點的靈感積累而來，最後得到一種空間思維方法。

　　我將無窮大空間和無窮小空間融爲一體，認爲空間是組成大自然的根本元素，空間的最基本表現形式是散點狀空間、直線空間、弦線狀空間、曲面狀空間、三角立方體空間、圓球形空間、彩色立體空間和萬紫千紅的動態空間以及無色無味的無形空間等。

　　我把按摩手法分爲：點道、行道、纏道、球道、弦道、運道、震道、意道、玄道、無道十種空間運動。按摩手法要求完全按照自然空間物質運動規律施術，從而整理出剛柔並濟、圓潤流暢的保健按摩套路和多種技法，讓人從眼、耳、鼻、口、身、心充分感覺到保健按摩師的手足撫慰，在極其鬆弛的狀態中感覺到無微不至的自然之美的感覺，身心得到人間美好祥和的保健按摩。

　　本書是我從全方位論述中外保健按摩的一個大膽嘗試，希望拙作的出版能給你帶來好運，讓你找到財富寶庫的鑰匙和密碼，眞正從保健按摩行業中得到實惠，從而爲更多的人進行超一流的保健按摩服務。對於書中的一些技術問題，你可以利用電話或者通訊與我聯繫，我一定會給你一個滿意的答覆。

　　最後，我衷心地希望讀過本書的朋友們，對我的一家之言和多種見解提出批評和指正，我將不勝榮幸。由於時間倉促、編寫工作繁重，可能存在個別的差錯，敬請讀者看後不吝指教，我們一定在再版時加以改正，並對您的支持和幫助表示感謝。

　　最後祝大家：幸福快樂，健康長壽！

任　全
於無居

目　錄

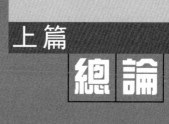

上篇

總論

一 按摩基本概念

按摩是用手或器械的機械力作用於人體以達到治病和保健目的的方法，是物理療法的一種。在人類與疾病的鬥爭中推拿按摩是使用最早、流傳最廣、療效顯著的治療方法之一。此法在中外沿用數千年，並隨著社會文化的發展，不斷地豐富和提高。

我國漢代以前的古籍上稱按摩為導引，明代以後稱按摩，應用範圍日益擴大，手法也日臻完善。中醫治療多稱為推拿。西方按摩和手法與中醫推拿雖有許多共同之處，但在實施手法和理論基礎上又仍有一定差異。

中醫推拿根據患者的陰陽虛實，採取循經絡、辨證施治的方法等，治療上重視手法的補、瀉；而西醫按摩手法重視肌肉關節運動功能和人體解剖結構，治療從調整解剖關係的異常和恢復功能入手。

(一)保健按摩名稱的由來

保健按摩一詞是舶來品，是由國外引進到中國的；而按摩一詞則是中國最早提出的，所以，保健按摩是在中國開放的「鮮花」，並且香遍全世界。保健按摩是任何生活小康的人都會提出的保護生命的需要，更是隨著經濟的發展，生活

水準的提高，人的溫飽解決以後的必然需要，也是人們維護自己生命的最重要的工作之一，就像《黃帝內經》所講的：「中央者，其地平以濕，天地所以生萬物也眾，其民食雜而不勞，故其病多痿厥寒熱。其治宜導引按蹺，故導引按蹺者，亦以中央出也。」

另外，《內經素問・血氣形志篇》也提出「按摩」，秦漢之前有《按摩十卷》，只惜該書早已失傳。推拿名稱，最早見於我國明代張介賓的《類經》注釋和龔雲林的《小兒推拿方脈活嬰秘旨全書》，主要是指小兒推拿，其後不少地區或書籍中，便沿用推拿來代替按摩。

(二)按摩手法命名

筆者根據空間運動的自然之道，結合原有的傳統手法將按摩手法歸納為以下十種：點道、行道、纏道、球道、弦道、運道、震道、意道、玄道、無道手法。

古代的手法命名，最初多用一個字來進行。如「推而行氣血，摩而順其氣，拿而舒其筋，按而調其經，點而理其絡，揉而活其血」。後來在運用實踐中，逐漸出現將兩種以上的手法，相配合成一種複合性手法的命名。如點而壓之的「點壓法」；按而揉之的「按揉法」；摳而拔之的「摳拔法」，牽而抖之的「牽抖法」等複合性手法的命名。

另外，按摩手法還由於不同時期社會科學文化的滲透以及社會風俗等方面的影響，對於某些複合性手法，由於經常反覆使用而確實有效，遂命之以美妙而文雅的名稱。如：「一指禪」、「一指戳天」、「二龍戲珠」、「三陽開

泰」、「丹鳳朝陽」、「蝴蝶雙飛」、「白蛇吐信」、「蒼
龍擺尾」、「金雞獨立」、「猿猴摘果」、「麻姑獻壽」、
「童子拜佛」等，又稱之為「特定手法」。

在手法的分類中還充分考慮到施術部位的變化以及空間
運動形式的變化而做不同的命名，如：用力使手上下振動叫
做「顫法」；用力使手左右擺動而為之「蕩法」。握住患者
肢體上下運動為之「抖法」；左右運動為之「擺法」；轉動
關節為之「搖法」；屈動關節為之「屈法」；牽拉關節為之
「拔法」、「抻法」、「引法」、「伸法」；使用手指、手
掌、拳尖、肘尖、前臂等部位，或用肩扛、膝頂、腳踩等，
即以其所使用的部位之名稱，加上所使用手法之名稱而命
名。複合性手法的命名，一般是在已經形成的常用手法名稱
的基礎上加以歸類。如：「盤肩搖臂法」、「搓揉四心」、
「推運脾胃」、「順藤摸瓜」、「喜鵲搭橋」、「金蟬脫
殼」、「解甲歸田」、「開胸順氣」等法。

(三)按摩手法流派

在數千年的漫長而悠久的歷史發展過程中，由於歷史原
因、地理環境、經濟區域、文化發展等方面的因素和影響，
按摩手法產生了各種不同的流派。

世界上不同的國家又有不同的流派，而今世界上流行的
保健按摩主要有：泰式按摩、日式指壓、歐式油壓、港式按
摩、臺式按摩、中式按摩、韓式鬆骨、美式整脊、美容按
摩、情景按摩、足部按摩等。

從我國目前情況來分析，主要是南北兩大流派，即南方

的推拿流派及北方的按摩流派。全國的流派很多，據 1987 年出版的《中華推拿醫學志》一書的不完全統計，我國古今約有三十多個流派，三百多種手法。

其中較大的流派有：「一指禪推法」、「腹診推拿法」、「臟腑推按法」、「臟腑點穴法」、「經絡按摩」、「指針點穴法」、「捏筋療法」、「拍打療法」、「武功推拿法」、「內功推拿法」、「運氣推拿法」、「小兒推拿法」、「正骨推拿法」、「傷科推拿法」、「自我按摩法」、「膏摩法」、「按摩麻醉」等。

總括起來說，不外乎點穴、捏筋、拍打、推拿、按摩、正骨、小兒推拿、整脊、捏脊、器械按摩、保健按摩、自我按摩和踩蹺等十幾個門類。

(四)按摩手法要素

1. 按摩的環境要素

按摩的效果好壞，與周圍的環境有著不可分割的聯繫，所以，按摩法的第一基本要素就是環境美。

環境由許多要素組成，室內的溫度、濕度、燈光亮度、音樂的節奏、聲音的大小、環境的氣味、按摩單子的顏色、按摩床的舒適程度、按摩師的形象、性別、年齡、患者喝的茶水溫度、茶葉的顏色、口味等無所不包，由此可知，按摩對環境要求是非常苛刻的，按摩師應該針對患者的需求，全部都要考慮到，以便讓患者來到以後無可挑剔。

2. 手法的熟練程度

按摩時使用的各種手法，千變萬化，施術者必須廣記博

識，熟練地掌握各種手法、套路，並經常進行演練和使用。使其達到運用純熟，配伍熟練，熟能生巧，心領神會，法自手出，應用自如的程度。

正如《醫宗金鑒》所說的，「一旦臨症，機觸於外，巧生於內，手隨心轉，法從手出」，只有這樣才能熟練地運用於臨床治療，體現出手法的靈活技巧和隨機應變。因此，對各種手法的演練，是每個從事保健按摩工作者的基本功。

此外，適當地選用一些練功方法，以增強指力、腕力和臂力，是做好各種手法的基本力量。按摩所使用的按摩施術部位是非常多的，而且是非常靈活的，只有不斷開動腦筋，才能夠真正做好保健按摩。

3. 手法的作用力

按摩的用力方法，一開始就有無形的力量，並將這種保健按摩的無形力量融於整個按摩的套路當中。

各種保健按摩手法，都具有一定的實際作用力。其中主要包括：手法用力的大小程度、作用方向、作用形式、持續時間和作用頻率等方面。

4. 手法的著力點

按摩手法的按摩著力點，有著獨特的空間結構特性，所以才會有不同的手法作用在不同的空間層次，產生的作用也是不一樣的。但是，各種手法卻都是由人體的感受器官或者特殊的穴位空間結構，經過經絡、神經的傳導以及由於按摩力度的自動傳導或引起的共振，從而引起五臟六腑發生生理或病理變化。

各種手法作用於人體，首先接觸到人之體表外部空間結構，也就是所謂按摩師的氣感或手感。由不斷刺激人體內的

神經血管、經絡穴位、骨骼肌肉以及內臟器官，最後逐步深入到人體的心靈深處。

各種手法刺激的感受器，即是各種手法的著力點，不同的按摩手法，必然產生不同的保健按摩作用。

(五)按摩手法軌道

1. 空間運動規律

按摩手法的運動軌道是空間隨意運動的軌跡，這一點，應該從研究空間運動的規律性變化中得出。從各種手法的用力形式、用力方向、用力大小、作用時間及作用頻率分析來看，各種手法的共性是都要用力操作，只是力度的大小、方向不同。

凡是在力的作用下，按摩手法的運動軌跡，必然是符合物質運動規律的。物質空間運動的規律首先是發散或收斂，也就是物質的向內聚合或向外分裂運動規律，其實也就是中醫的陰陽規律，反映到手法上就是有形手法與無形手法的不同作用。

再者就是運動方式的變化，如水平狀運動、螺旋狀運動、波浪式振動。

物質空間運動規律與手法運動規律應該是完全一樣的，其運動方向不外乎：發散（五行屬木）、收斂（五行屬水）、向心（五行屬金）、離心（五行屬火）和旋轉（五行屬土）五個基本方向。

另外還包括物極必反的「變易」規律（力量方向、性質、作用等的變易）、方圓空間相互制約、相互依賴、相互

包容規律（代表人體氣血運行的調節）和時空調節（光線、溫度、時間、顏色等的調節）等。

2. 按摩手法的運動軌道

（1）平：施術部位與操作者身體保持等距運動，水平的直線用力方向，即手法的用力沿水平方向進行。

如以操作者為座標，可分為水平向前用力和水平向後用力；若以患者為座標，又可分為向心性水平用力和離心性水平用力。

實際上水平方向的用力，都結合有垂直向下的用力，其真正的用力方向，需視這兩種方向的用力大小比例變化而定。水平向前進行的用力，即以操作者為座標，其手法用力沿水平方向向前進行。這種用力方法實際上是垂直向下和水平向前兩種用力的結合。

以推法為代表。推法的用力中等而沉實，速度均勻而適中。如果兩種方向的用力大小比例發生變化，如垂直向下的用力加大，則水平向前的用力減小，使推的力量越加沉重，而推的速度則變得緩慢；反之，垂直向下的用力減小，則水平向前的用力加大，而變得手法輕柔，速度加快，甚者則演變為擦法。這便是推法與擦法在用力方向的大小比例中變化的根本區別。

水平向心性用力，即以患者為座標，其手法用力從患者肢體遠端，沿水平方向向中心進行，即引氣血以歸原。水平離心性用力，即以患者為座標，其手法用力由近心端，沿水平方向向遠心端進行，即引氣血以營四末。

（2）旋：旋就是環狀螺旋運動，是左右迴旋形狀的旋轉用力。即手法的用力方向呈旋渦狀的運行方向。實際上是水

平方向左右旋轉用力，與垂直向下用力的結合力。

按其旋轉方向，可分為「順時針旋轉」和「逆時針旋轉」兩種。如摩法與揉法，即在做水平迴旋運動的同時，加上一些垂直向下的按壓力量。

此兩種方向的用力大小比例的變化，是摩法與揉法的主要區別。加大其垂直向下的用力，則縮小旋轉半徑，其作用力可下沉於肌肉深層，而操作者手掌皮膚與患者保健部位之皮膚密切接觸，不再改變其接觸位置，而其滑動則在肌肉層進行，此時便成為揉法了。

（3）滑：滑就是滑動浮走，施術部位因有按摩質或其他潤滑介質，手法出現慣性移動一段距離，如溜滑法、搽法。

（4）垂：垂就是垂直施力或垂直擊打運動。向受術部位垂直施加壓力是最基本、最單純的一種用力方向。如點法、按法、壓法等手法的用力方向，都是垂直向下的用力方向。也是各種手法（除提法之外）中最基本的用力方向，即大多手法都是在此種用力方向的基礎上，再改變其方向，如推法、揉法、摩法、搓法等，都是在垂直向下用力的基礎上，再改變其用力方向的。

（5）槓：槓就是槓桿作用運動，由骨骼、關節的槓桿作用活動關節，如屈、扳等，可以節省力量，提高療效。

（6）複：複就是複合運動，是多種運動方式的複合體，多個方向的混合用

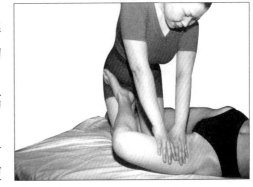

複合用力

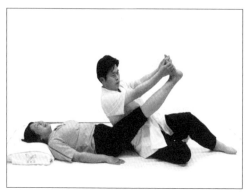

混合用力

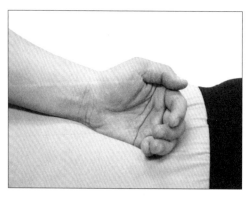

空力運動

力，是由兩個以上用力方向的交叉混合用力及複雜多變的多方向混合交叉用力，在保健按摩中是非常多見和常用的。可以歸納為：分力、合力、剪力、扭轉力及其他多方向混合用力。

● 分力：是指向相反兩個方向的用力，如牽引法、拔伸法、分法等。

● 合力：是指從兩側向相對一個方向的用力，如捏法、拿法、擠法、合法等。

● 剪力：即剪刀力，是由兩個交叉縱軸，向一齊合併的剪力形槓桿用力，如屈法、折法、夾法等。

● 扭轉力：即在同一縱軸上的、兩個相反方向的旋轉用力（如同擰毛巾之用力），如側扳法等。

● 混合用力：即多種複雜多方向的混合用力，如撚法，是合力與扭轉力的配合，而且方向多變；斜扳法，是剪力與扭轉力的配合；提法，是合力與垂直向上方向用力的配合；側扳法，應當是扭轉力與分力的混合用力，這些在實際臨床當中是非常多見的。

（7）空：就是手法的空間運動變化形式，由空間的變化

作用與穴位，得到較好的空間調節作用。如一指禪手法、揉法。

（8）**無：**無就是無形的空間環境以及空間環境的變化、語言變化等起到心理的調節，最終達到經絡臟腑的調節作用，如光線按摩、談心療法。

（9）**反射：**由人體神經的反射，作用於人體的全身組織器官，得到意想不到的作用。如足部保健，全息療法。

（六）按摩的作用部位

按摩最先接觸到人的體表外部空間結構，也就是所謂的氣感或按摩的手感，其中有一些疾病只要手一放在患處就有一股發涼的感覺，這就是空感，然後再由穴位、皮膚、經脈、肌肉、筋腱、骨膜、骨關節、骨髓，最後將作用逐步深入到人的心靈深處。

而有形的手法不斷刺激到人體內的不同層次，各層次是各種手法作用力的直接承受者，即最直接的按摩手法著力點。由於手法用力的大小及用力方向的不同，而作用於以上不同層次，達到防治不同層次的疾病和損傷之目的。

1. 空間

人的穴位外面有一個無形的空間，說其無形只是因為它無色無味無法感知而已，其實它還有一個有形的空間結構，在這個空間結構形象裏面，運行著人體內臟的經絡之衛氣循環，這層衛氣就像一層保護傘一樣，保護著人體的生命，護衛著毛髮的生長，所以它有一定的發散或收斂作用。

一般來說，陽經的外在空間是收斂空間形象，表現為外

表的凹陷，表面粗糙，一般汗毛較重；陰經的外在空間是發散空間形象，表現為外表的凸起，表面光滑，一般汗毛較輕。所以陽經外在空間手感發涼，表示吸收熱量，若是體表不能發涼或散熱發汗，都說明有問題；陰經的空間應該是發熱的，若是陰經的空間過熱或過分發涼都是病態的表現。

2. 穴位

人的全身外周有經穴 361 個，經外奇穴 50 餘個，絡穴無數個，阿是穴到處都有，可以說人身無處不有穴，最大之穴就是九竅（雄性）或十竅（雌性），最多之穴位無法多過皮膚的孔隙。

穴位作為人體經氣的聚集之處，都有著基本固定的空間形態，透過手法作用於這些空間從而引起空間結構的變化，對於調節經絡臟腑功能有著不可替代的作用，而在穴位上的手法就是作用的根本，由手法的陰陽變化來調節穴位陰陽之氣的不足或過剩，進而治療或保健人的機體。

3. 皮膚

人體的皮膚，就像大海一樣包圍著人的軀體，其中有津液起作用的地方，是人的毛細血管、末梢神經再生之處，皮膚神經末梢極其豐富。而非常敏感的感受器官，也是各種手法首先直接接觸到的最體表的部位，所以經常按摩皮膚會起到不同凡響的作用。輕度用力的手法，如撫法、摩法、抹法、搓法等，都是作用於皮膚的手法。具有溫潤皮膚、刺激神經、調和氣血的作用。

從現代醫學角度講，不同節段的神經，支配著不同部位皮膚；從中醫角度講，有十二皮部，受十二經絡的支配，基本與十二經絡的走行部位相符合。

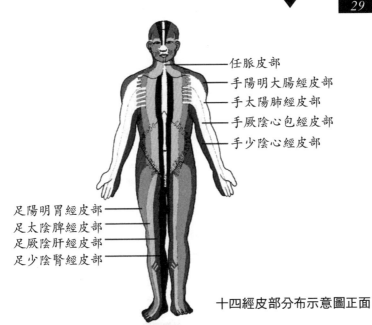

任脈皮部
手陽明大腸經皮部
手太陽肺經皮部
手厥陰心包經皮部
手少陰心經皮部

足陽明胃經皮部
足太陰脾經皮部
足厥陰肝經皮部
足少陰腎經皮部

十四經皮部分布示意圖正面

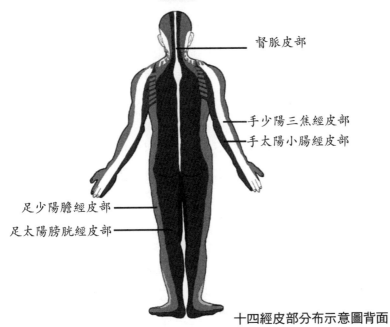

督脈皮部

手少陽三焦經皮部
手太陽小腸經皮部

足少陽膽經皮部
足太陽膀胱經皮部

十四經皮部分布示意圖背面

4. 經脈

指血脈、經脈等。相當於現代醫學所講的神經血管系統等。經脈居皮裏肉外，是氣血流通的通道。輕中度手法，如推法、揉法、按法、拍打法等都是作用於經脈的手法。可達到疏通經絡，調理血脈，加速血液循環的作用。

5. 肌肉

肌肉居皮膚血脈之間，由結締組織附於筋骨之上。肌肉本身不會有巨大的收縮和發散力量，它必須在肝經的結締組織筋腱或筋膜束縛的情況下才能產生這樣的現象。若處於細胞對於外周環境的不適應，從而引起細胞的空間結構發生變化，這就是肝木的作用，即所謂土得木而達是也。

因為人體產生運動是由於全身肌肉有條不紊地收縮放鬆運動的結果。肌肉若有病，大多影響人體的運動功能，發生痙攣僵硬而疼痛，或產生鬆弛萎縮而麻木不仁。

中度用力的手法，均可透過皮膚血脈而達到肌層。如點法、捏法、拿法、擊打法等。具有解痙鎮靜而止痛，緩解痙攣而促使肌肉放鬆等作用。

6. 筋腱

筋膜、滑囊、肌外衣、韌帶、爪甲皆筋之屬也。骨骼以筋之連接而形成關節，關節之正常運轉活動，全賴於筋之維繫。若關節有病，多與筋有關。治療筋之病症，多需重度用力之手法，才可深達於筋和關節。如扳法、按壓法、旋搖法、摳法、刮法等。

作用於筋膜和運動關節的手法，具有解除筋腱結節、剝離筋膜粘連，緩解關節僵硬或強直的功能。在中醫經絡學說中，有十二經筋之說，即認為它是連綴全身的經筋系統，其

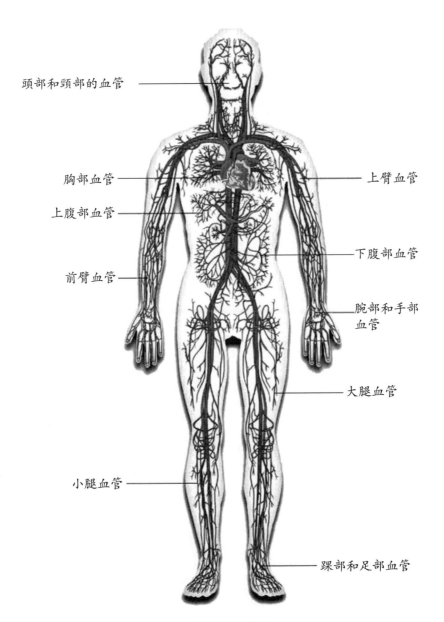

頭部和頸部的血管

胸部血管

上腹部血管

前臂血管

小腿血管

上臂血管

下腹部血管

腕部和手部血管

大腿血管

踝部和足部血管

血液循環系統

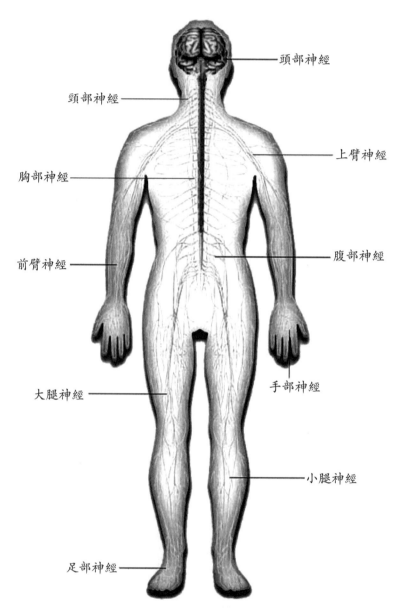

頭部神經

頸部神經

上臂神經

胸部神經

前臂神經

腹部神經

手部神經

大腿神經

小腿神經

足部神經

神經系統

分佈情況與十二經絡走向基本相同。

7. 骨膜

人的內臟和骨骼外面的一層極薄但作用極大的膜系統，手法作用在骨膜系統時就會有一種發麻觸電的感覺。若是骨膜系統被破壞的話就會出現麻木無感知，出現經絡阻滯不通的病態。這層膜系統與外在的經絡穴位相通，所以，當作用到這些膜系統的時候必須用一些空間變化的手法，如三角玄性空間變化的手法。

8. 骨骼

骨骼為人體的支架，人體共有 206 塊骨，骨居人體最裏層，故用一般的手法無法作用到骨骼。

另外，由於骨骼具有比較堅硬的特點，這樣只有用重力的手法才可深達於骨，從而使骨骼產生反應或發生位置改變等。如治療骨錯縫。使用半脫位、脫位的手法，均需要很大的力量和巧妙的推拿，才能使其復位。

9. 骨髓

骨髓是人體造血系統，可以說骨髓是人的血液之根本。人體內的氣血，是維持生命的基本物質。人體氣血運行旺盛，則身體各部組織及臟腑功能均可正常，人體的生命力就旺盛；否則氣滯血淤，或氣血不足，就會出現疾病。

調理人的骨髓，使其造血功能旺盛，使人體各部組織和臟腑功能恢復和保持正常，從而促使新的氣血不斷新生，廢舊的代謝產物不斷排出體外，達到治癒各種疾病的目的。

10. 經絡

經絡是無形的空間結構，是人體中縱向空間物質的運動，它是由有形的手法或空間變化，起到運行氣血，輸送營

養，排出廢物，傳送信息的作用。它包括十二經、十五絡、奇經八脈、十二經別、十二經筋、十二皮部等。各種手法既可直接作用於經絡，也可間接由刺激穴位來作用於經絡，從而使經絡暢通，氣血運行旺盛。

11. 臟腑

即六臟（心、肝、脾、肺、腎、心包）和六腑（膽、胃、大腸、小腸、膀胱、三焦）及其他奇恒之腑（腦、髓、骨、脈、膽、女子胞）的總稱。

臟腑按摩的手法可以直接刺激經絡穴位，間接地作用於臟腑；不過，也有些手法可直接透過皮肉，而作用於臟腑。如按壓胃脘部治療胃痛，按壓小腹部刺激膀胱而治療尿閉，再如急救時的胸外心臟按摩、按壓胸廓刺激肺部的人工呼吸以及臟腑按摩等，都是直接作用於臟腑的手法。

二 按摩基本原理

(一)按摩手法原理

1. 摩擦皮膚

皮膚是按摩時首先接觸的部位。摩擦皮膚產生的癢感有健身、提神、欣快等多方面的生理作用。能使衰老的上層細胞脫落，改善汗腺的分泌，有利於皮膚的吸收。

比較強勁的手法，能引起皮層毛細血管擴張，血流量加大，身體局部升溫，或產生靜電磁場，通過經絡、神經、體液等反射調整全身。摩擦皮膚，可產生各種感覺，如熱、癢、麻、蟻走、微痛等一系列反應，以達到預防疾病、健身、消除疲勞等目的。

2. 伸展肌肉

全身各處的肌肉，發育並非均衡一致。在病痛時，處於抑制狀態或不能隨意運動。因此，乳酸等代謝物未能及時從肌肉細胞中排出體外，導致肌肉酸痛或不隨意的痙攣收縮，經常出現痛、酸、脹、無力等現象。

運用各種按摩手法刺激肌肉，使肌肉群的供血得到改善，促進肌肉的恢復，並由肌肉中的神經感覺器和經絡產生酸、脹、麻、痛等感覺，從而調節全身，使肌肉得到充分的

休息，達到防治疾病、消除疲勞、強身健體的目的。

3. 鬆解粘連

由於外傷、勞損、慢性損傷或受寒等原因引起肌肉充血、滲出、水腫等炎症性病變，如果及時治療，終經修復而痊癒。如果遷延失治，有炎症的肌肉筋膜就會破裂，產生肌肉之間的粘連相互牽拉疼痛，影響肢體功能。

透過按摩或機械用力，可使肌肉粘連剝離，改善局部供血，促進新陳代謝，加快肌肉痊癒，使失衡的肌肉轉為新的平衡狀態，恢復肢體的正常功能。

4. 活動關節

主動或被動地按摩關節周圍，可增強肌腱、韌帶的彈性和關節的靈活性，促進關節周圍的血液循環，促使關節囊滑膜皺襞分泌潤滑液；按摩還可緩解關節周圍肌肉緊張或痙攣；由關節的活動，改善關節腔隙的大小，異位者給予整復，使關節恢復活動功能，建立新的平衡狀態。

5. 解除疼痛

在人體中處於主導地位的神經系統能感覺到全身任何部位的生理或病理刺激，若體內某處的刺激強度達到一定值，就可能有疼痛的感覺。我們由各種不同的按摩手法操作，改善疼痛部位的內環境，促進血液循環，減少或消除致痛物質對神經末梢的刺激，恢復內外平衡，提高肌體痛閾值，增強對外界刺激的承受能力，從根本上解除疼痛的煩惱。

(二)按摩原理

(1) **結構調整**：依靠按摩手法的力和力的方向使人體的

肌肉組織產生運動或人體的骨骼結構發生變化，直到恢復正常生理為止。

（2）能量調整：外力產生能量傳入體內，調解臟腑功能。如擠壓類的勢能、運動類的動能、摩擦類的熱能、各種光線變化的空間無形的能等。

（3）資訊調整：由特定手法產生特定的信息，傳入臟腑內對臟腑進行調整。如足部反射區的按摩信息靠神經傳遞調節臟腑。

（三）按摩對人體的作用

1. 對人體血液循環系統的影響作用

（1）能使血液中的白細胞增加，淋巴細胞比例升高，中性粒細胞相對減少，血清輔體效價亦有所增加。

（2）按摩能明顯促進血液循環，改善微循環，可使肌肉放鬆後的血流量比肌肉緊張時提高十多倍。能使深層肌肉組織的溫度升高，經按摩可使循環的流態、流速兩項指標明顯好轉，使斷線狀血流變為直線狀血流，血液由暗紅色變為鮮紅色。由此可見按摩還有一定的活血化淤功能。

（3）按摩能使心臟功能得到調節，對於血壓正常者影響較小，但血壓偏高或偏低者，經按摩後能獲得明顯的調節作用。

2. 對呼吸系統的影響作用

經研究證明，按摩可增強膈肌運動，改善通氣功能，增加有效肺泡通氣量，減少殘氣量和呼吸死腔，提高肺的功能，從而明顯地調節其通氣、換氣及肺活量，可以改善氣

急、氣短等現象。

3. 對消化系統的影響作用

消化系統多在人體的腹腔，腹腔多由平滑肌組成，經按摩腹部或背脊腧穴等，能夠雙向調節胃腸道的運動狀態，提高對蛋白質、澱粉的消化能力，解除胃腸道痙攣，降低膽囊張力，促進膽汁排泄，抑制膽道平滑肌痙攣，還可緩解膽絞痛等。

4. 對神經系統的影響作用

按摩對神經系統具有一定的調節作用，如在頸項部施用有節律的輕柔手法，可使腦電圖出現「α」增強變化，表明大腦皮質的電活動趨向同步化，有較好的鎮靜作用。

另外，腦血流量顯著增加，可使人感到神清目爽，精神飽滿，疲勞消除。如足部反射區按摩正是利用這一點對足部施加壓力，通過神經反射調節人體內臟組織器官，得到驚人的療效。

5. 對運動系統的影響作用

凡是人體各個關節、肌肉、筋絡受到外力撞擊，強力扭轉、牽拉壓迫或因不慎而跌仆閃挫，或體虛、勞累過度及持續活動、經久積勞等因素引起的損傷，而無骨折或皮肉破損均可歸為軟組織損傷，按摩對此有獨特療效。

（1）**改善肌肉的營養代謝**：按摩能對肌肉組織起到明顯的保護性作用，可由神經體液因素，改變人體內生化過程和酶系統的活動，能改善神經根及神經纖維的微環境和微血流，從而使局部組織的營養代謝得以改善，獲得明顯緩解肌肉酸痛症狀的效果。

（2）**促進組織修復**：按摩對於損傷組織的修復具有良好

的作用，並具有良好的活血化淤作用，可加快靜脈回流，有利於水腫、血腫的吸收，從而使組織間的修復速度加快。

（3）**分離粘連**：軟組織損傷後，瘢痕組織增生，互相粘連，而對神經血管束產生壓迫，是導致疼痛與運動障礙的重要原因。運動類手法可間接撕離粘連，而按、揉、彈、拔法則可直接分離粘連。

（4）**糾正錯位**：骨錯縫、筋跳槽是造成急性損傷的病理狀態，手法整復後，使筋骨各歸其位，解除了對組織的牽拉、扭轉、壓迫刺激，使疼痛消失。如腰椎間盤的脫出經手法整復回納，改變神經根與突出物的錯位，建立新的平衡。

（5）**解除肌肉痙攣**：按摩具有很好的放鬆肌肉的作用，肌肉痙攣是一種自然的保護機制，但持久的肌肉痙攣可擠壓穿行於其間的神經血管，形成新的疼痛源，按摩可由肌肉的牽張反射直接抑制痙攣，又可由消除疼痛源而間接解除肌痙攣，加速軟組織損傷的痊癒。

（6）**促進炎症介質分解稀釋**：軟組織損傷後，血漿和血小板分解產物形成許多炎症介質，這些炎症介質有強烈的消炎止痛作用。按摩手法能促進靜脈回流，加快物質運動，促進炎症介質的分解、稀釋，使局部炎症消退。

6. 對免疫、內分泌系統的影響作用

按摩手法由作用於各腺體，或由神經反射影響到人體的內分泌，可由神經→腺體→體液→臟腑組織器官模式，對人體進行調節，活化臟腑功能，釋放治療因數，提高人體自身免疫力，增加人體對外界刺激的抵抗能力。

正如足部反射區按摩對人體眾多腺體（垂體、甲狀腺、胸腺、腎上腺等）進行調節一樣，從整體上調動人體自我抗

病、治病能力，使人體進入一個較健康的動態平衡狀態，即中醫理論所講「陰平陽秘，精神乃治」。

7.對皮膚的作用

因按摩手法是一種物理療法，它在行使按摩時始終接觸的是患者的皮膚，可使皮膚表面衰亡的上皮細胞得到消除，增加皮膚的光澤和彈性，可有利於汗腺及皮脂腺的分泌，改善人體皮膚的呼吸排泄功能。同時也使皮膚局部組織氧的需要增加，氮和二氧化碳的排出量增加，促進皮膚的新陳代謝，起到美容、健美、潤澤皮膚的作用。

(四)手法與結構特徵

（1）骨性部位宜用軟性手法。

（2）軟組織豐滿處宜用硬性手法（臟器及大血管處慎用）。

（3）結構基本相同的大部位，宜用著力面大的手法。

（4）狹小及點狀部位，宜用著力面小的玄性手法。

（5）病變深的部位，宜用作用力深透或傳導性強的手法。

（6）病變淺的部位，宜用壓力小而刺激弱的手法。

（7）痙攣硬節部位，宜用壓力重而刺激強的手法

(五)手法與人體信息

人體在正常生命活動狀態下，其機體內部的物質能量和信息，時刻不停地與外界的物質能量和信息發生交換，而使

體內的物質能量和信息保持在相對平衡的狀態之中。因此，人體內具備一個能調節物質能量和處理各種信息的自動控制調節系統，以保持人體的正常生命活動。

人體的某一局部的有序物質空間層次或特殊結構或生命活動遭受破壞而發放出的信息，透過與其相聯繫的局部空間進行傳遞、接收和處理等過程，再輸出給原發放出信息的局部，這就組成了信息回饋系統。如果回饋回來的信息，增大了原發放信息的量，則稱之為「正回饋」；如果回饋回來的信息，減少了原發放信息的量，則稱為「負回饋」。如果反覆不斷地輸出「正回饋」信息，必將導致控制失調，這種信息，就成為疾病信息，因此，對於疾病的治療過程，就是針對「正回饋」的疾病信息，輸入「負回饋」的治療信息，進行控制調節和處理的過程。人體的生命信息回饋系統，永遠處在這種正負回饋的調節之中，一旦失去這種控制調節，則意味著生命的終止。

人體的各個局部，既是輸出端，又是輸入端（既是效應器又是感受器），既可輸出疾病信息，又可輸入治療信息。

運用手法治療疾病，就是醫生針對疾病信息，給患者機體輸入治療信息。不同的手法，可產生不同的刺激信號，其目的是治療、調節患病機體。

1. 外處理法

運用手法切斷疾病信息源，從而消除正回饋信息的方法，即消除機體系統的結構異常改變，或清除導致機體系統異常改變的物質空間結構，也即是消除疾病信息源，而達到消除正回饋信息的方法，這種方法是由機體系統的外部清除疾病信息源的處理方法，故稱為外處理法。如用推拿手法治

療骨錯縫、筋跳槽、整復骨折移位、關節脫位，用手法按摩腹部治療尿閉、便秘等疾病，都屬於外處理法。

2. 內調節法

是運用手法給患者輸入某些刺激信號，激發機體系統內部發放出負回饋信息，用來抵消疾病正回饋信息的方法。這種方法的目的是針對機體內部，促使其增強控制調節作用，所以稱其為內調節法。如用手法掐按足三里穴治療胃脘痛；掐按合谷穴治療牙痛等，都屬於內調節法。

各種手法作用於人體的經絡腧穴系統，從信息論角度來看，經絡是信息的通道；氣血是信息的載體；「腧穴」則是信息的輸出端或輸入端。因此，經絡腧穴系統是人體生命信息的發放、傳遞、接收、加工、處理、調節整個人體生命信息的回饋系統。

而各種手法可看作是治療信息的編碼；所選用的穴位處方，則看作是針對疾病信息（正回饋信息）而採用的最佳輸入端，其經手法治療之後而發生效應之處，則可視為治療信息（負回饋信息）的輸出端。這樣治療手法的作用，既可看作是向自動控制調節系統輸入了負回饋信息；也可視為激發人體自動控制系統產生負回饋信息的調節編碼，從而達到人體系統的自動控制調節的目的。

再如手法作用的補虛瀉實之法，補虛則似激發機體自動控制調節系統，恢復其功能，或增強負回饋的調節作用；瀉實則相當於對機體輸入了負回饋信息。

手法保健是中國醫學的一個重要組成部分，它與中國醫學一樣，非常注重調節人的整體生命信息。信息離不開載體，局部載體改變導致的整體行為改變所發放的信息，遠遠

大於局部載體本身所發放的信息。人的整體生命信息，要大於各局部生命信息的總和，並且是反映生命系統最本質的東西。因而，單純針對局部載體改變所做的處理，往往會影響到整個生命活動。

(六)傳統手法分類

1. 陰陽動靜分類法

自古以來就有將各種手法歸納為陰陽動靜兩大類的分類方法。而今也有人依據其輕重刺激程度，將其分為輕重或剛柔兩大類。其實質是一樣的，均為二分法。這種分類方法，是非常重要和實用的方法，它正符合中醫理論的「萬變不離其宗，宗於陰陽」的辨證方法。

此法是依據陰靜、陽動、陰柔、陽剛的理論，根據操作手法中的動靜剛柔刺激輕重之差異而畫分的。動、剛、劇烈、重刺激類手法屬陽。靜、柔、緩和、輕刺激類手法屬陰。

《厘正按摩要術》載：「周於蕃謂按而留之者，以按之不動也。按字，從手從安，以手探穴而安於其上也……按而留之，摩以去之。」收、止、按、留，不動為靜屬陰；切、摩、去，為動屬陽。所以，按為靜、摩為動，按摩為一動一靜之法。

空間運動的規律是陰中有陽，陽中有陰。所以，在同一手法之中，又含有補瀉兩種作用。「補不足，泄有餘」也是手法醫學的治療原則。如：《幼科鐵鏡》載：「往上推為清，往下推為補。」《厘正按摩要術》載：「左旋推（逆時

針方向）屬補，右旋推（順時針方向）為泄」，「推有直其指者，則主瀉，取其消食之義」，「急摩為瀉，緩摩為補」。凡有溫經、補氣、養血作用者，為補法；凡有行氣化淤、消腫清熱、散風祛濕作用者，為瀉法。還有人將「調理氣血，舒筋活絡」的平補平瀉手法，稱之為調法。

2.五行五臟分類法

（1）各種手法用力力度分類。如手法力度，輕度手法→輕中手法→中度手法→重度手法→特重手法，分別作用於人的不同部位，起到不同的作用。

（2）以手法用力方向分類。 升提類手法：引氣上升，升而復降，而致肺氣宣通。如端法、提法、抖法等。

按壓類手法：引氣下行，抑氣封藏，腎主潤下封藏，故按壓類手法分屬於腎水。如壓法、踩法等。

向心類手法：引氣血而歸於心。心主收斂，故向心類手法分屬於心火。如逆推法。

離心類手法：引氣血而達於四末。肝喜條達，故離心類手法分屬於肝木。如順推法、捋法等。

環形旋轉類手法：引氣血以運行，調氣機以流暢，以營運化。脾主運化，故環形旋轉類手法，分屬於脾土。如揉法、摩法等。

3.功能作用分類法

根據各種手法的功能作用，大致可分為：點穴類手法、放鬆類手法、拍打類手法、活動關節類手法、正骨整復手法，以及其他特定手法和特殊方法等。

（1）點穴類手法：是指刺激穴位的各種手法，它具有解痙鎮靜、消腫止痛、清醒大腦、興奮神經、疏通經絡、調和

氣血、改善血液循環等醫療作用。如常用的手法有：點法、按法、壓法等。

（2）**放鬆類手法**：是指能促使皮膚肌肉、筋膜肌腱等軟組織放鬆的手法。它具有溫潤皮膚、放鬆肌肉、舒筋活絡、緩解肌肉痙攣、調和氣血、養榮生津、改善血液循環、清頭目、醒五官、調節神經興奮抑制過程和臟腑等醫療保健作用。常用的放鬆類手法有：推法、搓法、捻法、彈法、蕩法、搖法、抖法等手法。

（3）**拍打類手法**：是指施術者用手指、手掌或握拳，在患部進行有節奏地捶擊、敲打、彈叩、拍打等手法。它具有刺激神經末梢和毛細血管，促使毛細血管擴張，而使局部充血，改善體表血液循環的作用。常用的手法有：叩打法、彈打法、敲打法、拍打法、擊打法、捶打法等。

（4）**活動關節類手法**：是指施術者使用手法，活動患者肢體關節，令其在正常關節活動範圍內，進行被動活動的手法。它具有促進關節活動、改善關節間隙，恢復肌肉韌帶拉力、解除關節強直僵硬及活動受限；恢復關節的正常結構位置和關節活動範圍的作用。常用的活動關節類手法有：牽法、抖法、引法、屈法、折法、拔法、扳法、盤法、轉法、旋法、搖法等。

（5）**正骨手法**：是指施術者用於治療骨折移位和關節脫位的手法。這類手法大部分包括在活動關節類手法中。如牽引法、屈折法、拔伸法、旋搖法等。

因中醫整復骨折要筋骨並治，所以也要先用一些放鬆肌肉類手法。還有專門用於整復骨折移位脫臼的某些特定手法，如整復骨折重疊移位的折頂復位法；整復肩關節脫位的

蹬腋牽腕法等。

（6）**其他特定手法**：是指採用某些特定姿勢或手法，作用於某些特定部位或穴位，具有某些特殊療效或特為治療某種疾病或損傷而規定的治療手法。如捏脊法、捏積法、撐擠法、二龍戲珠法、三陽開泰法等。

（7）**特殊方法**：是指常用手法之外的特殊治療方法。如：刮痧療法、針灸療法。膏摩法、踩蹺法等，以及其他配合藥物和器械的治療方法。

（七）按摩法治療原則

1. 總 則

按摩法的治則都是空間治則，是有形無形治則的統一，是從空間運動的角度對物質空間進行調理，是自然的動態平衡療法。

2. 收斂治則

「萬物皆負陰而抱陽」，所以，第二大治則就是「引陽入陰」，將人體的陽性空間的肌膚向陰性空間運動。其變化有陰中之陰變為陽，陽中之陽變為陰，所以，在使用引陽入陰這一條治則時要注意空間的發散與收斂，以及發散中的收斂、發散中的發散、收斂中的發散、收斂中的收斂變化。

3. 相沖治則

「萬物沖氣以為和」，正是由於物質空間運動的相沖，才使得宇宙中產生生命，所以相沖治則是維護生命的一大法寶，為此才有寒者熱之，熱者寒之；實者瀉之，虛者補之等治法。

4. 自然治則

「道法自然」，宇宙中的物質空間運動有著自動化自我調控的特性，所以中醫有一句名言叫做：有病不治常得「仲」醫。就是有病不要太在意，順其自然，調節情緒，改變一下生活方式身體自然會得到改善。

另外，在治療中也應順勢而為，如表者散之，裏者攻之；上者降之，下者升之。

5. 心理治則

「無為天地之始，有為天地之母」、「無中生有，有無相生」。人的心理空間是無形的，無形空間運動是最快的，也是最難於把握的一種運動形式，所以採取心理暗示，七情變化的方法治療人的疾病，特別是心病是非常行之有效的，《黃帝內經》中的祝由科就是心理療法的最早記載。

6. 時間治則

「上下四方謂之宇，古往今來謂之宙。」時間就是物質空間的相互運動，雖然時間是無形的，但是，時間是無處不在的，所有人體內的物質空間運動都是有其自然的規律性，同時又有著與宇宙資訊息息相通的關係，所以宇宙中的時間資訊無時無刻不在影響著生物的生命活動，這就是子午流注的時間療法。

7. 環境治則

「適者生存」，生物所處的生活環境，是生物生存的致命因素，如果空間環境發生較大變化，就會直接威脅到生物的生存，所以，空間環境的變化對於生物有形無形有而且有很大的影響，環境治則又叫做治氣方法，包括水療法、空氣療法、火療法。

8. 光線治則

「光線是一種電磁波」，在一束光線中有 20 維空間，每一個空間都含有來自於宇宙的資訊，並且與人信息相同，所以就可以採取光線的顏色變化來調節人體的生物節奏，從而達到治療疾病的效果。

9. 全息治則

宇宙中的任何一點都是宇宙的中心，所以人的任何一個細胞都是人的全部，這就是宇宙全息理論。從人體的任何一個基因、細胞、組織、器官、肢體、脊柱、手足、耳、鼻、眼睛等都具有全息作用，所以，對於人體的治療就會產生無數的變化。

10. 運動治則

「生命在於運動」，宇宙是處於永恆的運動狀態，運動是生命的來源，所以，人體主動運動肢體以及安靜下來主動運動大腦等，都是運動的形式，表現在外界的可能是動中有靜，靜中有動，但動是為了靜的血液運行通暢，靜是最大的動，是最難於控制的動，所以，古人將大腦的運動變化叫做「降龍伏虎」。

11. 震動治則

「宇宙萬物起乎震」，所以說震動療法是創造生命元序的一種行之有效的方法，我們利用不同頻率、不同力度、不同振幅、不同部位的震動，就可以改變人的身體內部精微物質的排列組合，從根本上對人體進行調節。

12. 按摩治則

「成年人最缺乏肌膚的愛撫」，人的肌膚是極其需要撫慰的，經過人手足甚至身體的肌膚接觸，是最為行之有效的

方法，人的內心能夠得到莫大的滿足，所以才有交際舞、擁抱、親吻、按摩、愛撫等動作，都會使人的許多心理疾病得到治療。同時對於軟組織方面的疾病，以及部分內臟疾病、神經方面疾病都有較好的療效。

13. 電磁治則

「生命因閃電而產生」，透過人為的空間電磁變化，會導致生物體的細胞電離子以及對磁場的感應變化，從而影響生物體的生命活動。

14. 飲食治則

「調節元素吸收是所有調節方法的原始通道」，由改變生物的吸收物質空間結構（元素），能夠影響生物體的結構，從而達到對一些疾病進行治療的目的。

15. 藥物治則

「偏方偏性治大病」，由自然的不同生物或礦物的不同屬性，來調節生物之間的生理特性，是自然藥物學，也就是中醫的藥物療法，因為藥物的歸經有所不同，性質氣味有所不同，所以才有中醫、中藥的治療。

16. 音樂治則

「節奏通心腎，五音通五臟」，借由音樂或歌唱的節奏變化，可以調節人心靈的運動節奏，可以對人的心靈進行淨化。然而不同的音樂對於生物的作用是不同的，這主要是音樂的無形運動方式，決定了音樂本身能夠作用到哪一個臟腑的緣故。

17. 基因治則

「基因是最基本的生物空間組合」，決定生物性狀的是生物的基因，所以，保健的基本點要定在基因上，而生物的

基因主要來源於父母，也就是父母的優化組合的問題。

18. 置換治則

真正的「我」並不在人的四肢以及胸腹之中，而在人的大腦的無形空間交換之中，所以，只要保護好「我」的存在就可以進行生物體的零部件的置換手術，其中包括五臟的手術。

三 按摩基本要求

(一)按摩十二字訣

1. 有力

按摩需具備一定的力度，但這種力度不是固定不變的，應根據按摩手法及患者的體質、部位等不同而變化。按摩力度適中體力好應多用，體力有限應節省用。

2. 持久

手法連續作用一段時間，保持力度和動作的連貫性，不能斷斷續續。按摩手法要求持久，主要是指各種手法用力的持續時間的久暫，對於人體組織器官將產生不同的刺激反應，也是手法變化的一個重要因素。一般時間短暫的手法刺激，起興奮作用；而時間長久持續的手法刺激，起抑制作用。在手法用力中，又可分為：

● 均勻持續用力：即操作者的手法用力持續而均勻。如點法、按法、壓法等，可持續而均勻的用力。

● 不均勻持續用力：即操作者的手法用力持續而不均勻。如振顫法、推蕩法等，還有由輕逐漸加重的持續用力，或由重逐漸減輕的持續用力，或時輕時重的持續用力，均屬不均勻的持續用力。

●間斷持續用力：即操作者手法用力，持續而有間斷，依據間斷時間的久暫和間斷頻率的不同，又可分為有規律的間斷持續用力和無規律的間斷持續用力兩種。如叩擊、敲打、錘擊、拍打等，均屬間斷持續用力。

3. 均勻

按摩手法必須均勻而有節奏，平穩而有彈性，速度不可時快時慢，壓力不要時輕時重，移動的幅度不能時疏時密。如摩法、揉法、顫法、抖法、振法、蕩法、錘擊法、拍打法等手法的間斷節奏的作用頻率。

其手法用力的作用頻率的快慢、振幅的大小，將對人體組織產生不同的刺激反應，而使手法表現出補瀉作用。如有「慢摩為補，急摩為瀉」，「緩慢振顫為補，快速振顫為瀉」等說法。某些手法的快速頻率有時可達到 200 次 / 分。而能否控制好手法的作用頻率的快慢、振幅的大小，與操作者的發力部位（如指、掌、腕、臂等）及力量之大小，手法的靈活程度等都有一定關係。

4. 柔和

按摩手法需輕而不浮，沉而不滯，靈活而溫柔，和緩不急不躁，切不可生硬粗暴，更不能損傷肌膚和其他組織。

5. 滲透

持續有力的手法，力達肌肉深層，出現酸、沉、脹、麻、痛、放、散等得氣感。按摩的滲透感覺不但是對於受術者的感覺，同時按摩師自己的手感要有盲人般的手感，只有這樣才能夠感覺到皮裏脈外的微小變化，甚至滲透到骨骼表面的細微變化。這種功夫的練習，在於用心去做，用意念尋找不同點。

6. 得意

按摩保健，手法是關鍵。古人云：「機觸於外，巧生於內，手隨心轉，法從手出，法之所施，使患者不知其苦，方稱之為手法也。」各類手法形式與手法技巧，都是功力的體現。當你手法具有一定力度、幅度、速度和柔韌度之後，在柔和與剛勁有力的基礎上，功力不斷增長，逐步做到「熟能生巧、剛柔並濟、得心應手、得意忘形、隨心所欲」。

(二)按摩適應證

按摩的適應證非常廣泛，特別適用於各種部位的軟組織損傷，近年又用於保健美容等方面。

1. 各種疼痛性疾病

疼痛是臨床症狀，可由各種原因所致。如腰背酸痛、四肢酸痛、足跟痛、頭痛、肋間神經痛、三叉神經痛、坐骨神經痛等。推拿按摩對各種軟組織損傷疼痛有特效，運用按摩手法可使局部皮膚溫度升高，提高痛閾值，促進血液循環，解除肌肉痙攣，小關節整復異位等，從而治癒各種疼痛性疾病。

2. 各種炎症性疾病

按摩對於亞急性和慢性炎症性疾病有一定療效。經過手法的整復能使發生炎症的臟器功能得到強化，改善血液中白細胞的含量，增強肌體的整體免疫能力和抗病能力。如肺炎患者和腸炎患者經過背部穴位的壓揉、捏脊等治療，能明顯改善肺活量和胃腸蠕動。

3. 各種慢性疾病

按摩對大部分慢性疾病均有一定療效。如慢性腎炎、糖尿病、坐骨神經痛、胃病等。從整體上協調內臟功能，從根本上治療疾病。

4. 內分泌及功能紊亂疾病

當內分泌紊亂而導致臟腑功能紊亂時，可運用按摩的反射性調節中樞神經系統和外周神經系統，影響腺體分泌激素，使臟腑功能恢復正常。

5. 婦兒科疾病

推拿記載對孕產婦有催乳、催產作用。對於兒科推拿療法，則因小兒經絡通暢、臟腑嬌嫩易調，效果比較理想，如小兒發燒、小兒疳積、消化不良等。並有助於小兒生長發育。

6. 美容、減肥

按摩可促進血液循環，增加皮膚彈性，延緩皮膚衰老。分散擠壓類減肥手法操作能消除人體皮下多餘脂肪堆積，使人體形更加健美。

7. 保健養生、休閒放鬆、娛樂

按摩具有補益性，可補充人體真氣。當身心感到疲勞時進行一番保健按摩，確實能起到解除疲勞、舒暢情志、放鬆的目的。

(三) 按摩禁忌證

保健按摩廣泛用於骨傷、內、外、婦、兒、五官科多種疾病。但按摩也有一定的局限性，也有禁忌證。在進行按摩施術前，一定要先進行診斷，如果是禁忌證，切莫輕率按

摩，以免發生意外。

（1）皮膚破損者不宜按摩，如濕疹、瘡瘍、燒燙傷、開放性瘡口等。

（2）有出血性傾向的患者不宜按摩，如惡性貧血、紫斑病、血小板減少等。

（3）有傳染性疾病和感染性疾病的患者不宜按摩。

（4）有嚴重心腦血管病、惡性腫瘤等危重病人，不宜按摩。

（5）骨關節、骨質有疾病者慎用。

（6）精神病患者慎用。

（7）妊娠和月經期婦女的腹部、腰部以及合谷穴等部位慎用。

（8）身體特別虛弱者、醉酒者、過度疲勞者、過度饑餓者或吃飽飯半小時以內者，皆不宜按摩。

（9）診斷不明者不宜按摩。

(四) 按摩的學習方法

中國有句古話：「師傅領進門，修行靠個人。」我們學習按摩也不例外。在學習手法時，應從全方位、多角度觀察老師的操作過程。

（1）認準不同的部位，採取不同的操作。

（2）所用手法：是單一手法，還是綜合手法，注意手法變化。

（3）按摩力度的變化：是輕是重、用體重還是體力、是借力還是巧力。

（4）按摩施術角度：是直角、45°角、135°角、360°角或是螺旋運動。

（5）施術運動方向：是順時針還是逆時針，是向心還是離心，是補還是瀉。

（6）按摩施術速度：注意掌握各種按摩手法運動速度和節奏。

（7）運氣類手法：因其運動的速度非常快，我們可以把它叫做頻率，以每秒鐘振動或抖動更為貼切，要注意讓患者配合，如果能夠引起共振，效果會倍增。

（8）施術部位不斷變化，以期節省體力，增強療效，改變受力面積等。各種按摩手法的好壞，均取決於手法的熟練程度。

（五）按摩的施術方式

按摩的施術方式非常靈活，變化多端，從徒手操作到按摩器械，從上肢操作到下肢操作，從軀體操作到局部操作等手法無所不包。

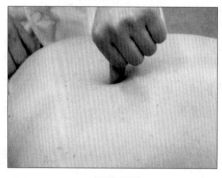

一指禪手法

1. 指式

（1）拇指式：操作者運氣於拇指，以拇指著力，運用拇指的指尖、指腹或偏峰、拇指關節背面、爪尖，其中包括足部的拇趾，作用於患者肢體的經絡穴位上，稱為拇指式。如拇指點法、拇指揉法、拇指按法、拇指推

法、拇指抹法、拇指撥法、拇指摳法、拇指掐法、拇指刮
法、一指禪手法、拇指的跪指、雙拇指式等。

（2）**食指式**：操作者運氣
於食指，以食指著力，運用食指
的指尖、指腹、指背關節面、食
指的側面等，作用於患者肢體的
經絡穴位上，稱為食指式。如食
指點法、食指按法、食指勾法、
食指撥法、跪指點法、指鉗法、
彈指法等。

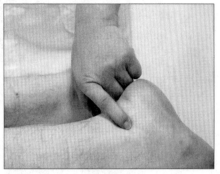

食指勾法

（3）**中指式**：操作者運氣
於中指，以中指著力，運用中指
的指尖、指腹、指背關節面、中
指的側面等，作用於患者肢體的
經絡穴位上，稱為中指式，如中
指點法、中指按法、中指揉法、
中指摳法、中指撥法、中指顫
法、跪指點法、指鉗法、彈指法
等。

（4）**劍指式**：操作者運氣
於中、食二指，將中、食二指駢
緊，以加強中指之力，以中指著
力，作用於患者肢體的經絡穴位
上，稱為劍指式，又稱為劍決指
式，另外中、食二指背關節面、
側面可以結合使用叫做雙跪指或

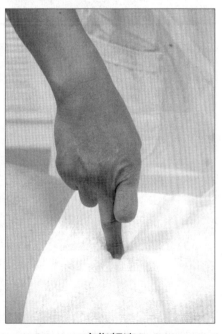

中指顫法

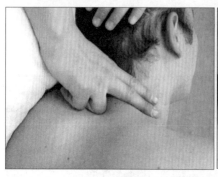

劍指按法

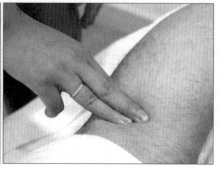

駢指法

夾法。如劍指點法、劍指按法、劍指顫法、劍指揉法、跪指點法、指鉗法等。

（5）駢指式：操作者運氣於食、中、環三指，並將食、環二指端駢疊於中指背上，以加強中指的按壓之力，運用中指腹著力，作用於患者肢體的經絡穴位上，稱為駢指式。另外用拇指頂在中指指腹，食指壓在中指指背也叫做駢指式。如：駢指點法、駢指按法、駢指推法、駢指揉法、駢指顫法、駢指蕩法、駢指按壓法等手法。

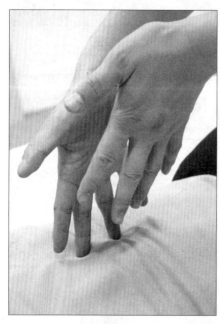

四指戳法

（6）四指式：操作者運氣於食、中、環、小四指，並將四指駢緊微屈，指尖搓齊，以四個指尖著力，作用於患者肢體的經絡穴位上，稱為四指

式。如四指點法、四指揉法、四指摳法等。也可將四指騈緊而不屈，以四指掌側著力，如四指摩法、四指戳法、四指抹法等。

　　另外，如果雙手合併同時操作時就叫做雙四指點壓法，主要用於腹部。

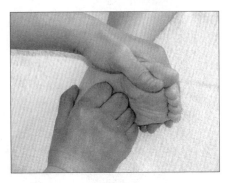
跪指揉法

　　（7）跪（四）指式：操作者運氣於食、中、環、小四指，並將四指屈曲半握，以四個手指的中節背側著力，作用於患者肢體的經絡穴位上，其指形如跪，故稱為跪（四）指式。如跪指揉法、跪指推法、跪指按法、跪指滾揉法等手法。另外，也可以半跪式操作，可以有摩法、反拍打法。

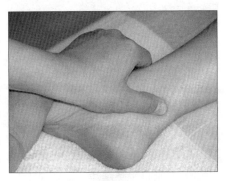
指捏法

　　（8）指捏式：操作者運氣於拇、食二指或拇、食、中指，以拇指腹與食指腹（或食指中節拇側）相對著力，夾持住患者肢體或肌肉筋腱之處，用力捏之，稱為指捏式，如捏法、捏揉法、揪法、捻法等。

　　（9）指掐式：操作者運氣於拇指或拇、食二指，以拇、食

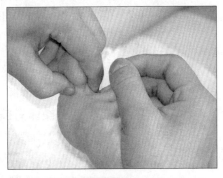
指掐法

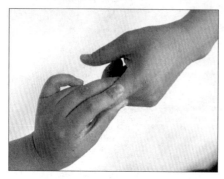

指撮法

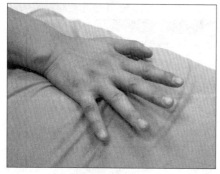

平掌推法

指尖著力，掐住患者肢體的治療部位或穴位上，稱為指掐式，常用於掐人中、掐合谷、掐內外關、掐耳朵等。

（10）**指撮式**：操作者運氣於手指，將5個手指撮到一起，如梅花狀，以五指尖著力，作用於患者肢體的治療部位或經絡穴位上，稱為指撮式，如撮指點穴法（梅花點穴法）、撮指敲擊法（雀啄術）等。

2.掌式

（1）**平掌式**：操作者運氣於手掌或手背，五指平伸併攏，以掌或手背著力，平掌作用於患者肢體的治療部位上，稱為平掌式，如平掌按法、平掌摩法、平掌揉法、平掌壓法、平掌搓法、平掌抹法、平掌撫法等。

（2）**側掌式**：施術者運氣於掌側面，將五指伸直併攏或自然散開，手掌側立起來，以手掌之尺側著力，即將平掌側立起來使用，作用於患者肢體的治療部位上，稱為側掌式，如側掌搓法、側掌剁法、側掌推法等。

（3）**立掌式**：操作者運氣於手指手掌，五指伸直併攏，將手掌豎立起來，以中環二指尖著力，作用於患者肢體的治療部位或經絡穴位上，稱為立掌式，如立掌點法，立掌按法、立掌揉法等。

（4）**空心掌式**：操作者運氣於手指手掌，將五指微屈併攏，形成勺匙之狀，使掌心空虛騰起，以手指手掌的四周邊緣著力，作用於患者肢體治療部位上，稱為空心掌式，如空心掌拍打法、空心掌叩擊法等。

另外，開放的空心掌，在保健按摩中的用途也是非常之廣，而且叩擊的聲音節奏更加清脆、響亮。

（5）**合掌式**：操作者運氣於雙手指掌，雙掌相對，或合併對齊，以雙手掌著力，或以雙掌合併兩尺側面著力，作用於患者肢體的治療部位上，稱為合掌式，如合掌揉法、合掌搓法、合掌剁法、合掌敲打法等。

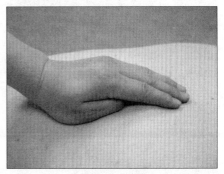

空心掌叩擊法

（6）**疊掌式**：操作者運氣於雙手掌，將一手掌疊按於另一手掌之上，以加強用力，以在下

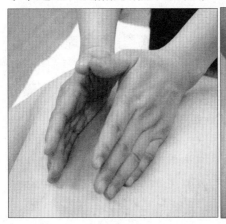

合掌敲擊法

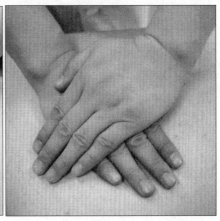

疊掌壓法

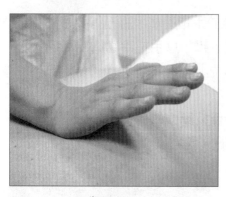

掌根壓法

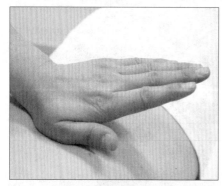

大魚際揉法

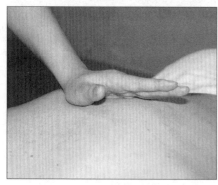

小魚際揉法

的手掌著力，作用於患者肢體的治療部位或穴位上，稱為疊掌式，如疊掌按法、疊掌揉法、疊掌推法、疊掌壓法、疊掌顫法等。

（7）掌根式：操作者運氣於掌根，以掌根著力，作用於患者肢體的治療部位或經絡穴位上，稱為掌根式，如掌根按法、掌根揉法、掌根推法、掌根壓法、掌根畫法、掌根擊法等。

（8）大魚際式：操作者運氣於手掌之大魚際，以大魚際著力，作用於患者肢體的治療部位或經絡穴位上，稱為大魚際式，如大魚際揉法、大魚際按法、大魚際摩法、大魚際搓法、大魚際壓法、大魚際搓揉法等。

（9）小魚際式：操作者運氣於手掌小魚際，以小魚際著力，作用於患者肢體的治療部位或經絡穴位上，稱為小魚際式，如小魚際按法、小魚際摩法、小魚際揉法、小魚際搓法、小魚際搓揉法等。

（10）佛手掌式：操作者運

氣於手掌，將五指微屈自然散開，如佛手之狀，以手掌及小指尺側著力，作用於患者肢體的治療部位上，稱為佛手掌式，如佛手掌敲打法、佛手掌的分撥法等。

（11）如意掌式：操作者運氣於手指手掌，將拇指外展，其餘四指屈曲半握，呈如意之狀，以四指尖或指腹著力，與大魚際相對，形成合力之勢，作用於患者肢體的治療部位上，稱為如意掌式。常用於抓法、握法、挪法、捋法。

（12）龍爪掌式：操作者運氣於手指手掌，將五指散開，屈曲半握，如龍爪之狀，以五指尖著力，作用於患者肢體的治療部位上，稱為龍爪掌式，如抓法、抓提法、龍爪畫法等。

（13）八字掌式：操作者運氣於手指手掌，將五指伸直併攏，拇指外展，與其餘四指分開呈八字形，以掌面著力，作用於患者肢體的治療部位上，稱為八字掌式，如單掌推法、雙掌推法、雙掌八字分推法、拿法、拿揉法等。

（14）掌背式：操作者用掌背旋轉變易成手掌式或者掌根式手法，能夠「無中生有」產生出按摩的「面積」，從而增加按摩的舒適度。如「掌背推橋弓」。

3. 拳式

（1）虛拳式：操作者運氣於指掌，將五指屈曲虛握成拳，握而不實稱虛拳；拇指按於食指橈側，以拳尺側著力，稱豎拳；以掌面著力，稱俯拳；以拳背面著力，稱仰拳；以拳指面著力，

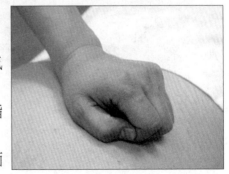

虛拳叩法

稱立拳。作用於患者肢體的治療部位之上，稱為虛拳式，如虛拳捶擊法（豎拳）、虛拳叩擊法（俯拳）、虛拳拍打法（俯拳）、虛拳擊打法（仰拳）、虛拳推法等。

（2）**實拳式**：操作者運氣於指掌，將五指屈曲用力握實成拳，用力握實稱實拳；拇指按於食、中二指中節的背面，以拳眼向上，尺側面著力，稱豎拳；以拳眼向前，拳之指近節著力，稱縱拳；以拳眼向內，拳之指近節著力，稱橫拳。作用於患者肢體的治療部位上，稱為實拳式，如實拳捶擊法（豎拳）、實拳壓法（縱拳）、實拳捩法（橫拳）等。

（3）**半握拳式**：操作者運氣於指掌，將五指屈曲半握，比虛拳更鬆，拇指腹按於食、中指末節指甲上，故稱半握

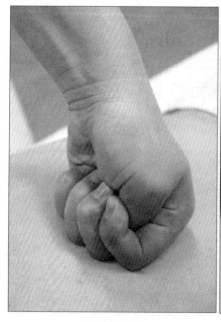

實拳擊法

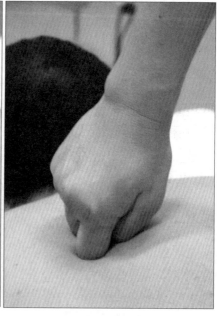

握拳叩法

拳，以拳之尺側面，或掌側面，或拳背指掌關節處著力，作用於患者肢體的治療部位上，稱為半握拳式。如叩擊法、拍打法、敲擊法、搙法等。

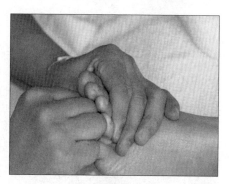

尖拳點法

（4）尖拳式：操作者運氣於指掌，將五指屈曲握拳，中指中節突出成尖拳，並以其突出的指間關節著力。作用於患者肢體的治療部位或經絡穴位上，稱為尖拳式，又叫跪拳，如拳尖點法、拳尖揉法、拳尖撥法等。

（5）鉗形拳式：操作者運氣於指掌，將五指屈曲半握呈夾鉗之狀，以食、中二指間隙張開呈鉗口，為夾持著力之處，拇指按於食指上，環小二指托住中指，以加強用力，作用於患者手

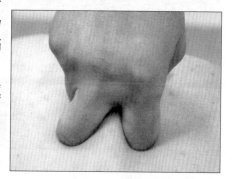

鉗形夾法

足指（趾）或局部皮膚肌肉等治療部位上，稱為鉗形拳式，如牽指法、撐擠法等。

（6）駢拳式：操作者運氣於雙手，雙手握成實拳，兩拳相對，雙拇指交叉，以雙拳的近指間關節著力，作用於患者肢體的治療部位或經絡穴位上，稱為駢拳式，如駢拳壓法、駢拳搙法、駢拳搙壓法等。

（7）躬拳式：操作者運氣於雙手，以右手握拳，左手抱於右拳上，形成作揖打躬之拳式，故稱為躬拳式。如躬拳捶

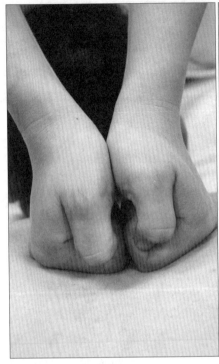

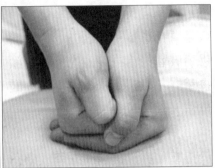

躬拳捶打法

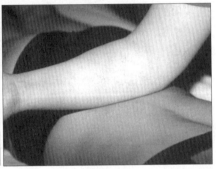

騈拳壓法　　　　　　　　　前臂壓法

打法、躬拳敲打法等。

（8）交叉抱拳式：操作者運氣於雙手，雙手十指散開，相互交叉抱拳，可以其雙掌合抱於患者肢體的某些關節處，進行擠壓牽拉；或用其拳之尺側著力，在患者肢體的治療部位上，進行敲擊拍打，稱為交叉抱拳式。如交叉抱拳擠壓法、交叉抱拳捶擊法、交叉抱拳敲擊法、拳滾法等。

4. 臂肘式

（1）前臂式：操作者運氣於前臂，以前臂尺側著力，作用於患者肢體的治療部位上，稱為前臂式，有時還可借助於

施術者上身的重力，以加強前臂之用力。如前臂搽法、前臂運法、前臂壓法、雙臂分法等。

（2）**肘尖式**：操作者運氣之時，以肘尖著力，作用於患者肢體的經絡穴位上，稱為肘尖式。如肘尖點法、肘尖揉法、肘尖壓法、肘尖滑法、雙肘尖壓法等。

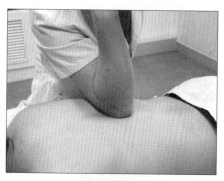

肘尖壓法

（3）**臂夾式**：操作者運氣於前臂與胸壁一側，以上臂內側著力，作用於患者肢體的治療部位上，稱為臂夾式。如屈臂抻拉等。

5. 踩蹺式

（1）**拇趾式**：操作者運氣於足，以足拇趾著力，作用於患者肢體的經絡穴位上，稱為拇趾式。如拇趾點法、拇趾揉法、拇趾拔法等。

（2）**五趾式**：操作者運氣於足，以足五趾著力，作用於患者肢體的經絡穴位之上，稱為五趾式，如趾切法、趾點法等。

（3）**足掌式**：操作者運氣於足，以足前掌（蹠趾關節部）著力，作用於患者肢體的治療部位或穴位上，稱為足掌式。如足

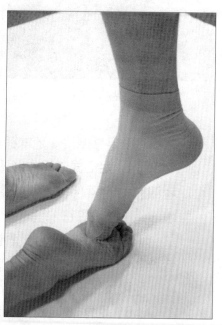

拇趾點法

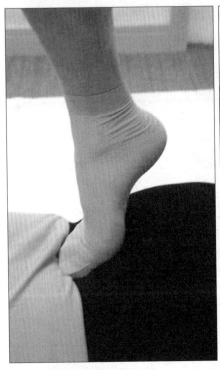

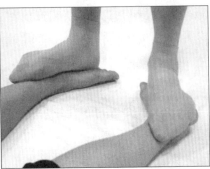

足掌踩壓法

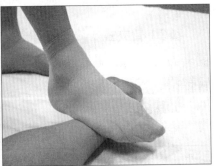

五趾點壓命門　　　　　　　　　足心搓跟腱

掌按法、足掌摩法、足掌踩法、足掌碾法等方法。

（4）足心式：操作者運氣於足，以足心著力，作用於患者四肢的治療部位上，稱為足心式。如足心搓法、足心揉法、足心壓法等法。

（5）足跟式：操作者運氣於足，以足跟著力，作用於患者肢體的經絡穴位上，稱為足跟式。如足跟點法、足跟蹬法、足跟揉法、足跟碾法、足跟壓法、足跟磕法等。

（6）足背式：操作者運氣於足背，以足背著力，作用於患者肢體的經絡穴位上，稱為足背式。如足踢法、足頂法

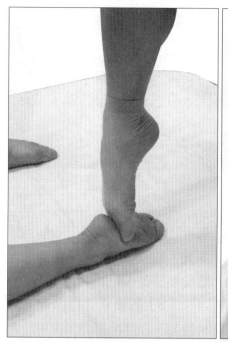

足背踢法

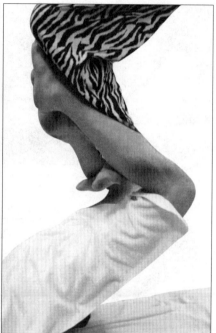

足脛法

等。

（7）**足脛法**：操作者運氣於足脛部，用足與足脛部配合著力，作用於患者肢體的下肢上，稱為足脛式。如足屈法、背雙屈膝法等。

6. 膝跪式

（1）**膝跪式**：操作者運氣於膝關節，以膝關節面著力，作用於患者肢體的經絡穴位上，稱為膝跪式，有時還可借助於施術者全身的重力，以加強膝跪之用力。如膝跪推法、膝跪分法、膝跪壓法、膝跪揉法等。

（2）**膝尖式**：操作者運氣於膝尖，以膝尖著力，作用於

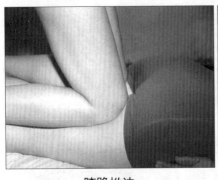

膝跪推法

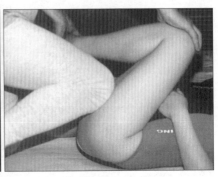

膝尖點法

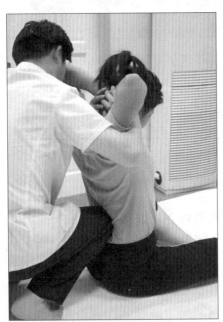

膝頂背法

患者肢體的經絡穴位上，稱為膝尖式。如膝尖點法、膝尖揉法、膝尖壓法等。

（3）膝頂式：操作者運氣於膝部，以膝部著力，作用於患者肢體的經絡穴位上，稱為膝頂式。如大背法、小背法、膝頂背法等。

7. 騎坐、背靠式

（1）騎坐式：操作者運氣於臀部，以臀部著力，作用於患者肢體的經絡穴位上，稱為騎坐式，有時還可借助於施術者全身的重力，以加強騎坐之壓力等。

（2）背靠式：操作者騎坐於患者後背或按摩床上，運氣於臀腰部，以臀腰部著力，作用於患者肢體的經絡穴位上，稱為背靠式，有時還可借助於

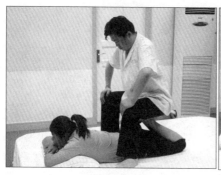
騎坐式

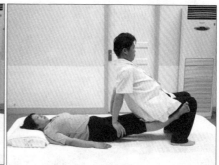
背靠式

施術者全身的重力，以加強背靠之壓力。如抱腰伸臂、坐腿壓脛等。

（3）**背頂式**：操作者與患者後背相對，運氣於臀腰部，以臀腰部著力，作用於患者肢體的經絡穴位上，稱為背頂式。有時還可借助於患者全身的重力，以加強背頂之壓力。

（4）**坐壓式**：操作者運氣於大腿部，以大腿及臀部向下坐壓患者肢體，或作用於患者肢體的經絡穴位上，稱為坐壓式，如坐足壓腿等。

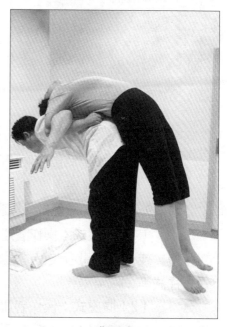
背頂式

8.肩扛、腿架、懷抱式

（1）**肩扛式**：操作者運氣於肩部，以肩部向上扛力，作用於患者肢體的經絡穴位上，稱為肩扛式。

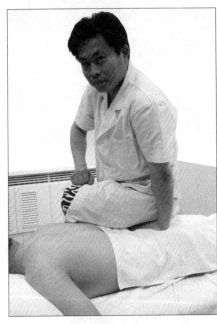

坐壓式

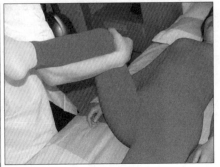

肩扛式

（2）腿架式：操作者運氣於大腿部，以大腿部向上架起患者肢體，或作用於患者肢體的經絡穴位上，稱為腿架式。

（3）懷抱式：操作者運氣於雙臂部，以雙臂部向上抱起患者肢體，或作用於患者肢體的經絡穴位上，稱為懷抱式。如旋腰、鬆肩胛骨等。

9.胸壓式、腹壓式、髖壓式

（1）胸壓式：操作者運氣於胸部，以胸部向下壓患者肢體，或作用於患者肢體的經絡穴位上，稱為胸壓式。如旋脊柱法等。

（2）腹壓式：操作者運氣於腹部，以腹部向下壓患者肢體，或作用於患者肢體的經絡穴位上，稱為腹壓式。如腹壓雙膝。

（3）髖壓式：操作者運氣於髖部，以髖部向上架起患者肢體，或作用於患者肢體的經絡穴位上，稱為髖壓式。

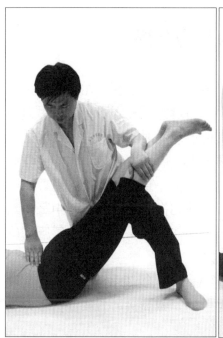

腿架式

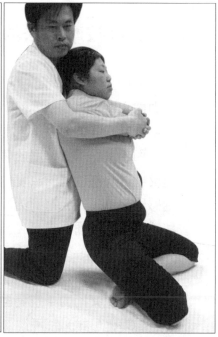

懷抱式

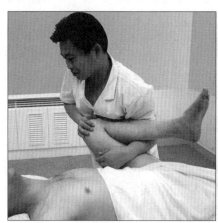

胸壓式

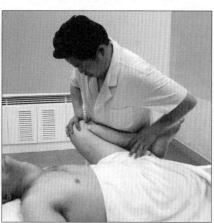

腹壓式

(六)按摩手法的用力特點

（1）保健按摩手法的作用力，分為直接作用力和間接作用力兩大類，也就是陽性手法與陰性手法兩種。手法用力的直接承受處為著力點；而其傳導或反射的感應之處為感應部位。即手法的用力作用於著力點，而產生各種變化（生理病理反射或解剖位置的改變位移等），直接或間接的傳導反射到感應部位，從而達到治療疾病和損傷的目的。其中著力點和感應部位在同一處者，為直接作用力；著力點和感應部位不在同一處者，為間接作用力。

（2）手法用力的作用形式，可以根據手法的用力空間收斂的叫做直接用力；空間發散的叫做間接用力和混合用力三種空間變化形式。

● 直接用力：即手法變化用力的著力點，與其作用力的傳導或反射的感應部位，呈空間收斂在同一位置上。如在腹部施用推拿手法，而促使胃腸蠕動加快，即屬直接用力。

● 間接用力：即手法變化用力的著力點，與其作用力的傳導或反射的感應部位，呈空間發散不在同一位置上，謂之間接用力。而間接用力，又分為作用力的空間發散傳導，和刺激作用的反射兩種形式，也就是空間的變化與空間變化引起的回饋。

作用力的傳導發散是由作用在一個著力點上的力，這個作用力的空間運動沿著肢體形成的空間發散運動，傳導至遠離著力點的感應部位上，謂之作用力的空間發散，如操作者握住患者腕部，用手法搖動上肢，可帶動肩關節產生旋搖活

動。其著力點在腕部，其作用力沿上肢傳導，至感應部位肩關節處，即屬作用力的發散傳導。

與此同時，發散的作用力遇到通過神經或經絡的傳導反射作用力，而反射到遠離著力點的感應部位上，謂之刺激作用的反射或空間收斂作用力，又叫做空間定向遙控作用力以及陰性反作用力。如操作者用手法按壓患者足三里穴，由經絡的反射和傳導，至感應部位的胃腸部而治療胃腸疾患，即屬刺激作用的反射，同時腿部的肌肉對於按摩的作用力有一個反向作用力。

●混合用力：混合用力是空間發散和收斂的共同作用力結合的結果，是有形作用力與無形作用力的統一，是由經絡穴位以及人體的內臟自動化調控系統共同參加完成的，是在直接用力的同時，又存在著間接用力的作用力的傳導或刺激作用的反射。

如對胃痛病人按摩中脘、梁門等穴，其手法用力即可直接作用於胃之臟器本身，又可經由經絡穴位的傳導反射作用，而調解胃臟的功能活動，即屬於混合用力。

（3）力度，是各種手法用力的大小程度的簡稱。各種手法都有一定的力度，只是程度大小不同而已。

各種手法都需要一定的力量，這是人所共知的，但並不是用力越大療效越好，即手法用力與治療效果不成正比，必須根據病情之輕重緩急、病變之所在深淺、病人的性別年齡、體質的強弱胖瘦、承受能力的大小等差異，而選用適當的力度，才能收到較好的效果。否則不但徒勞無益，甚至出現不良後果。

手法的力度分為無力、意念力、毛力、輕力、行力、柔

力、剛力、透力、易力、場力、反力、合力等。

● 無力：是空間無形運動變化的力，是由光線甚至無形的空間結構造成的無形作用力，就像一個人的眼神中所流露出來的無形的魅力一樣，它的作用既是最大的，又是最小的，既是最容易被人重視又是最容易被人遺忘的。

● 意念力：是保健者自身的空間作用力，是外界作用力產生作用的根本途徑。

好的保健按摩一定要調動患者的意念力，只有這樣才能夠起到良好的作用，因為外因是靠內因起作用的，所以患者內部的空間運動變化，操作者一定要心中有數，並且能夠巧妙的引導患者領氣運氣用於加強治療保健效果。

● 毛力：是手法用力很輕，一般僅達到患者的體表或皮毛，使患者有一種柔和舒適之感。故在手法治療的開始或結束之前，都用一些輕度手法，使患者緩解精神緊張，促使皮膚肌肉放鬆，而有一種舒適柔和良好的感覺。

輕度手法的效應，達於人體的皮膚感受器，具有鎮靜解痙、緩解疼痛之效果。故多用於頭面部及外傷局部的周圍，一般急性損傷的局部不宜使用手法，以免引起出血過多。在不致引起增加出血的情況下，可用輕度手法作用於外傷局部周圍，有一定的止痛作用。對於年老體弱、久病體虛和小兒患者，均宜施用輕度手法，以免引起不良後果。

● 輕力：是作用於皮膚的力，可以加強皮膚的彈性感覺，可以調節皮膚的附屬汗腺、皮脂腺以及皮膚溫度等作用。如用摩擦類手法的搓擦手法都是作用於皮膚的手法，都是輕力手法。

● 行力：操作者在輕力的用力基礎上，稍加用力，但比

柔力還輕，即使其手法的用力可深入皮下，而達於血脈。具有行氣活血通脈之功效，調經活絡之作用。患者也多有舒適之感，較輕的酸麻脹感。如推法、分法等。

● 柔力：操作者的手法用力柔和綿長，其手法用力可達於肢體的肌肉組織之中。可以減少患者的緊張壓抑之感或某種程度的酸脹沉痛之感，是指可以忍受，並且手法之後更感輕鬆。具有解痙鎮痛，清除堆積於肌肉組織間的代謝產物等作用。這是一種較為常用的手法，如揉法等。

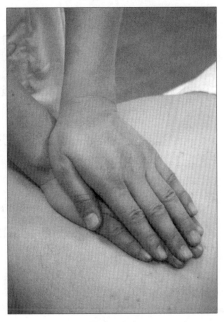

柔力手法

● 剛力：操作者的手法用力較大，其用力可達於深層組織，直至到達筋骨之間或臟腑組織之中。患者有明顯的酸麻脹痛感、壓迫感、電擊感、放散感等。

具有刺激神經、疏通經絡、解除筋膜肌腱之粘連，或促進內臟功能活動的作用。如拔法、拿法等。

● 透力：是操作者的手法用力很大，或使用突然的爆發力，促使骨關節的位置發生改變，而使骨關節的移位、錯縫或嵌頓，恢復到原來的正常位置上來，如治療胸腰椎小關節紊亂症的側扳法、斜扳法、旋轉復位法等，以及糾正骨折移位和關節脫位的手法等。

因特重手法比較猛烈，使用不當，容易引起不良後果，

所以在使用時，必須慎重從事。

●易力：是改變原來用力性質或作用力的方向的力，如作用於人體骨髓的按摩的振動之力，由於改善了骨髓的血液循環，使造血功能得到增強，所以，人的運動以及生命力也得到加強。

有形的易力就是關節的槓桿兒作用力，由於槓桿兒的作用使力的方向和大小發生了變化，從而出現不同的保健效果。

●場力：場力就是利用空間環境的無形變化，如磁場力、電場力、空氣中的不同物質含量變化，從而達到對人體的保健治療作用。

●反力：反力就是利用自然的反作用力，作用於人體起到正作用力起不到的作用，如拔火罐、捏脊等。

●合力：合力就是綜合作用力，是人體的外因與內因聯合作用的結果，是系統化的相互影響、相互促進、相互制約的作用，如人的食療之法，就是由飲食的改變，從原始空間物質供應上得到改變，從而影響人體的全身各系統，起到其他按摩方法無法起到的作用，如臟腑按摩法。

四 按摩基本常識

（一）保健按摩練功術

按摩的各種手法，都是保健按摩師充分運用全身各個施術部位進行操作，而且手法的輕重、用力的大小以及手法的技巧和熟練程度等，都將直接影響保健按摩的效果。因此，作為以手法為專業的保健按摩師，除了應熟練掌握各種治療手法、套路之外，還必須經常鍛鍊基本功。這對於初學手法專業者，尤為必要。

首先是對指力、腕力和臂力的鍛鍊，方法很多，如有托磚、托槓、擰棒、舉石鎖、抓五穀、撮沙子、打沙袋、舉重、吊環、單雙槓、拳擊、倒立、俯臥撑等項鍛鍊活動，對於指力、腕力、臂力的增長都有幫助，最後練到手如綿，勁似剛，力透筋骨（動作詳見光碟中內容）。

1. 指抓萬物

操作者站立，雙腳平行與肩等寬，雙手自然下垂，全身放鬆。呼吸自然。

（1）運神闕穴內氣貫注雙手十指。左手慢慢抬起，向左前方伸出，呈抓取物狀，繼續從右前方向上，向左，向下，向上，成一圓弧形，輕握左手收回，置於神闕穴上，意觀左

手抓取萬物，抓住萬物猶如探囊取物般容易、簡單。可進行反覆訓練，時間大約10～30分鐘。右手同左手一樣操作。

（2）雙腳並立，雙手十指內氣收回神闕穴內，雙手重疊於神闕穴上。靜養片刻，結束。

2. 指插五穀

（1）置五穀（大米、玉米、紅豆、綠豆、黑豆五穀內放置草藥：雪蓮花、藏紅花、芍藥花、燈籠花、臘梅花各等份即可）各1～3千克於桶內或缸內。

（2）術者高馬步站立於桶或缸旁運神闕內氣貫注雙手十指之內。訓練時要全神貫注，刻苦耐心，堅持不懈。苦練百日功成。在訓練過程中，雙手可能發腫、疼痛，此為正常現象，也為得功之表現，大約1週即消失。

（3）雙手緩慢地反覆插、抓、旋桶或缸內之五穀，意想把桶或缸內之五穀插、抓、旋碎成粉狀。反覆交替訓練10～30分鐘。

（4）停止插、抓、旋，雙手內氣回收入神闕穴內。

（5）抖甩雙手，進行放鬆。

（6）雙手重疊置於神闕穴上（男左手在內，右手在外。女相反）靜養片刻，結束。百日功成，十指如鋼針，點穴推拿、保健治療、制敵自衛等威力自現。

3. 托空竹

先製作一根長約1.5公尺左右、直徑約15公分的竹竿，鍛鍊者來一個馬步蹲襠式，向前平伸手臂，將空竹托於手臂之上，然後進行前後伸縮練習，一直到手臂發酸發麻，方才停止，逐漸再左右移動，下蹲移動，龍探頭（雙手將竹竿越過頭頸，再返回）。操作者在練習時要注意手臂的圓滑，下

肢移動的路線呈S形。

4.千錘百煉

先製作一根長約 0.5 公尺長的布繩子，在末端繫一個直徑約 5 公分的五穀小袋子，然後用手緊握著布繩子的一端，朝人體的中線脊柱、頭部，以及左右後背和上下肢、手足進行捶打，注意力度適中，不可蠻幹。人經過千錘百煉，經絡打通，百病不生，力氣倍增。

5.打五穀枕

鍛鍊者來一個馬步蹲襠式，向前自然抬起手臂，用手背以及攏起的手指或手掌的側面，用慣性力向下拍打或戳擊五穀枕，主要是練習手背的承受力，以及手臂的拍擊柔和力。

6.拍打經筋

拍打經筋鍛鍊法，可以用木棒、石袋或五穀袋進行拍打，由葛長海先生改進為鋼絲拍子，鋼絲拍子有很多優越之處，它既便於塑型製作，又富有彈性，柔中有剛，而且便於進行操作使用，拍打到肢體令人產生一種輕鬆舒適之感，具有活血化淤，疏通經絡，強健筋骨，調和氣血，補益臟腑，祛除病邪，康健身體，防病延年的作用。

（1）**拍打的範圍：**除頭面部及會陰部外，全身各部均分為四面，拍打時應面面俱到。

（2）**拍打的節奏：**拍打之時應有一定的節奏，即拍打後，再連續快速彈打 3～4 小拍。有節奏地進行拍打，既可省力，聽著又較順耳，同時可產生一種輕鬆舒適之感。

（3）**拍打的密度：**應一拍挨一拍的密密拍打，不可遺漏，如有遺漏不必補打。

（4）**拍打的輕重：**一般開始拍打宜輕，逐漸加重。根據

身體強弱、年齡大小及被打的具體部位等情況，可分為輕拍、中拍、重拍三種。

（5）拍打的間歇：每打一節（即一個側面）前後應有間歇，宜吞氣一口，方可進行拍打。

（6）拍打的部位：一般分為上肢四面、軀幹和下肢四面。

7. 手法的用力三大要素

首先要堅持練習握力、臂力和指力，還要熟記各種手法的操作要領，使之爛熟於心，方可熟能生巧。

其二要瞭解手法的作用部位是在人體的哪一層，分清皮、脈、肌、筋、骨、髓，並能充分利用人體經脈穴位之作用，提高效果。

最重要的還是用力，我們把用力分為直接用力、間接用力、反射用力和混合用力四種，用力的大小以：輕、輕中、中、重度、特重五種力度，用力的作用方向按手法的運動軌跡來分。

平面力分前後左右，合、分、旋轉及離心力。垂直力可分上下及衝擊力，斜傾力可分角度，一般以 45°角或 135°角用力。混合力可分為剪力、扭轉力、槓桿力。另外用力可分均勻持續用力、不均勻持續用力、間斷持續用力，手法的旋轉速度也與作用有一定的關係。

（二）按摩介質介紹

所謂介質，就是在按摩時，術者手上蘸些油、水、酒類的液體或粉末，塗在體表的治療部位以減少對皮膚的摩擦或

借助某些藥物的輔助作用,增強推拿手法的療效。

　　按摩介質的運用,在我國已有悠久的歷史,古人稱之為膏摩,多在摩擦類手法中應用,尤以摩法、推法應用較多。常用有水劑、粉劑、酊劑、膏劑、油劑 5 種。

1. 水劑

　　在保健按摩中,水劑是一種新的劑型,即為水溶劑,水品質優劣對水劑有一定的影響,如礦物質的含量、pH 值的高低等應以蒸餾水或去離子水最為適宜。用熱水或溫水做溶媒浸漬藥材而製成的液體浸出劑是水劑。此種劑型製作簡單方便,易於推廣,且劑量大小不受限制。

2. 粉劑

　　又稱散劑,是古老劑型之一,製備方法簡便,劑量容易伸縮,不含溶劑,有較高的穩定性,便於攜帶貯存。凡不溶性藥粉,宜於成散劑。製備一般需經過粉碎,過篩,分劑量,包裝等過程。

　　(1)滑石粉:有潤滑、吸水、清涼的作用,一般在夏季使用,是按摩中最常用的一種介質。

　　(2)松花粉:將松花磨成粉末,用粉撲將粉搽在按摩部位作為介質,松花粉具有潤滑吸濕作用。

3. 酊劑

　　是將藥物用不同濃度的酒精浸出或溶解而製成的澄清液體製劑,也可用流浸膏加適量乙醇稀釋製成。

　　一般酊劑濃度為 100 毫升酊劑含原藥 20 克,製作方法簡單,不需加熱,適用於含揮發性成分及不耐熱成分,且長期貯存不變質。

　　(1)紅花酒:以紅花泡酒精(85%)之中,數日後待

用，具有潤滑，消腫，活血化淤之功。

（2）**伸筋酒**：方：乳香5克，沒藥5克，血竭15克，樟腦10克，參三七5克，廣木香1.5克，冰片1克，藏紅花5克，85%酒精100克，浸泡兩週。適用於急、慢性損傷。

4. 膏劑

在做足部反射區按摩時，若能使用按摩油膏，可減少按摩時手與足之間的摩擦和損傷。

另外，適宜的按摩膏對足病又有一定的促進血液循環，清熱解毒，活血化淤之功效。

（1）硅霜，醫院皮膚科常用藥品，具有對足部起到潤滑、防治皮膚病雙重作用。

（2）1%氯黴素霜，用於足部有細菌感染者。

（3）市售按摩乳，也可根據情況選用。

5. 油劑

油劑原用油脂浸出藥中之有效成分，製得含藥的油劑，或用具有藥性的動、植物油配製而成。

（1）麻油起潤滑作用，刮痧時常用。

（2）傳導油同甘油、松節油、酒精、蒸餾水等配製而成，有消腫止痛、祛風散寒的作用。

（3）紅花油是由冬青油、紅花、薄荷腦和凡士林配成，有消腫止痛的作用。常用於軟組織損傷的治療。

（4）美國強生公司生產BABY油（嬰兒油），以其清亮透明、氣味芳香、不油衣物、保護皮膚更易為保健按摩界首推，為港式推油首選，也可作為推油罐時使用。

附：其他介質

（1）**蛋清**：從雞蛋中取出蛋清，可作按摩介質，具有營

養肌膚，對皮膚有收斂的作用。

（2）鮮奶液：取新鮮奶液，每100毫升鮮奶加入微量甲硝唑，整個操作過程需在無菌條件下進行。常用於暴露部位，具有美容作用。

（3）清涼油（萬金油）：由多種揮發性物質配合基質而成，廣泛用於臨床各科疾病，如頭痛、發熱、嘔吐、噁心、肌肉酸痛等病。

(三)歷代按摩器械簡介

1. 異型按摩棒

操作者運用異型按摩棒，以尖端部作用於患者肢體的經絡穴位上，稱為按摩棒式。如足部按摩棒等。

2. 吸力負壓罐

操作者運用吸力負壓罐，以罐中的吸力作用於患者肢體的經絡穴位上，稱為負壓罐式。如火罐等。

3. 熱力保溫袋

操作者運用熱力保溫袋，以袋中的熱力作用於患者肢體的經絡穴位上，稱為熱力式。如熱麥飯石袋等。

4. 異型按摩板

操作者運用異型按摩板，以異型按摩板的邊緣作用於患者肢體的經絡穴位上，稱為刮痧式。如走罐等。

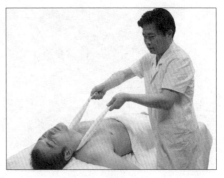

按摩帶

5. 各種毛巾

操作者運用各種毛巾作為按摩的用具,作用於患者肢體的經絡穴位上,稱為毛巾式。如熱敷、按摩帶等。

6. 各種油劑

操作者運用各種油劑作為按摩的介質,作用於患者肢體的經絡穴位上,稱為油壓式。如推油、健胸等。

7. 各種粉劑

操作者運用各種粉劑作為按摩的介質,作用於患者肢體的經絡穴位上,稱為爽粉式。如推粉、捏脊等。

8. 各種水劑

操作者運用各種水劑作為按摩的介質,作用於患者肢體的經絡穴位上,稱為冰水式。如冰推、冷水浴、按摩浴、冬泳等。

9. 各種光線

操作者運用各種光線作為按摩的無形空間運動,作用於患者肢體的經絡穴位上,稱為光照式。如光波浴、光眼睛治療儀等。

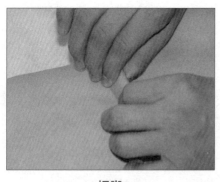

捏脊

10. 各種毛刷

操作者運用各種毛刷作為按摩的工具,作用於患者肢體的經絡穴位上,稱為毛刷式。如毛刷浴足等。

11. 各種按摩器

操作者運用各種按摩器作為按摩的工具,作用於患者肢體的經絡穴位上,稱為電動式。如電

動按摩椅等。

12. 各種音樂

操作者運用各種音樂作為按摩的工具，作用於患者肢體的經絡穴位以及耳道之中，稱為震動式。如迪斯可音樂、催眠曲等。

13. 各種磁場

操作者運用各種磁場作為按摩的工具，作用於患者肢體的經絡穴位上，稱為磁療式。如哈磁五行針等。

14. 各種氣場

操作者運用各種環境氣場作為按摩的工具，作用於患者肢體的經絡穴位以及肺部，稱為呼吸式。如空氣清新劑等。

15. 各種藥物

操作者運用各種藥物製作的製劑作為按摩的工具，作用於患者肢體的經絡穴位以及皮膚，稱為吸收式。如膏藥、505元氣袋、王不留行壓耳穴等。

16. 各型拍打用具

操作者運用各種拍打用具，作為按摩的工具，作用於患者肢體的經絡穴位以及皮膚，稱為拍打式。如按摩球、按摩拍子。

（四）按摩中心常用設備簡介

一般保健按摩中心的設施，應該具備以下幾點：

（1）收銀前臺，人員分流大廳，大堂經理辦公席，鞋房和臨時休息沙發，價目表和服務項目。

（2）男女更衣室，男女淋浴室，男女浴池，男女乾濕桑

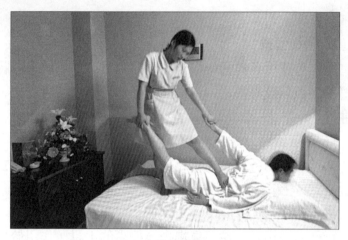

泰式按摩室

拿，男女搓澡，男女坐浴。高檔一點的保健中心還可以有藥浴、冷水浴、牛奶浴、海水浴、黃泥房桑拿、針刺浴、周身浴、上行浴、霧狀浴等多種浴種。

（3）按摩室：有單人間按摩室、雙人間按摩室、三人間按摩室、足部按摩室、泰式按摩室、踩背按摩室、韓式按摩室、臺式按摩室、中式按摩式以及港式按摩室等。

（4）休息大廳：休息大廳有投影電視、休息廳、酒吧台、沙發等。員工休息室以及配套服務設施等。

（五）按摩心理學

1. 按摩觸覺心理學

（1）**觸覺：**分為接觸覺和壓覺，是皮膚受機械刺激所產生的感覺。皮膚變形與否是兩者的分界線。兩者常常結合在一起，統稱為觸壓覺或者觸覺。觸覺是人手所特有的，再細

分為觸壓覺和觸摸覺。觸摸覺是皮膚感覺和肌肉運動感覺的結合。按摩師的手部屬於主動觸摸覺，而客人的感覺是屬於被動的觸壓覺。

人的觸壓覺最小可以從舌尖的 2 克／毫米 ^{2} 到最大的足後跟 250 克／毫米 ^{2}。其規律是越活動的部位觸壓覺越敏感，觸壓覺的定位一般說頭面部和手部較高，其餘的較低。手指尖部 2.2 毫米、手掌部位 9 毫米，背部 6.7 毫米。

（2）**皮膚觸壓覺敏銳度指標是兩點閾：**皮膚能夠得到兩點感的最短距離。手指一般在 2.5～4.5 毫米，口唇 5.5 毫米，面部 7～8 毫米，手掌 11.5 毫米，足部 12～22 毫米，胸腹部 34～36 毫米，前臂肩部 42 毫米，背部 44 毫米，上臂 45 毫米，下肢 45～47 毫米。

人體經常活動的部位兩點閾值比較低，即觸覺定位準確度較高。人體不太運動的部位兩點閾值比較高，其觸覺感受性比較低，觸壓覺的人體感覺適應比較快，一般在 3 秒左右。而觸壓覺的適應時間與刺激強度成正比、與刺激面積成反比。觸壓覺的強度依賴於皮膚變形的速度，當壓力相同時，速度越快感覺到的觸覺越強大。因此，按摩中不應該速度太快，而是應該由按摩者上身的傾斜與後仰逐漸加壓與減壓，使得皮膚緩緩變形，這樣既能夠施加有效的手法力度，又使受術者感到比較舒服。

持續刺激會逐漸降低觸覺感受性，主要是引起感覺的神經衝動頻率逐漸降低所致。

觸覺適應的速度與刺激重量和面積有關。在面積相等的時候，越重的刺激力量，適應越慢；在重量相等時，刺激面積越小適應越慢。身體不同部位適應速度也有不同，前臂最

快,手背次之。這也是重的指壓手法比較受歡迎的主要原因。

（3）訓練有素的按摩師能夠用手直接觸摸或感覺到軟組織中可能存在的彈性改變,如捻發感、剝離感、結節、條索、皮膚增厚等細微異常感覺。並以此作為手法的依據。

（4）**溫度覺：**主要分為冷、溫覺,一般把 33℃ 叫做生理零度。按摩者的手部溫度一定要高於客人皮膚的溫度,否則會引起不適或緊張。同樣過高的溫度會出現發燙,過度的搓擦還會擦破皮膚。

（5）**痛覺：**是指傷害性手法引起的不適感,人體背部和面頰敏感性最高。

痛覺往往伴隨著不愉快的心情和生理反應,肌肉保護性緊張是對疼痛的最直接反映。《醫宗金鑒》認為:「使患者不覺其苦,方稱之為手法也。」所以保健按摩手法的關鍵是不應該為顧客增加任何痛苦。

（6）**癢覺：**是觸覺和痛覺的綜合感覺,一般自我觸摸不覺得癢,但這也為自我保健提供了依據。最敏感的性感區域是癢的感覺地帶,癢覺與人體的性慾有關係。

（7）**節奏知覺：**運動物體的節奏知覺是時間知覺的一部分,一般刺激物的呈現速度不宜太快或太慢,最容易形成刺激的範圍是 0.6～0.8 次／秒,人感受最適宜的節奏是 70～90 次／分鐘,也就是每秒鐘 1.2～1.5 次,基本上和人體心臟的心率接近,同時要注意頻率的變化,通常把它叫做有「心」的按摩。

一般刺激在皮膚上界限分明、皮膚變形較小、皮膚變形較快、又發涼感覺產生的手法為生硬感覺,一般其節奏感

強。反之刺激在皮膚上界限不分明、皮膚變形較大、皮膚變形較慢、溫感覺產生的手法為柔和舒適，一般其節奏感較慢。

2. 按摩服務心理學

（1）藝術性按摩對於受術者的心理影響：按摩不僅是一種技術更是一門藝術，高水準的按摩手法往往帶有藝術色彩，貫穿了高雅的情趣。接受高水準的按摩是一種享受。儘管聲光電機器的廣泛使用，解放了不少人力資源，但是機械仍然不能夠代替手的按摩。

手法對於心理的作用好壞，是按摩師水準高低的分水嶺。只有不斷地將心理知識運用於按摩之中，才是最好的按摩，也才能夠逐漸提高按摩層次。

不同手法有不同的心理感受：如撫摸摩法具有溫暖可親依賴感，瘙癢手法具有愉快興奮感覺，揉捏、輕拿具有輕鬆舒適感覺，快速叩擊具有興奮神經感覺，而有節律的輕叩具有抑制、鬆弛神經、催人入眠的功效。因此，如何用不同的按摩手法去調節受術者的心理狀態、解除顧客的身心煩惱是高水準按摩師應該掌握的心理按摩技術之一。

（2）按摩的依賴性和成癮性，輕柔有節律的按摩手法，能夠有效地提高動物體內內啡肽和腦啡肽，內啡肽有較強的止痛作用，還能產生欣快感。

（3）按摩環境對於按摩的影響，如色彩、牆壁、地面、房間結構、床、床單、休閒服裝等，對於顧客的心理能夠產生影響。音樂對人同樣有影響，噪音會讓人產生不安。按摩師的服務態度、技術水準和某些特殊技巧的結合對於受術者的心理影響也是至關重要的。

3. 怎樣鎖定顧客的忠誠度

（1）按摩師要養成敏銳的觀察力，對於顧客的皮膚狀況、表情、體型、手部姿態、語言特點等了熟於心。

（2）按摩師要養成良好的記憶力，盡可能記住老顧客的姓名、個人保健按摩習慣愛好、喜歡那些手法、是否耐受力量強、需要重點按摩的部位、有何忌諱部位、是否喜歡在按摩時聊天、身體狀況如何、體表面有何特殊情況等，這些都會給人一種親切入微的感覺。

（3）善於感受肢體語言，肢體是一種無聲的語言，只要按摩師的手部接觸到客人的身體，受術者就會感覺到肢體的語言，同時按摩者也能夠感覺到被按摩者的肢體語言。

（4）在按摩中體現人情味，富有人情味的按摩師是最受歡迎的按摩師。如手法操作和言行舉止得體，預先的溫暖手部、蓋好按摩單子、輕手輕腳的行走、改變體位時為顧客枕部或膝窩墊枕頭，不失時宜地徵求顧客的意見或者徵詢顧客對於按摩的感覺。

（5）傾聽顧客的心聲，按摩師不要輕易打斷顧客的訴說，接受或瞭解顧客的心理活動。可以講解一些富有哲理的語言，關心顧客。

如果顧客出現鼾聲，一般是顧客比較困乏或者是對於按摩時的水準比較滿意、按摩出現非常舒適的結果，此時不要吵醒客人，繼續輕鬆地按摩，但不要再過度使用運動關節類或叩擊等手法。

(六)按摩注意事項

（1）按摩師要注意保持手部溫暖，注意養成溫水洗手的習慣，對先期操作的部位，要注意保護局部的溫度。

（2）顧客相同體位只用一次，按摩師相同手法只作一次。按摩手法規律遵照「輕、重、輕」，儘量使用大面積手法，操作時要注意避開性敏感區域。

（3）左右對稱按摩，儘量保持手法平衡，注意修剪指甲，不要佩戴首飾。

（4）時刻注意顧客面部表情，強刺激手法應徵得顧客同意，不要與顧客過分交談，不要與顧客直對呼吸或咳嗽。

（5）儘量不要坐在按摩床上施術，更不可與其他按摩師嬉笑，操作時儘量不要中斷按摩。

（6）按摩師身上無異味，不可過分噴灑香水，上班前儘量不要吃大蒜等有刺激性味道的食物。

五 按摩相關技法

(一)蠟（燭）療簡介

（1）蠟療法是將加熱後的石蠟敷貼於患處，使局部組織受熱、血管擴張，循環加快，細胞通透性增加，由於熱能持續時間較長，故有利於深部組織水腫消散、消炎、鎮痛。此法簡便易行，家庭亦可採用。

（2）耳燭療法是一種流傳已久的民間療法，做耳燭療法，可以產生頭腦清晰、靈感敏銳及舒緩鬆弛的感覺，能改善注意力、記憶力，並有平衡中樞神經的效果，而顱內排毒效應，還能溫和改善鼻病，能使腦部壓力達到深度釋放的效果。頭部整體引流排毒，促進臉部、皮質淨化功能，鬆弛神經，緩解壓力，幫助睡眠，平衡暈眩等症狀，在短短的 25～30 分鐘內讓你感受

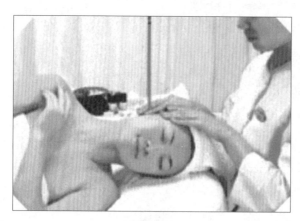

耳燭療法

不可言喻的特殊感覺。同時，需要經營者營造室內舒適、放鬆之氣氛，讓室內空氣保持流通，播放輕鬆的音樂，請接受治療者閉上眼睛，達到放鬆心靈的效果。

耳燭療法是利用虹吸原理，利用真空和燃燒的氣壓刺激耳膜，會讓人感覺到空氣振動的輕微吸剝聲，使耳道內的耳垢，異物更容易被吸出來，並從中判斷身體的狀況。

一般操作程式：

準備一杯水、紙巾、棉花棒、按摩精油、打火機。先清潔雙手，開始想像手是整個身體的延伸，將能量傳到顧客身上，激起他們的能量。讓耳朵與排毒棒（燭棒）保持垂直狀態，枕巾上鋪紙巾。

耳療開始時先用「耳用精油」按摩耳朵內緣，起到淋巴引導作用，促進內分泌系統的健康平衡。再加上芳香療法，徹底放鬆壓力，幫助睡眠。主要針對經常使用手機、電腦、電視等電磁波侵害比較嚴重的人群。

（二）泥療簡介

泥療是將具有醫療作用的泥類，加熱到 37～43℃左右，進行全身塗布或頸、肩、背局部塗布，每日或隔日一次。結束時要用溫水沖洗，臥床休息 30～40 分鐘。

由於泥的熱容量小，並有可塑性和黏滯性，可影響分子運動而不對流，所以其導熱性低、散熱慢，保溫性好，能長時間保持恆定的溫度。

其次，由於泥中含有各種微小沙土顆粒及大量膠體物質，當其與皮膚密切接觸時，對機體可產生一定的壓力和摩

擦刺激,產生類似按摩的機械作用。

另外,泥土中尚有一些化學物質和弱放射作用,由神經反射、體液傳導和直接作用對機體產生綜合效應。

(三)拔罐簡介

1. 火罐的種類

(1) **角製罐**:一般是用牛角或羊角加工製成。用鋸在角頂尖端實心處鋸去尖頂,實心部分仍需留 1～2 公分,不可鋸透,作為罐底。口端用鋸鋸齊平,打磨光滑。長約 10 公分,罐口直徑分為 6 公分、5 公分、4 公分三種。

其優點是經久耐用。

(2) **竹製罐**:一般用直徑 3～5 公分的堅實成熟的竹,按節截斷,一端留節,一端去節作口,罐口打磨光滑,周圍削去老皮,做成中間略粗、兩端稍細,形如腰鼓的竹罐。長約 10 公分,罐口直徑分為 5 公分、4 公分、3 公分三種。

其優點是輕便、廉價,不易破碎;缺點是易燥裂漏氣,吸附力不強,不易觀察皮膚的變化。

(3) **陶製罐**:一般由陶土燒製而成,形如石臼,罐口平滑,鼓肚,口底稍細,分為大、中、小三種型號。

其優點是吸力強;缺點是易破碎,不易觀察皮膚的變化。

(4) **玻璃罐**:是目前家庭最常用的拔罐,各大醫藥商店均有出售。它是由玻璃加工製成,一般分為大、中、小三個型號。其形如球狀,下端開口,小口大肚。

其優點是罐口光滑,質地透明,使用時可觀察到拔罐部

位皮膚充血情況和淤血程度。缺點是易摔碎損壞。

（5）擠氣罐：常見的有組合式和組裝式兩種。組合式是由玻璃喇叭筒的細頭端套一橡皮球囊構成；組裝式是裝有開關的橡皮囊和橡皮管與玻璃或透明塑膠罐連接而成。

其優點是不用點火，不會燙傷，使用安全，方法簡便，罐口光滑，便於觀察。

（6）抽氣罐常用青、鏈黴素藥瓶，將瓶底磨掉製成平滑的罐口，瓶口處的橡皮塞應保持完整，留作抽氣用；醫藥商店也有出售成品真空抽氣罐，它是有機玻璃或透明工程塑料製成，形如吊鐘，上置活塞便於抽氣。其優點是不用點火，不會燙傷，使用安全，可隨意調節罐內負壓，控制吸力，便於觀察等。它是最適合家庭使用的抽氣拔罐。

2. 拔罐療法的機制

（1）火罐是利用負壓減少空間物質的密度，從而人為地利用大自然的作用力，形成空間物質內吸，這就相當於在人體的表面重新建立一個肺，它使氣血能夠自動進入拔罐部位的精微物質循環，使原來局部淤積的氣血得以加速流動。嚴重的患者可以使用點刺出血療法，促進新陳代謝。

（2）現代醫學認為，由於拔罐治療時罐內形成的負壓作用，使局部毛細血管充血甚至破裂，紅細胞破裂，表皮淤血，出現自家溶血現象，隨即產生一種組胺和類組胺的物質，隨體液周流全身，刺激各個器官，增強其功能活動，提高機體的抵抗力。

現代醫學認為，拔罐負壓的刺激，能使局部血管擴張，促進局部血液循環，改善充血狀態，加強新陳代謝，改變局部組織營養狀態，增強血管壁通透性及白細胞吞噬活動，增

強機體體能及人體免疫能力。

（3）傳統醫學認為，拔罐可以開泄腠理、扶正祛邪。

疾病是由致病因素引起機體陰陽的偏盛偏衰，人體氣機升降失常，臟腑氣血功能紊亂所致。當人體受到風、寒、暑、濕、燥、火、毒、外傷的侵襲或內傷情志後，即可導致臟腑功能失調，產生病理產物，如淤血、氣鬱、痰涎、宿食、水濁、邪火等，這些病理產物又是致病因數，由經絡和腧穴走竄機體，逆亂氣機，滯留臟腑，淤阻經脈，最終導致種種病症。

拔罐產生的真空負壓有一種較強的吸拔之力，其吸拔力作用在經絡穴位上，可將毛孔吸開並使皮膚充血，使體內的病理產物從皮膚毛孔中吸出體外，從而使經絡氣血得以疏通，使臟腑功能得以調整，達到防治疾病的目的。

拔罐還可以疏通經絡，調整氣血。經絡有行氣血，營陰陽，濡筋骨，利關節的生理功能，如經絡不通則經氣不暢，經血滯行，可出現皮、肉、筋、脈及關節失養而萎縮、不利，或血脈不榮、六腑不運等。

施行拔罐對皮膚、毛孔、經絡、穴位的吸拔作用，可以引導營衛之氣始行輸布，鼓動經脈氣血，濡養臟腑組織器官，溫煦皮毛，同時使虛衰的臟腑機能得以振奮，暢通經絡，調整機體的陰陽平衡，使氣血得以調整，從而達到健身祛病療疾的目的。

中醫經絡理論將人體分為經脈、絡脈、經筋、皮部等部分，拔罐法即利用皮部治療疾病，經由刺激皮部，改善經脈、絡脈、經筋的氣血運行，從而起到活血化淤，解痙止痛的作用。而病在肌肉或更深層的病邪要用氣力較大一些的火

罐，停留的時間稍微延長一些，並在術後喝一點酒以促進血液循環。

3. 拔罐的方法

（1）**連續閃罐可治口眼喎斜**：準備一根酒精棒，3個中號拔火罐，將酒精棒帶有棉線的一頭，稍蘸酒精，點著後，往罐底一閃，迅速扣在前額、耳前、顴骨下、口角兩側應拔部位，立即起罐，上述四處，每處連閃 20～30 下，四處共 80～120 下。

（2）**旋轉罐可治五十肩**：準備中號玻璃罐 2 個，酒精棒一根，酒精燈或蠟燭一支，硼砂浴皂一塊，火柴一盒。先將硼砂浴皂蘸熱水塗潤肩部及其周圍，將酒精棒一頭點燃，用小閃火法，將罐子吸住皮膚，左手扶正罐子，右手拿穩罐子原地按照時鐘走向旋轉 30 下，起罐。依法多做幾次。

（3）**投火法**：將薄紙捲成紙捲，或裁成薄紙條，燃著到 1/3 時，投入罐裏，將火罐迅速叩在選定的部位上。投火時，不論使用紙捲和紙條，都必須高出罐口 3 公分多，等到燃燒後，紙捲和紙條都能斜立罐裏一邊，火焰不會燒到皮膚。初學投火法時，還可在被拔地方放一層濕紙，或塗點水，讓其吸收熱力，可以保護皮膚。

（4）**閃火法**：用 7～8 號粗鐵絲，一頭纏繞石棉繩或線帶，做成酒精棒。使用前，將酒精棒稍蘸 95% 酒精，用酒精燈或蠟燭燃著，將帶有火焰的酒精棒一頭，往罐底一閃，迅速撤出，馬上將火罐扣在應拔的部位上，此時罐內已成負壓即可吸住。

閃火法的優點是：當閃動酒精棒時火焰已離開火罐，罐內無火，可避免燙傷，優於投火法。

（5）**滴酒法**：向罐子內壁中部滴 1～2 滴酒精，將罐子轉動一周，使酒精均勻地附著於罐子的內壁上（不要沾罐口），然後用火柴將酒精燃著，將罐口朝下，迅速將罐子叩在選定的部位上。

（6）**貼棉法**：扯取大約 0.5 公分見方的脫脂棉一小塊，薄蘸酒精，緊貼在罐壁中段，用火柴燃著，馬上將罐子扣在選定的部位上。

（7）**瓶蓋法**：用啤酒瓶蓋一個，放在被吸收部位，瓶蓋中放酒精棉球，將棉球燃著，馬上將罐子扣上，立刻吸住。此法適用於俯臥、仰臥大面積的部位上。如果四肢放平，在肌肉豐厚部位放穩瓶蓋，亦可使用。

（8）**刺血拔罐法**：適用於癰腫瘡癤。

方法是：先在局部用碘酒或酒精消毒，然後用已消毒的細三棱針在患部淺刺兩下放出膿血，馬上用閃火法將玻璃火罐拔上。如膿血滲出不多，再拔一二次。刺時要躲開大血管。

本法優點：排除膿血及炎性滲出物，消腫止痛，防止擴散。

準備材料：玻璃火罐兩個（備用一個），根據部位選合適號型，鑷子一把，95%酒精一小瓶（大口的），棉花球一瓶，火柴一盒，新毛巾一條，香皂盒一個。

術前檢查：檢查病情，明確診斷，是否合乎適應證。檢查拔罐的部位和患者體位，是否合適，檢查罐口是否光滑和有無殘角破口。

操作方法：先用乾淨毛巾，蘸熱水將拔罐部位擦洗乾淨，然後用鑷子鑷緊棉球稍蘸酒精，火柴燃著，用閃火法，

往玻璃火罐裏一閃，迅速將罐子扣住在皮膚上。

（9）**罐中罐（重罐）**：用一個大的火罐拔在小火罐的外部，其作用較單一罐更強。

4. 留罐時間

（1）過去留罐時間較長，有從 10 分鐘留到 30 分鐘以上的，這種長時間留罐，容易使局部黑紫一片，淤血嚴重，增加吸收困難，因此，現在留罐時間一般較前縮短了，根據身體強弱的淺層毛細血管滲出血液情況，可以考慮改從 3～6 分鐘比較合適。

實踐證明，短時間留罐比長時間留罐好處多，可使嚴重淤血變成輕微滲出血或充血，便於局部吸收，增強抗病能力；不留斑痕；防止吸過度，造成水泡傷引起感染。時間雖短，療效較高。

（2）**起罐**：左手輕按罐子，向左傾斜，右手食、中二指按準傾斜方罐口的肌肉處，輕輕下按，使罐口漏出空隙，透入空氣，吸力消失，罐子自然脫落。

（3）**火力大小**：酒精多，火力大則吸拔力大；酒精少，火力小則吸拔力小。罐子叩得快則吸力大；叩得慢則吸力小。這些都可臨時掌握。

（4）**間隔時間**：可根據病情來決定。一般講來，慢性病或病情緩和的，可隔日 1 次。病情急的可每日 1 次，例如發高燒、急性類風濕或急性胃腸炎等病，每日 1～3 次都可以，但留罐時間卻不可過長。一般以 1～2 次為 1 療程，如病情需要，可再繼續幾個療程。

（5）**部位**：肩、胸、背、腰、臀、肋窩以及頸椎、足踝、腓腸肌等肌肉豐厚、血管較少的部位，皆可拔罐。

5. 注意事項

（1）使用酒精閃火時，棉球酒精，只需少蘸不要多蘸，防止酒精過多，吸拔力大，影響療效和造成燙傷。

（2）室內保持溫暖，躲開風口，防止著涼。

（3）留罐時間一般以不超過 10 分鐘為好。

（4）再次拔罐要選擇未拔過的地方去拔。

（5）如果使用大口罐頭瓶來代替玻璃火罐，必須選擇罐口、裏沿光滑無棱無破口者，以免畫破皮膚，造成感染。

有人說：「只要經常拔罐，就難免不燙傷。」這種說法對不對呢？不對。因為臨床實踐告訴我們：造成火罐燙傷的主要原因是酒精用的過多，滴在拔罐處皮膚上，燙出血泡；火焰燒熱罐口，容易引起罐口烙傷圓圈。留罐時間過長，容易拔起白水泡。前兩種是真正燙傷，後一種不是燙傷。

那麼，能不能避免火罐燙傷呢？能。但必須採取措施，如塗水（在拔罐地方，事前先塗些水），塗水可使局部降溫，保護皮膚不致燙傷，火焰朝罐底（酒精棉球火焰，一定要朝向罐底，萬不可燒著罐口，罐口也不要沾上酒精），留罐時間短（縮短留罐時間，一般 3～5 分鐘即可，最多不要超過 10 分鐘）。

6. 拔罐的作用原理

（1）**負壓作用：**國內外學者研究發現，人體在火罐負壓吸拔的時候，皮膚表面有大量氣泡溢出，從而加強局部組織的氣體交換。負壓使局部的毛細血管通透性改變和毛細血管破裂，少量血液進入組織間隙，從而產生淤血，紅細胞受到破壞，血紅蛋白釋出，出現自家溶血現象。在機體自我調整中產生行氣活血、舒筋活絡、消腫止痛、祛風除濕等功效，

起到一種良性刺激，促其恢復正常功能的作用。

（2）**溫熱作用：**拔罐法對局部皮膚有溫熱刺激作用，以大火罐、水罐、藥罐最明顯。

溫熱刺激能使血管擴張，促進以局部為主的血液循環，改善充血狀態，加強新陳代謝，使體內的廢物、毒素加速排出，改變局部組織的營養狀態，增強血管壁通透性，增強白細胞和網狀細胞的吞噬活力，增強局部耐受性和機體的抵抗力，起到溫經散寒、清熱解毒等作用，從而達到促使疾病好轉的目的。

（3）**調節作用：**拔罐法的調節作用是建立在負壓或溫熱作用的基礎之上的，首先是對神經系統的調節作用，由於自家溶血等給予機體一系列良性刺激，作用於神經系統末梢感受器，經向心傳導，達到大腦皮質；加之拔罐法對局部皮膚的溫熱刺激，由皮膚感受器和血管感受器的反射途徑傳到中樞神經系統，從而發生反射性興奮，藉以調節大腦皮質的興奮與抑制過程，使之趨於平衡，並加強大腦皮質對身體各部分的調節功能，使患部皮膚相應的組織代謝旺盛，吞噬作用增強，促使機體恢復功能，陰陽失衡得以調整，使疾病逐漸痊癒。

其次是調節微循環，提高新陳代謝，微循環的主要功能是進行血液與組織間物質的交換，其功能的調節在生理、病理方面都有重要意義。且還能使淋巴循環加強，淋巴細胞的吞噬能力活躍。

（4）**不同罐法作用不同：**在火罐共性的基礎上，不同的拔罐法各有其特殊的作用。

如走罐具有與按摩療法、保健刮痧療法相似的效應，可

以改善皮膚的呼吸和營養，有利於汗腺和皮脂腺的分泌，對關節、肌腱可增強彈性和活動性，促進周圍血液循環；可增加肌肉的血流量，增強肌肉的工作能力和耐力，防止肌萎縮；並可加深呼吸，增強胃腸蠕動，興奮支配腹內器官的神經，增進胃腸等臟器的分泌功能；可加速靜脈血管中血液回流，降低大循環阻力，減輕心臟負擔，調整肌肉與內臟血液流量及貯備的分佈情況。

再如藥罐法，在罐內負壓和溫熱作用下，局部毛孔、汗腺開放，毛細血管擴張，血液循環加快，藥物可更多地被直接吸收，根據用藥不同，發揮的藥效各異，如對於皮膚病，其藥罐法的局部治療作用就更為明顯。水罐法以溫經散寒為主。刺絡拔罐法以逐淤化滯、解閉通結為主。

針罐結合則因選用的針法不同，可產生多種效應。

（四）刮痧簡介

刮痧是利用外力和自然的大氣壓力，將運行在人體的絡脈的氣血逼出脈外，從而治療好許多常見病。俗話說：「刮痧拔罐，有病好一半。」可見利用人體自身的血脈是能夠將殘存在人體的異體物質空間清除出人體的。在刮痧時，讓患者稍稍飲一點酒，可以起到幫助人體的經脈之氣和剛氣的增加，並以此增加「大浪淘沙」的作用力。

1. 刮痧法

是用銅錢、瓷匙、鈕扣等鈍緣面物體蘸植物油或清水，反覆刮動、摩擦患者某處皮膚，以保健疾病的一種方法。刮痧法是根據中醫十二經脈及奇經八脈，施以調治的自然療

法。

2. 操作要領

一般刮痧板以 45°斜度與皮膚接觸，刮拭面儘量拉長至單塊肌肉的遠端，胸部、腹部、肩部由內而外，其他部位由上而下刮拭。關節部位應用棱角刮拭，用力要均勻適中，在同一

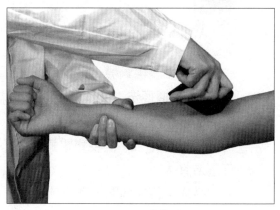

刮關節部位

部位上必須刮至出現斑點再刮拭其他部位。先將介質塗抹在施術部位上，用刮痧板按經絡循行方向進行刮拭，以疏經活血，只需數分鐘，刮拭處即有青紫出血點，病情輕者為紅色，重者為紫色，嚴重者為紫塊。第二次刮拭需待患處無痛感時再進行，直至患處清平無累塊，則病症痊癒。

功能：疏暢氣血，開竅醒腦，清熱解表，行氣止痛，健脾和胃化濁。另外，成人還有抓痧和拍痧、走罐等多種刮痧方法。

（1）挾痧法：操作者五指屈曲，用食、中指的第二指節對準患部，把皮膚與肌肉挾起，然後鬆開，這樣一挾一放，反覆進行以保健的方法。

操作要領：手法要輕重適宜，不能用猛力，在一個部位反覆6～7次即可，以操作部位出現痧痕（出血點）為宜。

功能：行氣開閉，調暢氣血，宣泄痧毒。

（2）扯痧法：操作者用大拇指與食指用力扯提患部，使毛細血管破裂，以扯出痧點來的方法。

操作要領：力要作用在皮膚上，手法要輕重適宜，不能使猛力。

功能：調暢氣機，宣泄痧毒。

（3）**擠痧法：**操作者用兩手拇指，或單手食、拇兩指在疼痛的部位用力擠壓以保健的方法。

操作要領：手法要輕重適宜，不能用猛力，以擠出紫紅痧斑為宜。

功能：行氣開閉，宣泄痧毒。

（4）**揪痧法：**操作者用右手食、中指拳曲，指背蘸清水或低度酒，在人體局部用力揪拔，並發出「啪啪」的聲響的方法。

操作要領：手法要輕重適宜，不能用猛力。

功能：調暢氣機，宣泄痧毒。

（5）**撮痧法：**操作者用手指在人的體表某部位進行推、點、抓、撮以保健的方法。

操作要領：力量要輕重適宜，手法要輕快。

功能：行氣開閉，調暢氣機，宣泄痧毒。

（6）**挑痧法：**操作者用針挑人體某一部位，以保健的方法。

操作要領：操作者先用棉簽蘸 75%酒精消毒局部皮膚，在挑刺的部位上用左手提起肌肉，右手持針，迅速地刺入並向外挑，每個部位挑三下，同時用雙手擠出暗紫色的淤血，反覆 5～6 次，最後用消毒棉擦淨。

功能：行氣活血，清熱泄毒，疏肝理氣。

(五)針灸簡介

（1）針灸是以中醫理論為指導，運用針刺和艾灸防治疾病的一門臨床學科，它是中醫學的重要組成部分，針灸具有適應證廣，療效明顯，操作方便，經濟安全等優點，數千年來深受廣大人民的歡迎。

（2）針灸除了基本的中醫基礎理論外，尚有自己獨特的經絡理論。經絡是人體運行氣血，聯絡臟腑，溝通內外，貫串上下的經路，它「內屬於腑臟，外絡於肢節」。經絡和臟腑之氣在體表輸注的特殊部位即腧穴，俗稱穴位。醫生在診視患者後，根據辨證論治確定理、法、方、穴及具體的針灸手段，以期達到調和陰陽、扶正祛邪、疏通經絡的作用而使患者痊癒。

（3）針灸治療作用

● 鎮痛作用。

● 對機體各系統功能的調節作用，如針灸可調節心血管系統功能，對血壓的影響具有雙向性調節作用，對呼吸、消化系統、泌尿生殖系統具有調節作用，對神經功能亦具有調節作用。

● 防禦免疫功能。如「若要安，三里常不乾」這句話的字面意思是，如果想要身體安康，就要常灸腿部足三里穴，最好使其潰破，這樣可提高免疫力。

● 強灸法具有活血化淤的功效。

（4）灸法是以可燃材料或其他熱源在腧穴或病變部位進行燒灼、溫烤，以起到溫通經絡，調和氣血，扶正祛邪作用

的醫療保健方法。是針灸療法的重要組成部分。

施灸材料主要為艾葉。艾葉是菊科植物艾的葉。艾為多年生草本,普遍野生。艾葉味苦、辛,性溫,入脾、肝、腎三經,有溫經通絡、行氣活血、袪濕散寒、消腫散結的功效。氣味芳香,含揮發油等成分。艾葉製成艾絨,則易燃而熱力溫和,能穿透皮膚而直達深部,且便於取用,價格低廉。

艾絨的製作:於每年 3～5 月間收採新鮮肥厚的艾葉,放置日光下曝曬乾燥,然後放入石臼中搗碎,篩去雜質,即成淡黃色潔淨細柔的艾絨。艾絨以陳久者為佳。除艾葉外還有燈心草、硫磺、黃蠟、桑枝、桃枝等易燃藥物和材料。在艾絨中也可摻入芳香類藥物,如麝香、冰片、丁香、木香、乳香等。

(六)冷凍療法簡介

(1)保健的冷凍療法,是一種由在自然界或人工製造的寒冷環境中進行鍛鍊的辦法,如冬泳、冷水浴、桑拿中的冰室、冰河。具有強烈收縮人體皮膚表面毛細血管,增強人體皮膚的抗病能力,增加人體對於溫度的調節能力。一般能夠經常進行冷凍療法的人士,是不容易患感冒疾病的。特別是在桑拿中經過高溫 50℃ 以上的薰蒸,突然來到 4℃ 左右的水中,那種感覺是只有親身體會才會有的一種爽快。

(2)治療的冰凍療法是利用對局部組織的冷凍,可控地破壞或切除活組織的治療方法,或稱冷凍外科。組織快速冷凍,溫度降到 0℃ 以下,細胞內、外的組織液形成冰晶,細

胞結構被破壞。繼之細胞脫水，膜系統的脂蛋白變性，組織發生缺血性梗死，營養缺乏，而終至壞死。

在復溫過程中，被破壞的組織蛋白質具有新的抗原特性，刺激機體的免疫系統，使產生自身免疫反應。故冷凍治療局部的原發惡性腫瘤時，遠隔的轉移瘤的生長可能受到抑制。適應證有：皮膚及黏膜的良性或惡性腫物、血管瘤、炎症等。對冷過敏、局部感覺或循環障礙、體弱及惡病質者慎用。

(七)牽引療法簡介

牽引法是指施術者運用手法，以助手或顧客的自身重力，對患者的某些關節做對抗性牽拉引伸活動，稱為「牽引法」。如三維多功能牽引床就是一種根據生物力學和中醫正骨原理，吸收了中醫推拿手法設計而成，整個治療過程可由電腦控制。

其牽引力、牽引距離、牽引時間、成角方向、成角角度、旋轉角度、旋轉方向等均可在安全範圍內任意選擇，糾正病變椎體間三維力的不平衡，使之恢復或接近正常生理曲度，糾正椎間盤受力不均，達到椎間結構的協調和自然。

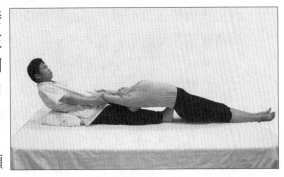

腰椎牽引

1. 頸椎牽引法

用手法使患者的頸椎得到牽拉。可分助手

法和足蹬法。指頸椎關節的近心側固定，遠心側沿肢體縱軸方向牽拉的方法。重者為牽，輕者為引。

操作要領：牽力要穩，循序漸進，力量不宜過大。頸椎牽引架，用皮革或線帶做成下頜托和後頸托，牽引繩放置架上的滑輪，然後在繩的一端根據患者的體質和病情需要，墜襯一定重量的砂袋或鐵砣，其重量隨時增減。牽引時患者選適當體位。患者正坐，操作者選適當體位，屈肘托患者下頜，另一手掌托其枕部，然後操作者用力向上牽引其頭。

功詮：緩解痙攣，降低椎間盤內壓，鬆弛韌帶。

2. 腰椎牽引法

分為無助手法、一助手法和兩助手法牽引法。腰椎關節的近心側固定，遠心側沿肢體縱軸方向牽拉的方法。重者為牽，輕者為引。

操作要領：牽力要穩，循序漸進，力量不可過大。患者俯臥，用固定帶固定其上胸，用腰帶式固定帶固定其骨盆，然後把滑輪上的鋼絲繩分別鉤持於骨盆固定帶的環上，牽引動力多種多樣，有絞軸式引力，即把鋼絲繩纏繞在絞軸輪上，有的在鋼絲繩的一端，墜持砂袋或鐵砣等作為引力。準備工作做好後就可穩力搖動絞軸或增掛砂袋等，根據患者的病情或體質而定牽引力。

功詮：減低腰椎間盤內壓，鬆解韌帶，緩解痙攣。

3. 肩關節牽引法

肩關節的近心側固定，遠心側沿肢體縱軸方向牽拉的方法。重者為牽，輕者為引。

操作要領：牽力要穩，循序漸進，力量適宜。患者正坐，操作者選適當體位，一助手位於患者健側，固定其軀

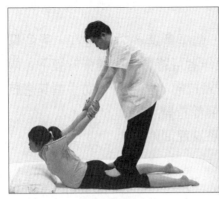
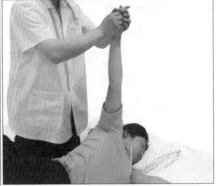

肩關節牽引　　　　　　　　　　肘關節牽引

幹，操作者握患者腕部，然後根據患者的體質和病情需要，向不同方向牽其上肢。

　　功能：緩解痙攣，脫臼復位，增大關節間隙。

4. 肘關節牽引法

　　肘關節的近心側固定，遠心側沿肢體軸方向牽拉的方法。重者為牽，輕者為引。

　　操作要領：牽力要穩，循序漸進，不宜用過力。患者正坐，操作者選適當體位，一助手固定其上臂，操作者握患者患肢腕部，可根據病情的需要向不同方向牽拉其患肢前臂。

　　功能：緩解痙攣，增大關節間隙，鬆弛韌帶。

5. 膝關節牽引法

　　膝關節近心側固定，遠心側沿肢體縱軸方向牽拉的方法。重

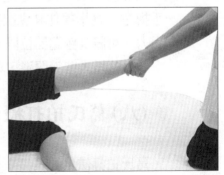

膝關節牽引

者為牽，輕者為引。

操作要領：牽力要穩，循序漸進，力量適宜。患者仰臥，操作者選適當體位，操作者可將患肢小腿夾於腋下，兩手固定大腿，然後可將膝關節拉開。也可用一助手握其患肢踝部沿下肢縱軸牽引，將膝關節拉開。

功能：鬆解韌帶，增大膝關節間隙。

6. 踝關節牽引法

踝關節近心側固定，遠心側沿肢體縱軸的方法。重者為牽，輕者為引。

操作要領：牽力要穩，循序漸進，力量適宜。患者仰臥，操作者選適當體位，一手握其足跟，另一手握患者足部，然後沿下肢縱軸方向牽引足部。

功能：鬆弛韌帶，增大關節間隙。

7. 趾關節牽引法

趾關節近心側固定，遠心側沿肢體縱軸方向牽拉的方法。重者為牽，輕者為引。

操作要領：牽力要穩，循序漸進，力量適宜。患者仰臥，屈曲膝關節，操作者選適當體位，一手握其足掌部，另一手拇指、食指捏住其患趾尖端，然後操作者兩手向不同方向用力，可將其趾關節拉開。

功能：增大關節間隙，鬆弛韌帶。

(八)葛氏拍打療法簡介

葛氏拍打法是葛長海主任醫師利用自己發明的鋼絲拍子進行的拍打療法，是運用拍打用具，在患者肢體體表某些特

定部位上，進行輕重不同而有節奏的拍打，從而達到治療某些疾病的一種療法，稱為「拍打療法」。

1. 拍打的用具

「鋼絲拍子」，它比木槌、石袋之類拍打用具，具有更多的優點。第一，鋼絲拍子便於製作，可依據醫生自己的需要進行塑形製作。其富有彈性，而柔中有剛，便於操作掌握，進行快速而有節奏的拍打。第二，拍打在患者體表之上，使之產生一種舒適柔和的振擊之感，易於接受，而且效果也比其他拍打用具為好。

鋼絲拍子的製作方法使用 14～16 號鋼絲，取其 3～4 公尺一段，折編而成一頭大一頭小的鋼絲骨架，長約 35 公分。再用繃帶棉花進行包紮牢固，外表用膠布包紮粘牢。做成之後大頭部分呈扁橢圓形，寬約 9 公分，厚約 4 公分，柄部呈圓柱形，直徑約 3 公分，全長約 35 公分。

2. 拍打的部位

拍打部位的畫分，可分為軀幹部、上肢部和下肢部。軀幹部包括肩、背、胸、腹、腰、骶、臀，由於胸腹部多不用於臨床拍打治療，故只將頸肩兩條線及腰背三條線，以及上肢四面和下肢四面簡介如下：

● 軀幹部主要有頸肩部兩側線從大椎經肩井等穴至肩峰、脊椎、兩肩胛骨中央起到骶骨的三角形空間。

● 上肢部的四面。

● 下肢部的前、後、外側面。

3. 拍打法姿勢

根據不同的拍打部位，患者應採用不同的姿勢，或坐或臥，或仰或俯或側。施術者也要依據不同的拍打治療部位和

患者所處的姿勢而採用不同的拍打方式，或上下拍打，或旁敲側擊等。

4. 拍打法的注意事項

● 拍打前應讓患者安靜休息 10～20 分鐘，脫去外衣排淨二便。

● 拍打手法的輕重要適度，開始宜輕，根據情況逐漸加重。

● 年老體弱及兒童患者，拍打手法要輕。對青壯年體質強壯者，可適當加重。

● 對痹症、痿症或感覺功能遲鈍而麻木者，拍打手法可適當加重。肩背、腰部的拍打手法要適中。對骶髂等部位、四肢肌肉豐厚處可適當加重。對關節部拍打手法宜輕。對頭、面、胸、腹及兩脇部等重要臟器，禁止使用拍打手法。

5. 拍打療法的「八不打」

● 瘡、癤、疤、紅、腫、脹、痛者不打。

● 全身發燒或急性傳染病者不打。

● 急性炎症或感染者不打。

● 嚴重的心臟病、心力衰竭者不打。

● 癲癇發作及精神病人不打。

● 結核、腫瘤患者不打。

● 各種出血疾患不打。

● 婦女妊娠或經期不打。

六 按摩手法簡介

(一)點道滲透

在宇宙中存在著萬萬繁點組成的無形的空間場，點道就是用點狀手法作用於萬萬繁點，並且由表及裏地作用到空間的深層。由此可知，點道的要領是將外在空間的力或物質擠壓到內在的空間之中，也可以是內在的空間物質因為空間的減少而改變自己的空間形態，或改變空間的運動形態。

點道的操作注意事項就是要注意點壓的時間、力度、速度、深度，另外，根據點壓的操作方式、施術面積的不同分別叫做不同的點法。點道的作用就是改變體內的物質空間運動狀態，它的五行屬土，主要感覺是酸沉脹。主要功能是調整經絡的運行。

點 法

點法概念：操作者用指端或器具尖端，固定於患者體表某部或穴位上點壓的方法。

操作要領：操作者稍沉肩，微屈肘，由肩發力，力集指端，或用手腕前臂發力，由輕到重。

功能：通經活絡，消積破結，調和陰陽，消腫止痛，強

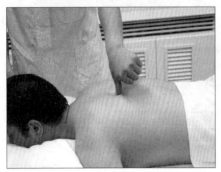

拇指點法

筋壯骨，舒展筋肉，補瀉經氣，解痙，祛散風寒。

1. 指點法

（1）**拇指點法**：操作者用拇指點按患者體表穴位的方法。

操作要領：操作者沉肩微屈或伸肘，用拇指端點按在施術部位的穴位上，拇指點法用指端著力，點按時拇指與施術部位呈80°角。

功能：通經活絡，消積破結，調和陰陽，消腫止痛，補瀉經氣，開閉解痙，祛散寒濕，醒神鎮定。

（2）**雙拇指點法**：操作者拇指併攏點按患者體表的方法。

操作要領：操作者雙拇指垂直，橈側併攏，兩手協同用力點壓。

功能：疏通經絡，消積破結，消腫止痛，強筋壯骨，補瀉經氣，祛散風寒。

（3）**握拳點法**：又稱拇指關節點法。操作者握拳屈拇指用拇指關節背面突起處點壓的方法。

操作要領：操作者握拳，手腕稍尺屈，用拇指指關節掌面抵食指指關節面，用拇指指關節背側突起處點壓。

功能：疏通經絡，行滯化淤，起閉通陽。也可以以手握成尖拳，以拳尖點於治療穴位上。

（4）**食指點法**：操作者用食指點壓患者體表穴位之上。

操作要領：操作者食指伸直或彎曲，輕力作用於受術部

位。

功能：點壓深部穴位或孔腔穴位，疏經通絡。另外有劍指點穴法。以食、中二指伸直併攏，以中指尖點於治療穴位之上。

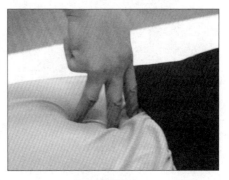

三指點法

（5）中指點法：操作者用中指點壓患者體表某部的方法。

操作要領：操作者中指伸直，屈腕或腕關節伸直，用指端點按施術部位，柔和深透。

功能：通經活血，調和陰陽，補瀉經氣，醒神鎮定。

（6）三指點法：操作者用三指點壓患者體表某部的方法。

操作要領：三指並點法：即食、中、無名指指端併攏，用指端點壓經絡上，定而不移。三指甲點法：即食、中兩指並齊屈曲，拇指同時屈曲，三指指甲尖相對，用甲背組成「品」字形點壓。

功能：理氣化淤，通經活絡，調和陰陽，消腫散結，祛風寒濕，補瀉經氣，醒神鎮定。

（7）拇三指點法：為拇指點與三指點法共同使用的方法。

操作要領：拇指伸直點一穴，虎口張開，無名指點一穴，食指指腹壓在無名指指甲上，中指指腹疊壓食指指甲上，協同無名指用力點按，中指稍屈，餘指伸直。

功能：調和陰陽，消食導滯，理氣化痰，強壯筋骨，解煩除滿。

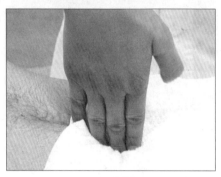

多指連點法

（8）**多指連點法**：循經點穴法的一種，操作者用多指連續點按患者某經絡的方法。

操作要領：操作者多指連續點壓，即五指連點法，五指張開，指尖相距一定距離，先用小指點壓一次，而後轉腕，使小指抬起，無名指點落在經絡上，再轉腕，依次用中、食、拇指連續點按。

功能：疏通經絡，調和陰陽，順經連點補益強壯，逆經連點清瀉邪氣。

（9）**五指點運法**：操作者用五指分置在患者腹部腧穴運點的方法。

操作要領：患者仰臥，操作者右手掌心虛按在患者腹部穴位上，五指張開，指關節稍屈，指端分別點按在多個穴位上，五指用力，掌心微虛，似按非按。

功能：消食導滯，調和陰陽，健脾和胃，祛風寒濕。

另外有撮指點穴法。

操作要領：將五指微屈，五指尖撮到一齊，呈梅花狀，以五指尖著力，反覆叩點於治療穴位上。

（10）**屈中指點法**：即中指指關節點法。操作者用中指近端

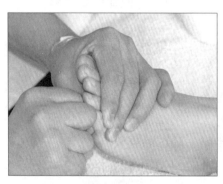

屈中指點法

指間關節背面突起部點按患者
體表某部的方法。

操作要領：操作者右手握
拳，食指尺側面與無名指橈側
面貼緊，中指屈曲在食指、無
名指指背側，用中指近端指間
關節背面突起部點按。

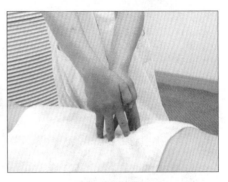

六指點法

功能：疏經活絡，消積破
結，消腫止痛，強筋壯骨，開
閉解痙，醒神鎮定。

（11）**屈食指點法**：操作者用食指關節背側面突起處點
穴的方法。

操作要領：操作者拇指指間關節屈曲，用指間關節側面
頂食指近端指間關節掌面，握拳伸腕，用食指近端指間關節
背面突起點治療穴位。

功能：疏通經絡，消積破結，解痙止痛，醒神開閉。

（12）**六指點法**：操作者用六指點按患者體表經絡的方
法。

操作要領：操作者用雙手食、中、無名指併攏，兩食指
橈側併攏，六指並成一排點按。

功能：解悶除煩，清熱瀉火，理氣行滯。

2.點的變化

（1）**長點法**：操作者用手指長時間點按患者穴位的方
法。

操作要領：操作者用手指點壓患者穴位半分鐘以上，使
患者有傳導感。

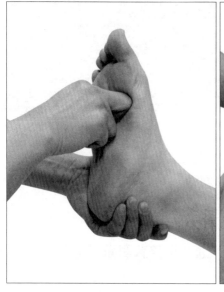

長點法

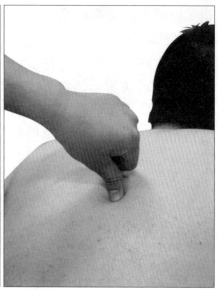

正點法

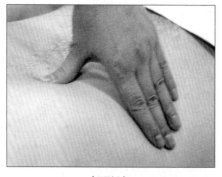

短點法

功能：通經活絡，活血理氣，開閉化淤。

（2）短點法：操作者用手指點患者穴位，一點即鬆的方法。

操作要領：操作者用指輕點患者穴位上，然後快速強力深點入穴內，一點即出，連續多次點壓，快點快出，指不離皮。

功能：清熱瀉火，開通閉塞，醒神開竅。

（3）正點法：操作者手指垂直點壓在患者體表穴位的方法。

操作要領：手指與患者體表皮膚垂直，點按時，要保持手指與皮膚垂直不變。

功能：調和陰陽，開閉解痙，消腫止痛，醒神鎮定。

（4）迎點法：操作者用手指點壓患者穴位，逆經方向用力的方法。

操作要領：操作者點穴時，手指方向和用力方向均為逆經操作，點按力量要強。

功能：迎點有瀉的作用，主要為消積破結，清熱瀉火，祛除邪氣，解除滿脹。

（5）隨點法：操作者用單指或多指點患者施術部位上，順經絡走行方向用力點壓穴位的方法。

操作要領：操作者順其經絡走向點穴，力量應輕。

功能：疏經活血，解淤行滯，補益氣血，調和陰陽，強筋壯肌，和解溫中。

（6）緩急點法：操作者或緩或急點壓患者穴位的方法。

操作要領：手指與患者皮膚緊貼，然後用寸勁強力按壓點入為急點，用柔力由輕到重點入為緩點。

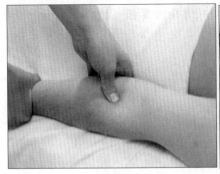
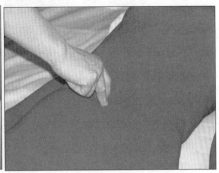

隨點法　　　　　　　　　　　緩急點法

功能：急點有破瀉、醒神、開竅、清熱瀉火，袪除邪氣等作用。緩點有補益氣血，溫中健脾，疏通經絡，消腫散結等作用。

（7）**頂點法**：操作者伸腕伸指，肘頂自己，指點頂患者穴位的方法，稱為頂點法。

操作要領：操作者屈肘 90°，肘頂自己髂前上棘，伸腕伸拇指，餘指握拳，拇指頂點患者穴位，借用髂前上棘之力，以助指力。

功能：疏經活血，消積破結，點穴開筋，消腫止痛，強筋壯骨，開閉解痙，袪風寒濕。

（8）**肘點法**：操作者以肘尖部作為施術點點壓患者穴位的方法，稱為肘點法。

操作要領：操作者利用自身體重作用於肘部，逐漸施加壓力作用於肌肉比較厚的穴位處。

（9）**足趾點法**：操作者以足趾部作為施術點點壓患者穴位的方法，稱為足趾點法。

操作要領：操作者利用自身體重作用於足趾部，逐漸施加壓力作用於肌肉比較厚的穴位處。

（10）**膝點法**：操作者以膝部作為施術點點壓患者穴位的方法，稱為膝點法。

操作要領：操作者利用自身體重作用於膝部，逐漸施加壓力

肘點法

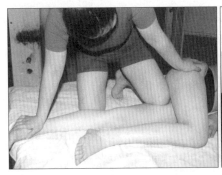
膝點法

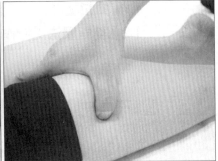
拇指壓法

作用於肌肉比較厚的穴位處。

（11）**其他點法：**操作者用各種按摩器械點患者穴位的方法。

操作要領：操作者用各種按摩器械點壓患者穴位，節省體力，特別是一些角質層比較厚者。

功能：通經活絡，開通閉塞。

壓　法

壓法概念：操作者用肢體或按摩器在施術部位上用力下壓的方法。

操作要領：部位準確，壓力深透，時間較長。

功能：疏通經絡，活血止痛，鎮驚安神，祛散風寒，消除煩悶，舒展肌肉筋，解痙止痛，開通閉塞。

1. **指壓法**　操作者以手指壓患者體表某部的方法。

操作要領：用手指末端指腹壓於施術部位，手指和施術點應成 45°角。

功能：疏通經絡，鎮驚安神，解痙止痛。

（1）**拇指壓法**：以拇指按壓於治療穴位上。

（2）**雙指壓法**：操作者兩指併攏壓患者體表某部的方法。

操作要領：中指與食指併攏或中指置於食指背側，食、中兩指前後併攏兩指端協同用力均可。

功效：疏通經絡，鎮驚安神，解除煩悶，解痙止痛。

（3）**疊指壓法**：雙指壓法的一種。操作者食指、無名指併攏，中指壓於兩指指背上，以食指、無名指按壓的方法。

操作要領：掌指關節微屈或伸直。

功效：疏通經絡。

2.掌壓法

操作者用手掌壓患者體表的方法。

操作要領：壓力均勻，和緩有力。

功效：解痙止痛，活血化淤，理筋活絡。

（1）**掌根壓法**：操作者用手掌根著力壓患者體表並持續用力向下按壓的方法。

操作要領：以身體重力施壓，壓時由輕到重，深透有力。

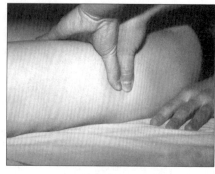
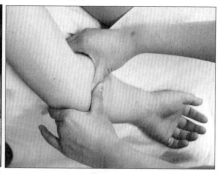

雙指壓法　　　　　　　　　　　疊指壓法

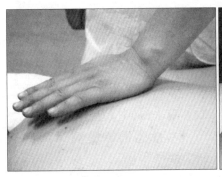
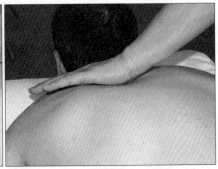

掌根壓法　　　　　　　　　魚際壓法

功能：疏通經絡，活血止痛，舒展肌筋，解痙止痛。

（2）**魚際壓法**：操作者以魚際著力壓患者體表持續用力向下按壓的方法。以大魚際施壓稱大魚際壓法，以小魚際施壓則稱小魚際壓法。

操作要領：臂伸直或屈 20°～ 45°，以大魚際或小魚際壓，壓力柔和，不急不躁。

功能：祛風散寒，解痙止痛，扶助正氣。

（3）**併掌壓法**：操作者兩掌橈側併攏以全掌壓患者體表持續用力向下按壓的方法。

操作要領：同掌壓法。

功能：解痙止痛，鎮驚安神。

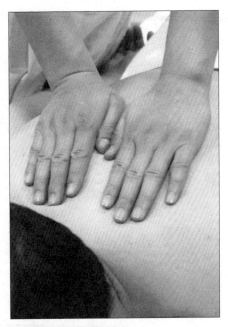

併掌壓法

（4）**疊掌壓法：**操作者兩掌重疊壓患者體表，並持續用力向下按壓的方法。

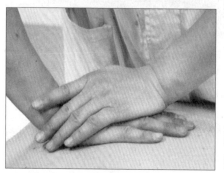

疊掌壓法

操作要領：一手全掌或掌根置患者體表，另手掌心疊壓手背上，兩手協同按壓。

功佹：展筋整複，理筋活血，解痙止痛。

（5）**碟壓法：**操作者全掌壓患者體表且掌緣在施術部位順時針或逆時針旋轉施壓的方法。

操作要領：掌與施術部位體表緊貼，勿移動，用力均勻，緩慢柔和，轉速勿快。

功佹：溫胃和中，調和氣血，消積止痛。

3. **拳壓法**　操作者用拳面壓患者體表的方法。

操作要領：壓力均勻，和緩有力。

功佹：解痙止痛，活血化淤，理筋活絡。

（1）**單拳壓法：**操作者單拳壓患者體表面並持續用力向下按壓的方法。

操作要領：以單手握成實拳，以俯拳按壓在治療部位或穴

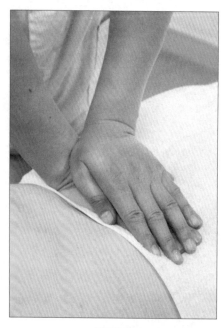

碟壓法

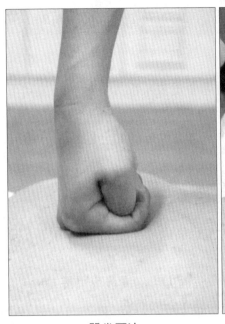

單拳壓法

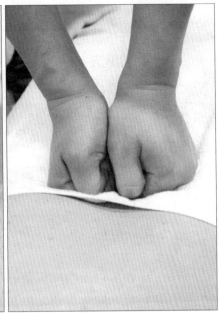

雙拳壓法

位上，並持續用力向下按壓。

（2）**雙拳壓法**：操作者雙拳壓患者體表面並持續用力向下按壓的方法。

操作要領：用雙拳手指近節背側按壓於治療部位上，並持續用力，或快速爆發用寸勁。

（3）**駢拳搩壓法**：操作者駢拳搩壓患者體表面並持續用力向下按壓的方法。

操作要領：用兩拳相駢，兩拇指相互交叉，以雙拳四指的第

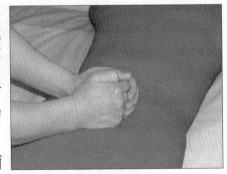

駢拳搩壓法

1 指間關節背側按壓於治療部位上，邊壓邊向前上滾動。並邊向下方移動位置。

4. 臂壓法

操作者用前臂外側面壓患者體表某部，並持續用力向下按壓的方法。也叫前臂壓法。

操作要領：肘屈曲 90°，以前臂外側面全部或部分壓於施術部位。

功能：解痙止痛，鬆解肌筋，補益氣血。

5. 肘壓法

操作者以肘尖尺骨鷹嘴壓患者體表，並持續用力向下按壓的方法。

操作要領：由輕到重，深透有力，勿滑移或用暴力。

功能：解痙止痛，疏通經絡，舒展肌筋。

6. 跪壓法

操作者以膝壓患者體表，並持續用力向下按壓的方法。

操作要領：借助體重，由輕到重，深透有力，勿滑移或用暴力。

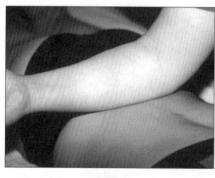

臂壓法

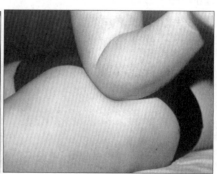

肘壓法

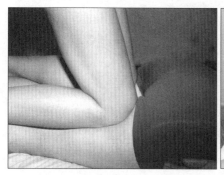

跪壓法　　　　　　　　　坐壓法

功舷：解痙止痛，疏通經絡，舒展肌筋。

7. 坐壓法

操作者以臀部坐壓患者體表，並持續用力向下按壓的方法。

操作要領：借助體重，由輕到重，可以揉動，切勿用暴力。

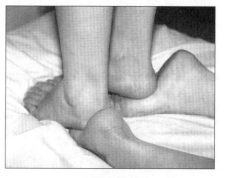

踩壓法

功舷：疏通經絡，舒展肌筋，理筋活絡。

8. 踩壓法（詳見踩蹺）

按　法

按法概念：操作者用肢體施術部位著力在患者體表或穴位上，逐漸用力加壓的方法。

操作要領：垂直下按，固定不移，由輕而重，勿用暴力。

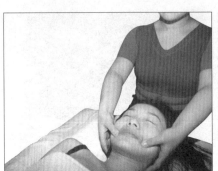

拇指按法

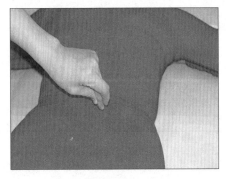

三指疊按法

功能：開通閉塞，散寒止痛，調和氣血，疏鬆筋脈，理筋整復。

1. 指按法

（1）**拇指按法**：操作者用拇指指尖或指腹下壓在施術部位上的方法。

操作要領：沉肩墜肘，肘關節伸直或微屈，使力量經肩、肘、腕透達施治部位，按處固定不移，用力由輕到重，持續深透，用力大小以患者感覺酸、麻、脹為佳，按時勿用暴力。

功能：溫經散寒，疏通閉塞，活血止痛，鎮驚安神。

（2）**雙指按法**：又叫劍指按法、並指按法，是一種常用於腹部的按摩手法。

操作要領：操作者右手食指、中指伸直併攏，以兩指指端下按患者體表，兩指伸直，緩緩下按，勿用指甲摳掐。

功能：補中益氣，溫裏散寒。

食指按法：手法操作要領是以食指按於治療穴位上。

中指按法：手法操作要領是以中指按於治療穴位上。

駢指按法：手法操作要領是以食指與環指相駢，按於中指甲背上進行按法施術。

（3）**三指疊按法**：用三指下按患者體表的方法。

操作要領：操作者右手食指、無名指併攏，再以該手中指壓於食指、無名指指背上，呈「品」字形。力量均匀，透達組織深部。

功能：補中益氣，溫裏散寒。

（4）四指疊按法：兩手四指重疊下按患者體表的方法。

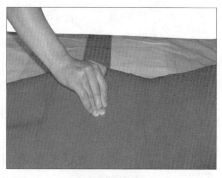

四指疊按法

操作要領：操作者右手四指伸直或稍屈併攏，放在患者腹部，左手指置於右手指背上協同下按。緩而不急，按時要用指腹，勿用指端。本法作用面積大，力量柔和，持久均匀，可達組織深部。

功能：補中益氣，升舉固托。

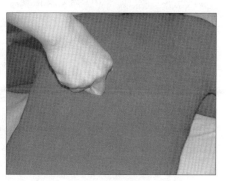

屈指按法

四指按法：手法操作要領是以四指按於治療穴位上。

（5）多指按法：操作者以食指、中指、無名指、小指或其中三指在患者體表某部進行並按或疊按的方法。

操作要領：在下按腹部時，操作者雙手應隨患者呼吸而起伏，即呼氣時徐徐下按，吸氣時緩緩放鬆。

功能：活血化淤，開通閉塞，調整臟腑功能。

（6）屈指按法：又叫指關節按法。手指屈曲下按患者體表某部的方法。

操作要領：操作者四指握拳，以拇指指端扣於食指第一指間關節處，以拇指指尖關節背側突起部進行下按或手握空拳，以食指或四指第一指間關節背側突起部進行下按。按處面要小，刺激要強，剛勁有力，勿用猛力。

功能：補氣活血，消脹除滿，解痙止痛。

2. 掌按法

操作者用掌根、魚際或全掌按患者體表某部的方法。掌按法可用單掌、雙掌或疊掌施術。

操作要領：按腰背部，力量深透。按壓腹部，手掌要隨患者呼吸起伏。

功能：疏通筋脈，溫中散寒，理筋整復，調和氣血，解痙止痛。

（1）**單掌按法**：又稱全掌按法。操作者一手手掌置於患者體表進行按摩的方法。

操作要領：患者臥位，操作者站其旁，沉肩，單掌按在施術部位，逐漸加力按壓，此法淺可至皮下，深可達肌肉，避骨骼及內臟，深按用力勿過大，勿讓患者移動。

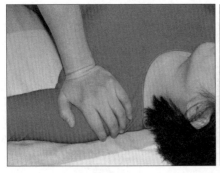

單掌按法

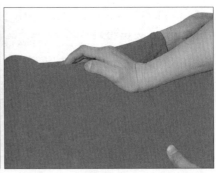

掌根按法

功能：祛風散寒，消除煩悶，舒展肌筋。

（2）**掌根按法**：操作者用掌根著力，按患者體表的方法。

操作要領：柔和深透，緩按慢放。

功能：通經活絡，運行氣血，解痙止痛。

（3）**魚際按法**：操作者用魚際按患者體表某部位的方法。用大魚際按，則稱大魚際按法；用小魚際按，則稱小魚際按法或稱側掌按法。

操作要領：按有力，固定不移。

功能：補氣活血，鎮靜安神，通經止痛。

（4）**雙掌疊按法**：操作者雙掌重疊按患者體表的方法。

操作要領：操作者站在患者一旁，面向患者，雙手重疊按於施術部位，左手虎口對向右手腕，雙手協同用力按。此法施力平穩，深透，可補單掌按法力量不足的弱點。

功能：活血化淤，溫經止痛，理筋整復。

（5）**雙掌按法**：又稱合掌按法。操作者雙掌併攏貼緊一處按在患者體表的方法。

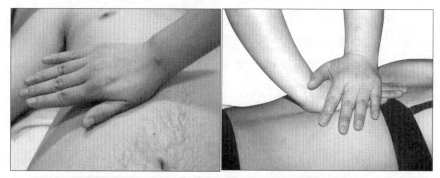

魚際按法　　　　　　　　　　雙掌疊按法

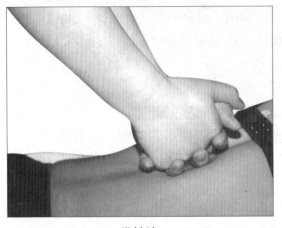

拳按法

操作要領：採取緩按慢起。

功能：溫經散寒。

3. 拳按法

操作者握拳，以拳面著力按患者體表的方法。

操作要領：四指握拳，拇指屈曲扣於中指背側，以拳面四指第一指骨背側向下著力垂直按施術部位。按時腕部伸直，用力均匀，緩緩用力，勿用暴力。

功能：舒筋通絡，活血止痛。

4. 肘按法

操作者肘關節屈曲，用尺骨鷹嘴突起部按患者體表的方法。

操作要領：操作者身體前傾，肘關節屈曲，前臂稍內旋，上臂與施術部位垂直。按時由輕到重，逐漸加力，禁用暴力和滑移。初學者，另手虎口或拇指扶在肘部，加以固定。

功能：通經活絡，活血化淤，鎮驚止痛，祛風散寒。

擠　法

擠法概念：操作者從相反方向同時施加壓力，用指掌的對合力，著力於施術部位擠而壓之、擠而合之的方法。

操作要領：操作時用力對稱，和緩，持續，避免損傷皮

膚。

功能：有通經活絡，活血止痛，調和陰陽等功用。

（1）**指擠法**：操作者用指擠壓患者皮膚表面、腱鞘囊腫突起處的方法。

操作要領：操作者在用指擠壓患者囊腫時，要緩緩用力向骨性突起處移動到囊腫，用力向骨性突起擠壓。

功能：破結消腫。擠壓皮膚表面的手法叫做擠痧，注意擠壓的力度要慢慢滲入，逐漸縮小，以出現痧點為宜，切勿擠破皮膚。

（2）**對掌擠法**：操作者用兩掌相對擠壓患者關節的方法。

操作要領：肢體位置應在關節間隙最大時施術。膝以屈曲 90°最為常用，操作者兩掌相對擠壓關節兩側，相互對稱，緩發重擠，柔和深透。

功能：活血止痛，引血下行，揉筋消腫。

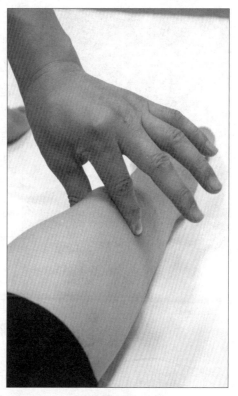

指擠法

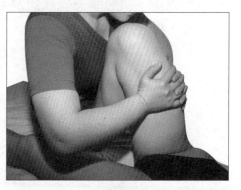

對掌擠法

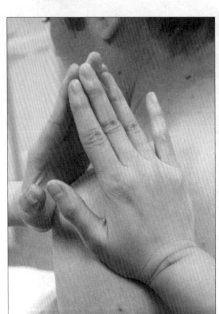

掌根擠法

（3）**掌根擠法**：雙手手指相對合而使掌根部產生的對合力，著力於施術部位，用擠而壓之、擠而合之的方法。

操作要領：雙手掌根相對，著力於施術部位，一鬆一緊的擠壓，力量柔和有力。

功能：具有通經活絡，活血止痛，調和陰陽等功用。

截　法

截法概念：操作者用自身的重力截住患者的一處主要血管，停留1～2分鐘，突然鬆開後有一種血液快速流動的溫熱感覺，注意時間不要太長，截壓手法面積要大一些。

（1）**四肢截法**：操作者以手掌截按患者肢體某神經血管通路處，使患者感覺肢體遠端出現麻木、刺痛、發冷感覺後，再放鬆的方法。

操作要領：下按時要穩重，按力柔和，切勿過重、過久、移動。

功能：暢通氣血，調和營衛。

●下肢截按法：按下肢神經血管通路處，使其下肢發生麻、脹等感覺後，再放鬆的方法。

操作要領：患者仰臥，拇指按其腹股溝動脈，使下肢遠端產生麻脹感時，猛然放開，有熱流往下流動到足心。患者

側臥，若按右下肢，右下肢在下，左下肢在上，右下肢伸直，左下肢屈曲，雙手掌疊按在箕門處，至患者足心自覺發麻，猛然抬手，此時患者自覺被壓下肢有一股熱流下傳足底。

功能：疏通經脈淤滯，調節周身氣血。

●上肢截按法：患者仰臥，上肢兩側外展外旋，臂下墊一軟墊，操作者拇指疊按在患者腑下動脈搏動極泉穴處，至患者手指發麻為度。

操作要領：與下肢截按法相同，此時患者常感手指尖有涼氣泄出。

功能：疏通經脈淤滯，調節周身氣血。

（2）腹部截法：操作者以手掌截按患者腹主動脈，停留1分鐘，能夠感覺到主動脈的強烈跳動，鬆開後整個小腹部感覺到發熱，注意截壓力度緩慢深入，施術面積要大一點。

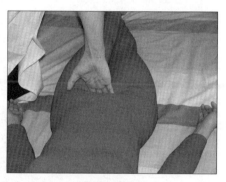

腹部截法

扼　法

扼法概念：操作者用手攏住患者體表某部，並扼壓片刻的方法。

操作要領：操作者用單手或雙手在施術部位扼壓片刻，而

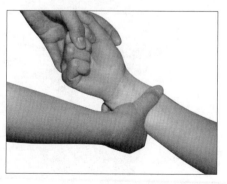

扼法

後鬆開，患者可有溫熱感或麻串感。

功能：扼止過盛氣血，濡養經絡，調和氣血，平衡陰陽，引邪外出。

抵　法

抵法概念：操作者用兩手指或兩手掌相對抵撐患者身體某部，用力按壓的方法。

操作要領：相對著力，均勻和緩，由輕漸重，深透有力。

功能：疏通脈絡，祛風解表，行氣活血，消腫止痛。

（1）**指抵法**：操作者用手指指腹抵患者體表相對部位的方法。

操作要領：用雙手食指、中指或拇指，也可多指抵患者頭部兩側對稱穴位或四肢關節肌肉的方法。用力均勻，和緩平穩。

功能：疏通脈絡，行氣活血，解痙止痛，醒神開閉。

（2）**掌抵法**：操作者用兩掌分別置於患者某部兩側，相對用力按壓的方法。

操作要領：操作者兩掌掌根、魚際、掌心、全掌相對用力抵壓。

功能：補益精氣，引氣下行，消腫散結，疏通經絡，解痙止痛。

（3）**四指抵法**：操作者用掌根自患者肢體遠端向近端反覆

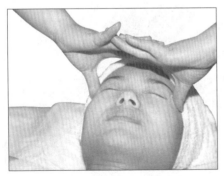

指抵法

抵壓的方法。

操作要領：患者臥位，操作者坐或站一旁，用雙掌指自肢體遠端依次抵壓，每次抵壓的距離不可過大。

功能：通經脈，活氣血，散腫結，引血歸經，調理經氣。

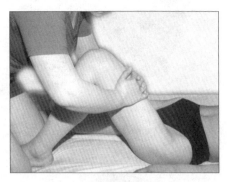

四指抵法

鉗　法

鉗法概念：操作者用單手或單臂似鉗一樣的夾住受術部位，進行操作的手法，注意鉗壓的力度適中。

（1）指鉗法：操作者用手指夾持患者手指、腕關節的方法。

操作要領：操作者用拇、食指相對用力，夾持患者腕、指關節、足部小關節，使關節離鬆為度。

功能：鬆解關節，展筋通絡。

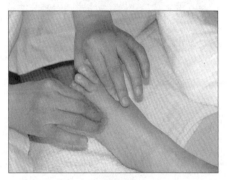

指鉗法

（2）掌鉗法：操作者用掌鉗夾患者體表某部肌肉或皮膚的方法。

操作要領：操作者雙手十指

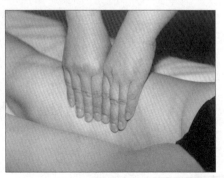

掌鉗法

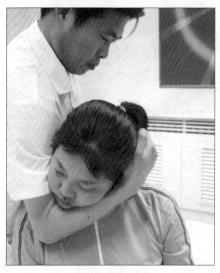

臂鉗法

交叉，以掌根或小魚際相對用力夾持肌肉筋脈。

功能：理筋復位，解痙鎮痛，調和氣血，溫散風寒。

（3）臂鉗法：操作者用前臂鉗夾患者肢體的方法。

操作要領：操作者兩肘屈曲用左前臂內側與右臂外側面鉗夾患者肢體某部，鉗夾時，由輕到重，不要移動。

功能：理筋復位，解痙止痛，調和氣血，溫散風寒。

（二）球道輪迴

球道是指在宇宙中存在著萬萬繁點，有形的稱其為球，無形的稱其為氣。有形而遠的稱其為點，中部的稱其為面，近的稱其為球；萬萬繁點形成球面，在球面上所運行之道就稱之為太極之道。為此，球道的運動方式就是「S」線狀運動，是輪迴的螺旋運動的形式，是弦線運動形式。

球道的手法深度較淺，好像作用在球的表面，主要功效是起溫熱的作用。球道的五行屬性屬於土，患者的感覺是發熱、舒適。操作時注意速度較快，力度較輕。

摩 法

方法：操作者以食、中、無名指指腹或手掌附著於體表

一定部位上，作環形而有節奏的撫摩方法。

操作要領：操作者施術部位要緊貼受術部位，向下的壓力要小於環旋移動的力量。

功能：和中理氣、消積導滯、活血祛淤。

1. 指摩法

操作者以指腹固定於施治部位上，有節律地旋而摩動。

操作要領：操作者指腹著力，輕柔緩和，貼實撫摩。

功能：調和氣血，消積導滯，和中健脾，祛痰消腫。

（1）**拇指摩法**：是以拇指輕按於保健部位或穴位上，反覆進行環形摩擦。

（2）**食指摩法**：是以食指輕按於保健部位或穴位的皮膚上，反覆進行環形摩擦。

（3）**中指摩法**：是以中指輕按於保健部位或穴位的皮膚上，反覆進行環形摩擦。

2. 劍指摩法

是以食、中二指相併攏，輕按於保健部位或穴位的皮膚上，反覆進行環形摩擦其皮膚。

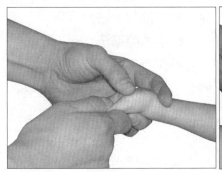

指摩法

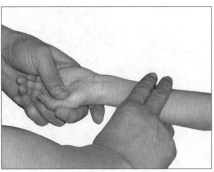

劍指摩法

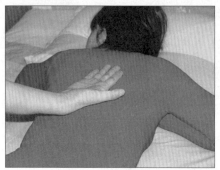

手背摩法

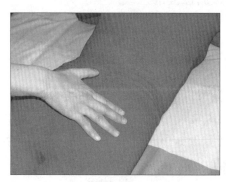

四指摩法

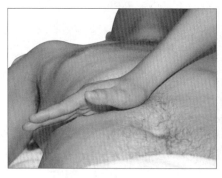

小魚際摩法

3. 跪指摩法

是以手半握拳，以拇指為支撐點，其餘四指的中節背側為著力點，按於保健部位上，反覆進行環形摩擦。

4. 手背摩法

是以手背輕按於保健部位上，並反覆進行環形摩擦。

5. 四指摩法

操作者食指和中指、無名指、小指指腹協同作用，進行環轉撫摩。

操作要領：操作者肘關節微屈，腕部放鬆，手指自然伸直，輕放在體表的一定位上，以腕關節活動帶動指腹在施術部位上環轉撫摩。

功骸：調和氣血，消積導滯，和中健脾，祛淤消腫。

6. 小魚際摩法

操作者用小魚際部，附著於體表一定部位，以腕關節為中心連同前臂做有節律的直線或環轉移動。

操作要領：操作者小魚際部置於一定施術部位，做緩和協調

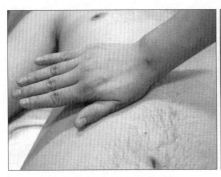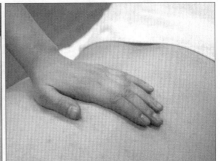

大魚際摩法　　　　　　　　　　　　掌摩法

的環轉活動，向下的壓力要小於環轉移動的力量。

功能：調和氣血，消積導滯，和中健脾，祛淤消腫。

7. 大魚際摩法

操作者將大魚際緊貼患者體表一定部位，進行環轉移動。

操作要領：操作者大魚際位置於一定部位，做緩和協調的環轉活動，向下的壓力要小於環轉動的力量。

功能：調和氣血，消積導滯，和中健脾，祛淤消腫。

8. 掌摩法

操作者手掌貼實在施治部位，在腕關節連同臂的帶動下，做有節律的環轉撫摩。

操作要領：操作者肘關節微屈，腕關節放鬆，掌指自然伸直，用單手或雙手掌心貼浮施治部位，在腕關節及前臂的帶動下或雙手掌心貼浮施治部位，環轉撫摩持續連貫，以施治部位透熱為度。

功能：調和氣血，消積導滯，和中健脾，祛淤消腫，溫經散寒。

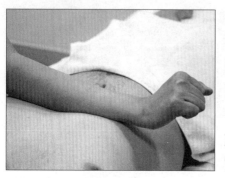

前臂摩法

9. 前臂摩法

操作者用前臂附著於患者體表一定部位,以肘關節為支點連同腕部作節律性環移動。

操作要領:操作者前臂著力於施術部位,手法輕柔緩和,貼實浮摩。

功能:和中理氣,消積導滯,調節胃腸功能。

擦　法

方法:操作者用指腹或掌指面緊貼患者皮膚,做直線往返摩擦。

操作要領:操作者操作面應貼緊患者皮膚,直線往返摩擦並產生一定的熱量,往返距離要長,不要跳躍停頓。

功能:溫通經絡,祛風活血,散寒解表,寬胸理氣,平肝潛陽。

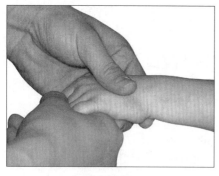

拇指擦法

1. 拇指擦法

用拇指在患者皮膚上做摩擦的方法。

操作要領:患者端坐,操作者對其而立,雙手拇指在頭、額、面部做往返摩擦,其餘四指穩定頭項。

功能:平肝潛陽,鎮靜安神。

2. 四指擦法

用四指在患者皮膚上做摩擦的方法。

操作要領：患者坐位或臥位，操作者沉肩、屈肘、懸腕、四指併攏、指腹著力做直線往返摩擦，發熱為度，不可跳躍。

功能：行氣活血，散寒止痛。

3. 掌擦法

操作者用手掌在患者皮膚上做摩擦的方法。

操作要領：患者坐位或臥位，操作者上肢放鬆，手掌自然伸直，掌面緊貼患者皮膚，做直線往返摩擦，反覆操作，以皮膚發熱為度，切勿擦破皮膚。

功能：溫通經絡，調理脾胃，寬胸理氣，散寒解表，扶正祛邪。

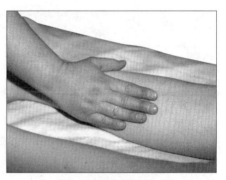

掌擦法

4. 大魚際擦法

操作者用大魚際在患者皮膚做摩擦的方法。

操作要領：患者坐位或臥位，操作者沉肩鬆背，手指併攏微屈成虛掌，用大魚際及掌根部緊貼皮膚，做直線往返摩擦，反覆操作，透熱為度，不可停頓。

功能：溫經活血，消腫止痛，祛風散寒。

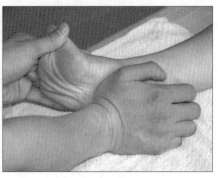

大魚際擦法

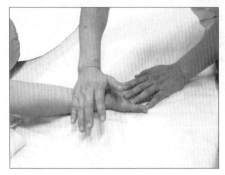

小魚際擦法

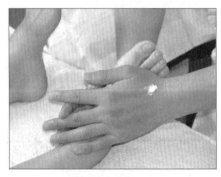

雙手合擦法

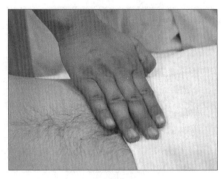

指搓法

5. 小魚際擦法

操作者用小魚際在患者皮膚上做摩擦的方法。

操作要領：患者坐位或臥位，操作者上肢放鬆，手掌伸直，用小魚際的尺側部緊貼皮膚，做直線往返摩擦，反覆操作，透熱力度。

功敢：溫經祛寒，補腎壯陽，祛風活血。

6. 雙手合擦法

操作者雙手交叉在患者皮膚上做摩擦方法。

操作要領：患者坐位或臥位，操作者兩手交叉環抱呈弧形，緊貼皮膚做張閉開合的摩擦，反覆操作，兩手協同，動作連貫。

功敢：活血消腫，溫經散寒，滑利關節。

搓　法

方法：操作者雙手掌部、指部分別夾住患者肢體一定部位，相對用力作方向相反的來回快速搓動的方法。

操作要領：操作者雙手的掌部或指部在患者施術部位上，相對用力，深沉均勻，動作緩和連貫。

功能：疏通經絡，調和氣血。

1. 指搓法

操作者雙手拇指或其餘多指在患者體表一定部位做前後交替移動。

操作要領：操作者多指置於體表一定部位上，進行往返移動。

功能：疏通經絡，放鬆肌肉，行氣活血。

（1）拇指搓法：是用拇指按於保健部位上，反覆進行往返搓動。

（2）四指搓法：是用四指掌側按於保健部位上，反覆進行往返搓動。

2. 掌搓法

操作者兩手掌面夾住肢體的一定部位，相對用力作方向相反、來回快速搓動。

操作要領：患者坐位，手臂放鬆，自然下垂。操作者站於一側，用雙手分別合抱肩前後部，相對用力一前一後交替搓揉，邊搓邊向指端移動，如此反覆數次，深透均勻。

功能：疏通經絡，調和氣血。

（1）虎口搓法：是用雙手虎口夾持於肢體兩側保健部位上，反覆進行往返搓動。

（2）平掌搓法：是用手掌按於保健部位上，反覆進行往返搓動。

（3）側掌搓法：是用手掌側立，以尺側按於脊柱兩側，反覆進行往返搓動。

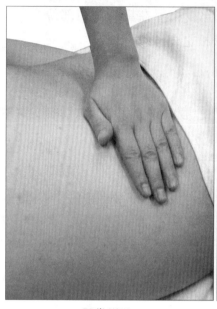

平掌搓法

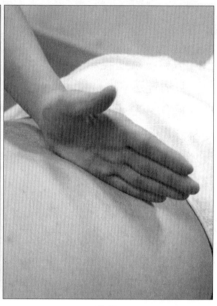

側掌搓法

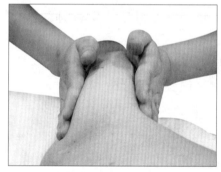

合掌搓法

（4）合掌搓法：是用雙掌相對夾持於肢體兩側保健部位上，反覆進行往返搓動。

（三）震道鼓蕩

在宇宙中存在著物質空間的運動，這種運動的表現形式就是不同的波形。因為這些不同的波是物質空間振動的結果，所以，我們所有的一切都是振動的結果，因此，將其稱為震道。

震道的最大特點就是振動，並能夠形成共振，要以多種

方式振動，其中節奏、節拍、節律、音響度等尤其重要。振動的作用可以使人體內部像宇宙一樣進行自我的耗散空間結構調整，其中共振的產生是震法的最高要求。也正是由於共振的產生，才使得操作者能夠由外界的振動調節人體內部的臟腑器官，從而產生臟腑功能的調節。

震道的五行屬性是木性，患者的感覺是有節奏的舒適感，振動感，並有一定的興奮感。在操作時要注意震法的手型變化，手型有變化，力度就有變化，手法也就發生了變化，作用也就不太一樣。

震　法

方法：在保健部位產生震動感的手法。

操作要領：操作者指端點壓患者穴位片刻，順經絡走行方向，離穴不離經，離筋不離經，撥而走動。

功能：疏通經絡，行氣活血，溫散風寒，通痺開淤，通經止痛。

1. 指震法

操作者用拇指或中指在施術部位快速震動的方法。

操作要領：操作者用拇指或中指端按壓在施術部位，發力於指，快速震動，協調用力，鬆緊得宜。

功能：消食導滯，理氣和中，祛淤止痛。

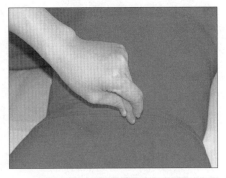

指震法

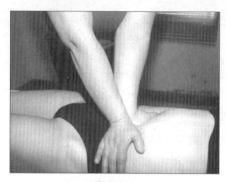

掌震法

2. 掌震法

操作者用單掌或疊掌壓在患者體表某部作快速顫動的方法。

操作要領：操作者掌面壓緊貼實皮膚，掌心對準施術部位的穴位震顫。

功能：溫中散寒，活血止痛。

3. 肘震法

操作者用肘尖將緊壓患者體表某部快速顫動的方法。

操作要領：操作者屈肘，用尺骨鷹嘴壓患者體表，肘腕放鬆，肩關節自然用力，利用胸大肌等收縮帶動肘部，傳到患者體內。

功能：消積止痛，通經活絡。

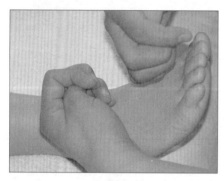

叩震法

4. 叩震法　操作者用叩擊產生震動的方法。

操作要領：操作者用左手掌面作掌按患者體表某部，右手握空拳，有節律輕輕捶打左手背面，捶擊時要輕快，使施術部位有震動感。

功能：消淤止痛，溫寒和中，寬胸解鬱。

顫法是物質空間的快速平面運動，表現為顫動頻率非常

高，由於空間的運動較快，所以，能夠起到通經絡的作用，就相當於給人補了精微之氣，因此，顫法的作用為補益之法。

1. 拇指顫法

是用拇指按於治療部位或穴位上，並快速進行上下顫動。

2. 駢指顫法

是用食、環二指相駢，疊按於中指背上，以中指腹按於治療部位或穴位上，並進行快速上下顫動。

3. 四指顫法

是用四指按於治療部位或穴位上，並反覆快速進行上下顫動。

4. 單掌顫法

是用手掌按於治療部位或穴

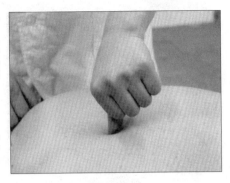

拇指顫法

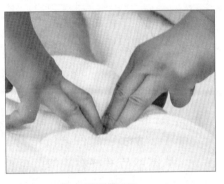

駢指顫法

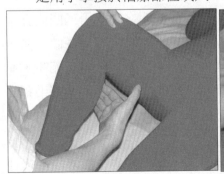

四指顫法

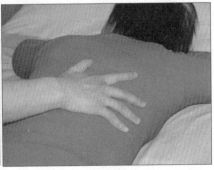

單掌顫法

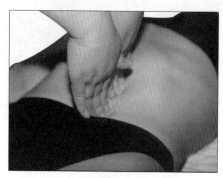

十指顫點法

位上,並反覆快速進行上下顫動。

5. 疊掌顫法

是用右手掌按於左手背上,以左手掌按於治療部位或穴位上,協同進行快速上下顫動。

6. 掌根顫法

是用手掌根按於治療部位或穴位上,並快速進行上下顫動。

7. 十指顫點法

是以雙手十指尖著力,點於治療部位上,反覆進行快速顫點。

叩　法

方法:操作者以指峰,大、小魚際,掌根相互配合,於施術部位進行有節律的敲打。

操作要領:手指併攏有序,手腕靈巧,精神放鬆,動作輕快,富有彈性,均勻柔緩。操作者應先沉肩、展肘、鬆腕、手指攏曲,指端著力於施治部位叩之。可用三四或五指併攏呈梅花形叩之,然後操作者自然屈肘,五指併攏屈曲,掌心虛空,腕帶虛掌,蓄氣沖擊,上下叩打,需有節律,連續操作。最後操作者手指微屈,掌心向上,用單、雙手背齊叩,或有節律地操作,掌心空虛,掌背用力,蓄氣於內,氣沖重聲為佳。

功能:聰耳明目,安神定志,寬胸豁痰,散寒袪風,通利節鞘,舒鬆筋脈,營養肌膚,驅邪於外,消除疲勞。

1. 雙手十指叩打法

是用雙手十指散開屈曲呈龍爪掌式，反覆叩擊。

2. 空心掌叩擊法

是以五指併攏微屈，使掌心騰空呈空心掌，反覆進行快速而有節奏的叩擊。

3. 虛拳叩打法

是用雙手屈指組成空心虛拳，反覆進行快速而有節奏的叩擊拍打。

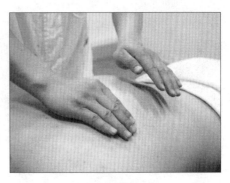

十指叩擊法

剁　法

剁法的手法操作要領是用手掌側著力，反覆進行快速而有節奏的劈剁，可以分為單手或雙手剁法。

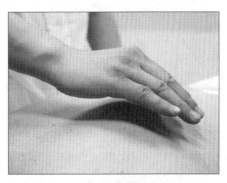

空心掌叩擊法

拍　法

方法：操作者用虛掌在腕關節的帶動下，著力於施治部位。

操作要領：操作者的手指自然併攏，掌指關節微屈呈虛掌，拍打後應迅速抬起，不要在受術部位上停頓；操作應平衡而有節奏，力量宜先輕後重。患者取坐

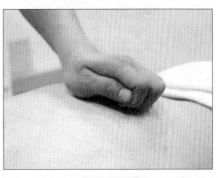

虛拳叩擊法

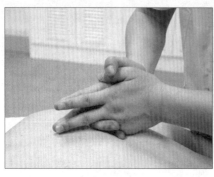
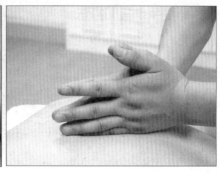

剁法 1 剁法 2

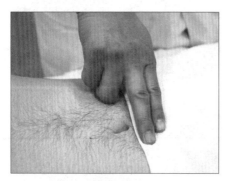

劍指拍打法

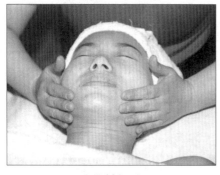

三指拍打法

位或臥位,操作者用單手或雙手五指併攏微屈,用腕關節的自然擺動起落,反覆著力於施治部位,進行拍打,操作時要有順序,有彈性,有節律。

功骰:調和氣血,疏通經絡,發散邪氣,解痙止痛,消除疲勞。

1. 劍指拍打法

是用食、中二指伸直併攏,以掌面著力,反覆拍打治療部位或穴位。

2. 三指拍打法

是用食、中環三指伸直併攏,反覆拍打治療部位或穴位。

3. 平掌拍打法

是用五指伸直併攏呈平掌,

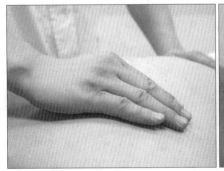

平掌拍打法　　　　　　　　合掌拍打法

反覆進行快速而有節奏的拍打。

4. 合掌拍打法

是用雙掌相對著力，合力拍打治療部位兩側。

5. 實拳拍打法

是用雙手握成實拳，以拳掌面著力，反覆進行快速而有節奏的拍打。

6. 拳掌交替拍打法

是右拳、左掌相繼拍打，再以右掌、左拳接之，如此反覆進行快速而有節奏的拍打。

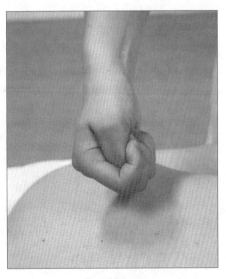

實拳拍打法

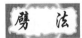

方法：操作者用單手或雙手，五指微張開，以尺側掌指部著力於施治部位，縱叩劈打，直接作用於施治部位的方法。

操作要領：患者取正坐或臥位，操作者單手或雙手交

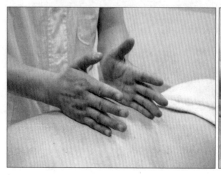
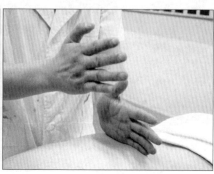

劈法 1　　　　　　　　　　　　　劈法 2

替,指間虛並微張開,用尺側掌部有節奏地以腕帶指,自然擺動,著力於施治部位,均勻叩擊劈打。手法需和緩有力,以腕關節帶動指關節,手法宜虛不宜實。

功能:調和氣血,消除痙攣,活血化淤。經常使用的有雙掌五指劈法、雙掌四指劈法、雙掌三指劈法、雙掌二指劈法等。

捶　法

捶法是空間的快速運動而作用於人體的一種方法,是透過振動耗散來作用於人體的,它的作用就是木的生髮作用。

1. 實拳捶擊法

是用雙手握成實拳,以兩拳尺側面著力,反覆交替進行快速而有節奏的捶擊。

2. 隔掌捶擊法

是先用左手掌按於治療部位,再用右手握成實拳,以尺側著力,反覆捶擊左手掌背側,使其捶擊之感傳導至肌肉深部。

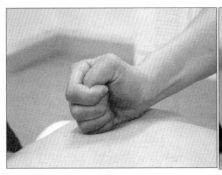

實拳捶擊法

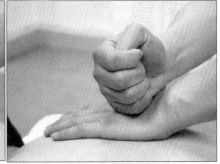

隔掌捶擊法

3. **虛拳捶擊法** 是用雙手屈指握成空心虛拳，反覆進行快速而有節奏的捶擊。

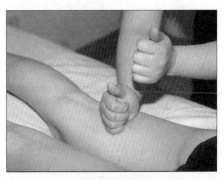

虛拳捶擊法

貫　法

方法：操作者手握空拳，間接著力，叩捶於施治部位。

操作要領：隔拳而擊，均勻有力，上下貫動，切忌暴力。患者取臥位，操作者一手掌平貼於施治部位或有關的經穴上，用另一手握空拳，以下拳眼著力，叩捶以貼於貫點的掌背，頭部多以百會穴為貫點。操作時，囑患者張口，患者自覺有一股熱流徐徐下散；足部多以足跟部為貫點，叩貫點後患者感覺巔頂部有微微

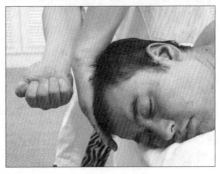

貫法

震動，同時全身頓感輕鬆舒適為宜。

功能：調和陰陽，貫通任、督二脈，健身益智，清腦安神。常用的貫法主要有貫頭頂、貫足跟、貫後背等。

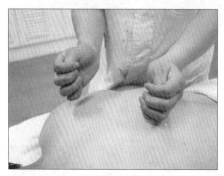

拳敲法

敲　法

敲法是用空拳或指掌敲擊患者的體表，因為敲法的節奏比較快，所以發出的響聲比較大而且節奏感強。

1. 鉗形拳敲打法

是用右手握成鉗形拳，以食、中二指的指間關節背側著力，反覆進行快速而有節奏的敲打。

2. 指尖掌根交替敲打法

是用四指尖及手掌根交替著力，進行快速而有節奏的反覆敲打。

3. 佛手掌式敲法

是用手呈佛手掌式，用腕力帶動手部，進行快速而有節奏地反覆敲打。

擊　法

方法：操作者應用手指、手掌、手背部、拳、足跟、足掌等

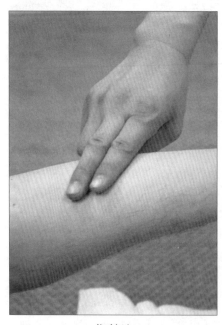

指敲法

各部位或特製按摩器械直接叩擊，拍打患者體表一定的部位或穴位上，達到治療或保健作用的方法。

操作要領：直接擊打，剛中含柔，均勻協調，操作和緩有序。

功能：調和陰陽氣血，貫通經絡，祛風散寒，活血化淤，開胸順氣，解痙止痛、健身益智、安神醒腦、消除疲勞。

1. 指擊法

操作者應用側指擊法、指間啄法、雙虎口對擊法等形式，叩擊或擊打施治部位的方法。

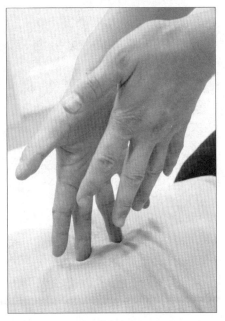

佛手掌式敲法

操作要領：患者取坐位或臥位，身體各部放鬆，靈活地擊打施治部位。動作要平衡而有節律，力度要適當均勻，振動幅度要小，使患者有舒適感為度，切不可應用暴力。

功能：放鬆肌肉，通透毛孔，驅邪達表，疏通脈絡，宣通氣血，祛風散寒。

2. 掌擊法

操作者應用空掌、實掌、側掌、掌根的擊打方法。

操作要領：患者取臥位，身

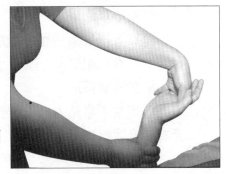

掌擊法

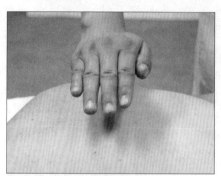

空心掌叩擊法

體放鬆，操作者手指微屈，腕掌關節用力，借用上臂的力量，以掌根或大、小魚際為著力點在施治部位進行擊打，單、雙手可以交替使用，力量直接擊打在施治部位上。

功能：疏通經絡，宣通氣血，通透毛孔，驅邪達表，祛風散寒。

3. 棒擊法

操作者應用精製桑枝棒、拍子或按摩棒、磁療錘等多種工具擊打患者施治部位的方法。

操作要領：患者取坐或臥位，操作者立於其旁，手握各種形式的按摩擦，直接擊打施治部位。注意除腰骶部以外，其他部位擊打時要沿肌肉的走向，力量要均勻，不要忽輕忽重。

功能：活血化淤，祛寒止痛，散風祛濕，疏通經絡，滑利關節。

4. 空心掌叩擊法

是以五指併攏微屈，使掌心騰空呈空心掌，反覆進行快速而有節奏的叩擊。

5. 合掌擊打法

是用雙手掌相對合十，五指微屈略散開，反覆進行快速而有節奏的擊打。

6. 掌背擊打法

是用手掌背著力，反覆擊打。

7. 掌根擊打法

是以手掌根著力，反覆進行快速而有節奏的擊打。

8. 拳背擊打法

是用手握成虛拳，以掌背側著力，反覆進行快速而有節奏的捶擊拍打。

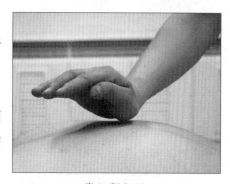

掌根擊打法

彈　法

方法：操作者用指端著力在患者肌腱上做彈動的手法。

操作要領：操作者彈如彈弦，著力平穩，快而不急，緩而連貫，動作協調。

功能：疏理肌筋，通經活絡，活血止痛，解除粘連，點穴開筋，調和氣血，引邪外出。

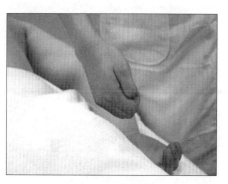

拳背擊打法

1. 拇指彈法

操作者拇指伸直、夾指握拳或張開扶於患者體表固定，用拇指著力肌腱或陽性反應物一側，向對側彈動，一彈即鬆，反覆操作。

2. 食指彈打法

是以食指疊按於中指背上，用交叉剪力，使食指迅速滑落，

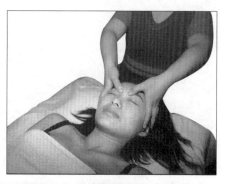

拇指彈法

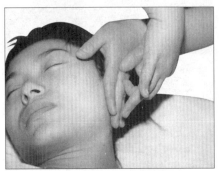

中指彈打法

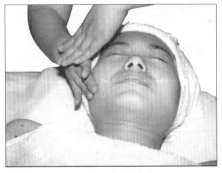

十指彈打法

進行彈打。

3.中指彈打法

是用中與拇指相對成環,中指甲疊於拇指腹上,二指相反用力,使中指迅速滑落進行彈打。

4.十指彈打法

是以雙手十指屈曲,拇指握於其餘四指尖上交叉用力,使四指尖彈出,進行彈打。

5.鉤彈法

操作者食指或中指屈曲,勾點在不能直接彈動處。

6.提彈法

又稱彈筋法,操作者用手指相對用力捏拿患者某一肌筋提起彈動的方法。

操作要領:操作者用拇指與

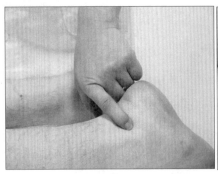

鉤彈法

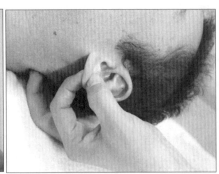

提彈法

食、中指或食、中指併攏與拇指相對捏拿住患者某肌筋片刻提起至一定高度後，肌腱緊張，不能再提起自然自操作者手中滑出復位。彈時，捏住拿實，提而輕柔。

功能：鬆解肌筋，展筋止痛。

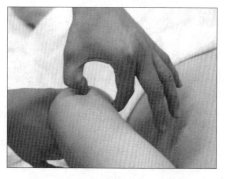

駁彈法

7. 駁彈法

操作者在患者施治部位駁彈方法。

操作要領：患者取臥位，操作者用食指的指甲，駁抵於中指指腹或中指的指甲，駁抵於中指指腹或中指指甲抵於食指腹內側，用指的駁動爆發力，駁開中指，合手指突然著力於施治部位或經穴上，如此反覆操作。指甲著力，駁指突發，均勻有序，動作輕柔緩和，勿用暴力。

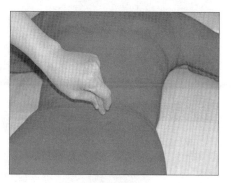

間歇彈壓法

功能：點穴開筋，調和氣血，疏理肌筋。

8. 間歇彈壓法

操作者用掌或手指一彈一鬆按壓患者局部的方法。

操作要領：操作者疊掌或手指壓患者局部，貼緊皮膚不移動，做小幅度間歇彈壓，以每分鐘 40 次左右為佳。不隨呼吸運動、幅度小，發力均勻，輕巧靈活，平緩柔和。

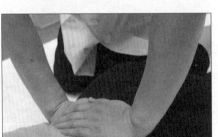

壓彈法

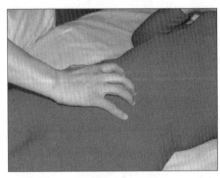

啄法

功能：鬆解粘連，矯正畸形。

9.壓彈法

操作者按壓患者脊柱一定程度後，突然用寸勁彈起的方法。

操作要領：操作者以疊掌根按壓患者脊柱，壓到一定深度，感覺患者脊柱在按壓中稍前屈後停止片刻，而後突然用適當力度彈壓一次，此時往往可聽一小關節復位聲響。壓力宜適中，彈壓輕巧靈活。

功能：理筋整復。

啄法

方法：操作者用五指的指端著力，垂直於患者體表，呈雞啄米狀的方法。

操作要領：患者取臥位，操作者的雙手五指分開呈爪形或微屈呈梅花型，以腕部自然的上下擺動，屈伸帶動手指端，著力於施治部位，力量要均勻和緩。

功能：安神醒腦，疏通氣血，開胸理氣，活血化淤，解痙止痛。

(四)行道波動

宇宙中空間物質的運動，總是沿著既定的無形軌道而運動，儘管無形的軌道會顯出各自不同的運動方式，但似乎總逃脫不了原生母體的懷抱，最終形成物以類聚，人以群分，同性相聚，異性相和的局面。

另外，在穩定的宇宙中空間物質的運動，多是有節奏的、直線或弧線的線性空間運動，它走過去的路線是清楚的、可見的，它的運動母體也是可見的；在動盪的宇宙中空間物質的運動，多是有它自己的節奏感，總是沿著無形的軌道而顯出各自不同的運動方式，它走過去的路線是不清楚的，不可見的，它的運動母體也是不可見的。儘管如此，它們的運行規律是所有運動方式的總代表，是萬種運動方式的總稱——行道。在行道運行的空間周圍總有有形或無形的空間存在，從而形成如行雲之多端的變化。

在人體內的精微物質的運行和經絡之氣的運行都有著各自的經脈通道，其中行道就是按照宇宙的運行規律在人身體的具體運用。用在行道中運行的手法能夠起到運行經脈暢通無阻的作用，從而解除因經絡不通而引起的不適或疼痛。行道的手法五行屬火，它的特性就是發散。患者的感覺有溫熱感、流動感、舒適感等。在進行行道手法操作時要注意力度的發散性，勿過多使用空間收斂的手法。

推 法

方法：操作者應用指、掌、肘、足等部位，著力於機體

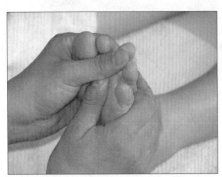

拇指直推法

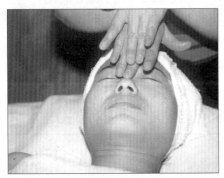

雙指直推法

的一定部位、穴位或按肌肉（肌纖維的走向）做單方向的直線或弧線移動（滑動）。

1.手部推法

（1）**拇指直推法**：操作者用雙手或單手拇指著力於機體的施術部位或經穴上，做單方向直線移動（滑動）的方法。

操作要領：操作者先將單手拇指或雙手拇指按壓於患者的受術部位或經穴上，向下垂直用力，然後在保持一定力度的基礎上做單方向的直線滑動。用力著實，推進速度和力度要均勻，施術部位要緊貼受術部位，一般施術於胸部、膕窩部、頭面部時力量要輕柔，動作要協調，施術於其他部位時可根據患者的承受能力，力量可適當加大。

功能：消積導滯，解痙鎮痛，消淤散結，疏通經絡，理筋活血，多用於治療開始和結束的手法或在治療中間換用手法時插入，使肢體獲得輕鬆和舒適感。另外還有拇指的變化推法，如雙拇指分推、雙拇指交叉分推、雙拇指併指推等。

（2）**雙指直推法**：操作者用雙指（單手或雙手）的指腹或偏峰，著力於施治部位，按經絡的循行或肌纖維的走向，直線推進的方法。

操作要領：操作者的雙指緊貼受術部位，用力著實，推進的速度和力度要均勻，動作要輕柔協調。操作者應用雙手或單手的食指和中指按壓在受術部位或穴位上，向下垂直用力，在保持一定力度的基礎上做單方向的直線滑動、推動。

功能：消積導滯，解痙鎮痛，消淤散結，消腫活血，通經理筋。劍指推法，手法操作要領是用食、中二指腹按於治療部位上，並向前推動。

（3）**拇指分推法**：操作者應用雙手的拇指或多指按壓在患者的施治部位上，向兩側相反的方向滑動（推動）的方法。

操作要領：操作者將雙手的多指或拇指微屈併攏後，和緩地按壓在患者的施治部位上，由內向外地向相反的方向同時分別推進。用力要求均勻和緩，動作要協調一致。

功能：調和陰陽，分理氣血，消積導滯，疏肝理氣，活血止痛。

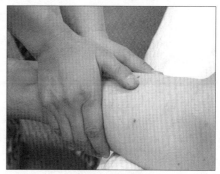

拇指合推法

（4）**拇指合推法**：是對拇指分推法相對而言的方法。

操作要領：與拇指分推法操作相反。

功能：調和脾胃，理氣和血，調理陰陽，扶助正氣。

（5）**多指直推法**：操作者

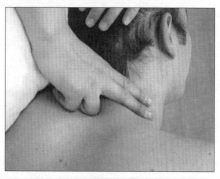

多指直推法

將雙手或單手的多指的偏峰或指腹，掃壓在機體的施治部位，按肌纖維的走向或經絡的循行路線，向前指推的方法。

操作要領：操作者的雙手或單手的多指按壓在患者的施術部位上，沿經絡或肌纖維的走向直線推進。用力要求均勻，推進速度要緩慢，必須單方向直推，不能斜曲或跳躍。

功範：消積導滯，消淤散結，消腫活血，通經理筋，解痙鎮痛。

（6）**跪指推法：**操作者將雙手或單手的中、食指跪指壓在機體的施治部位，按肌纖維的走向或經絡的循行路線，向前直推的方法。

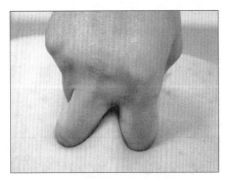

跪指推法

操作要領：操作者的中食指跪指壓在患者的施術部位上，沿經絡或肌纖維的走向直線推進。用力要求均勻，推進速度要緩慢，必須單方向直推，不能斜曲或跳躍。

功範：消積導滯，消淤散結，消腫活血，通經理筋，解痙鎮痛。

（7）**全掌直推法：**操作者用全手掌著力於施治部位，做單方向推動的方法。

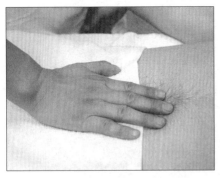

全掌直推法

操作要領：操作者用單或雙手的手掌按壓在患者的受術部位上，以掌中部為中心，五指微

分,腕部挺伸,肘部靈活,全掌指面著力,以單、雙掌直推或雙掌重疊加力操作。要求姿勢端正,力量深透,輕重適宜,速度均勻,必須直推,不可斜推,配合呼吸,間歇有序。

功能:清理頭目,開胸利膈,消導食滯,溫經通絡,活血化淤,解痙止痛。另外還有並掌推、立掌推等。

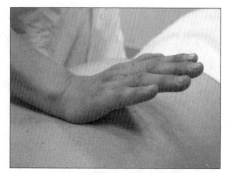

掌根直推法

(8)**掌根直推法**:操作者用掌根部著力於患者的施治部位,手腕上翹,適度背屈,五指伸直,用單、雙掌根直推的方法。

操作要領:姿勢端正,輕重適宜,速度均勻,配合呼吸,著力深透,必須直推,不可斜曲或跳躍。如需加力時,可用雙手掌重疊按壓在施治部位,以達到治療的效果。

功能:通經理筋,消淤散結,消積導滯,活血消腫,解痙鎮痛。

(9)**魚際直推法**:操作者五指併攏,手腕伸直,以大小魚際為中心,著力向前推動的方法。

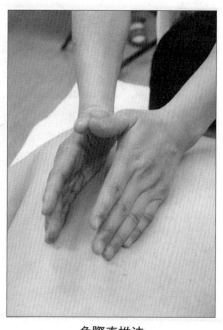

魚際直推法

操作要領：施術者用手掌著力於施治部位，以大、小魚際為中心作單方向的滑動。如需增大壓力時，可用另一手壓在施術手上，重疊推進。本手法要求肘部靈活，腕部挺伸，輕重適中，切不可應用暴力。

功能：消積導滯，解痙鎮痛，消淤散結，通經理筋，消腫活血。

（10）**掌分推法**：操作者應用雙手的手掌部，按壓在患者的施治部位，由內向外沿相反的方向，同時分別推動的方法。

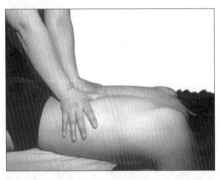

掌合推法

操作要領：操作者將自己的雙手掌按壓在患者的施治部位上，由內向外地向相反的方向同時分別推動，用力均勻，動作協調一致。

功能：消積導滯，疏肝和胃，活血止痛，分理氣血，調整陰陽。

（11）**掌合推法**：操作者用雙掌從兩個相反方向推至中心部位的方法。

操作要領：與掌分推法相反的手法。

功能：扶助正氣，調和陰陽，活血祛淤，調理脾胃。

2. 拳直推法

操作者握拳，以食、中、無

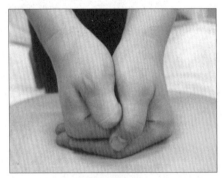

拳直推法

名指、小指的指間關節突起處著力於施治部位，沿一定方向（直線），單手或雙手向前推進。本法是刺激性較強的手法。

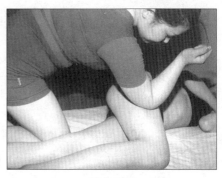

肘直推法

操作要領：操作者單手握虛拳，掌心向下，蜷曲五指關節，用掌根著力直推患者的受術部位，亦可另手扶按加力施術。

功能：疏通經絡，解痙止痛，活血化淤，消淤散結。

3. 肘直推法

操作者運用肘部按壓在施治部位上，沿肌肉走向或循經絡，直線單方向推進。本法屬直推法中刺激性最強的方法。

操作要領：操作者屈肘，用肘關節之鷹咀突起部著力於施治部位，沿經絡或肌肉的走向單方向直線滑動。要先輕後重，動作協調進行。

功能：解痛鎮痛，消淤散結，通理經絡，消腫活血。

4. 滑推法

操作者以手掌與手指合作，著力於施治部位，掌根以手指為定點，隨著指間及掌指關節的屈曲，進行滑行弧線形推動。

操作要領：患者取仰臥或俯臥位，操作者把拇指伸開，其餘四指及掌根部著力於施治部位。隨著掌指及指間關節的屈曲，從掌根向指端滑行推移，反覆操作。本法可用單手或對手操作。操作者應沉肩肘，微屈腕，滑而疾速，著力表皮，做到滑而不浮，推而不滯。

功能：疏通經絡，調整陰陽，健脾和胃，通利關節，宣通皮膚，驅風散寒。

5. 推法的變化

（1）**四指推法：**是用四指腹按於治療部位上，並用力向前推動。

（2）**腰背順推：**是用雙手掌按於脊柱兩側，從上向下順推。腰背逆推法，手法操作要領是用雙手掌按於脊柱兩側，從下向上逆推。

（3）**雙拳順推法：**是用雙手握拳，按於腰背脊柱兩側，從上向下順推。雙拳逆推法，手法操作要領是用雙拳按於腰背脊柱兩側，從下向上反覆推動。

（4）**八字分推法：**是用雙手成八字掌，按於脊柱兩側，並向兩側呈八字分推，邊推邊向下移動位置。雙掌交叉分推法，手法操作要領是用雙手掌交叉按於腰背上下方，分別向上下用力推按，並邊推邊移動位置。

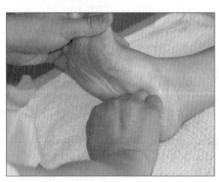

刮法 1

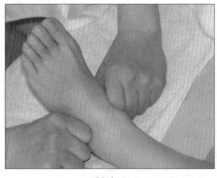

刮法 2

刮　　法

方法：操作者以指端或拳尖作用於施治部位上，做快速的刮動。所用力量較一般推法重。

操作要領：患者取坐位或臥

位，操作者用指端或拳尖（掌背側骨突部），在施治部位上做直線的快速刮動，用力要均勻，以皮膚紅紫為度。應選用清水或麻油作介質。

功能：祛風散寒，引邪外出，疏通經絡，舒筋活血，解痙止痛。

（1）刮手指法：是以拇指甲尖點於治療部位或穴位上，反覆用力向下刮動。

（2）刮手腕法：是以拇指甲尖點於腕部治療部位或穴位上，並反覆用力刮動。

（3）刮肘部法：是以拇指甲尖點於肘部治療穴位上，並反覆用力刮動。

（4）刮肩頭法：是以拇指甲尖點於肩頭治療部位或穴位上，反覆用力刮動。

（5）刮膝部法：是以拇指甲尖點於膝部治療部位或穴位上，反覆刮動。

（6）刮踝部法：是以拇指甲尖點於踝部治療部位或穴位上，反覆用力刮動。

（7）刮足跟法：是以拇指甲尖點於足跟治療部位或穴位上，反覆用力刮動。

一指禪推法

方法：操作者以拇指指腹或偏峰著力於患者的一定部位或循經絡稍施壓力，往返並有節律推進向前。

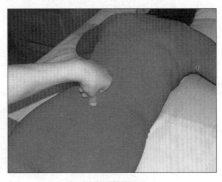

一指禪推法

操作要領：患者取坐位或臥位，操作者以單手或雙手拇指指腹或偏峰著力於施治部位，或循經絡將拇指平貼於施治部位上。操作時，操作者上肢肌肉放鬆，沉肩垂肘，懸腕，將力量貫注於著力指端，並且有節奏地往返呈直線向前推進。注意要以肘關節為支點，用腕部的擺動帶動拇指的擺動，使之產生持續均勻的推力，作用於經絡穴位上，動作要靈活。

功能：舒筋活絡，調和營衛，祛淤消積，健脾和胃，清腦明目，鎮靜安神。另外一指禪的手法運動方向與擺動方向垂直的手法叫做一指禪分法，同向的叫做一指禪推法。

(五)運道太極

宇宙中萬萬繁點形成兩點或三點、四點，點球之間的運動完全是按照既定軌道運動，稱之為運道。運道的規律就是沿圓球道或橢圓球道進行環狀或半環狀運動，就像球與球之間的相對運動一樣有著固定的軌道，所以，運道的規矩就是各行其道，不得亂經，至於運動的幅度要看關節的空間結構形狀而定，一般來講，上肢的運動是圓球狀運動；下肢的運動多為屈伸運動。脊柱作為人的中間骨骼，中間的運動特性就是玄線，所以脊柱以及肋骨都是「S」形曲線，其運動幅度就只能夠按照玄線運動。

手為陽中之極，前臂為陽中之陽，上臂為陽中之陰；足部為陰中之極，小腿為陰中之陽，大腿為陰中之陰。運的手法要注意骨骼的特性，然後再進行手法操作，能夠提高療效。運動關節的手法能夠舒筋活絡、理筋整復、糾正錯位、行氣止痛。運道的五行屬性是無形，是無形的時間空間運動，所以，才有

天圓（上肢）地方（下肢）中間玄（中間骨骼）的規律。

生命在於運動，運動的規律就是下肢是力量性的真火為水卦，上肢為技巧性的真水為火卦，中間為一條為玄線。運道的感覺是運行運動感，關節骨骼的彈響聲，有筋腱關節囊的伸縮感。在進行運到操作時要注意運動的幅度和全身骨骼的運動特點，切勿使用暴力。

運道與活動關節類手法相同，活動關節類手法是指施術都運用手法活動患者肢體關節的，令其在人體正常關節活動範圍內，進行被動地關節屈伸旋轉活動的手法。

扳　法

1. 扳法

操作者兩手同時發出不同方向的力，作用於某一個關節，並能導致該關節中兩個關節面產生錯動。是臨床上治療運動系統某種疾病的過程中，用來矯正解剖結構位置異常的一種方法，而不是常規手法。

操作要領：要求動作熟練、準確、協調柔和。

功能：該法有錯骨歸位，矯正畸形，理順筋骨，滑利關節的作用。

（1）頸椎扳法：操作者兩手同時發出不同方向的力，作用於頸椎關節，並能導致該關節中兩個關節面產生錯動的方法。

操作要領：動作熟練、準確、協調柔和。患者正坐，操作

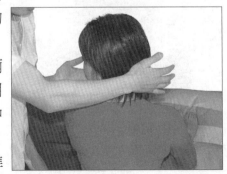

頸椎扳法

者選適當體位，一手托起患者下頜，另一手托起枕部，囑患者放鬆，讓其自動旋轉，旋至最大限度時，操作者雙手同時可用穩力使其頭過旋，此時頸椎可發出響聲，該法為不定點扳法，主要適用於落枕。

患者俯臥，其胸前可墊個枕頭，使頸椎處於前伸狀態，操作者選好適當體位，一手拇指按在偏歪棘突上，另一手掌扶按其頭側，根據棘突偏歪方向，來旋轉其頭部。在旋頭的同時，按棘突的拇指同時加力，此時可感到偏歪棘突有錯動感，有的患者還可發出響聲，此法為定點扳法，該法的成功與否，不決定頸椎是否發出響聲，主要以偏歪棘突有錯動感為成功的標誌。患者仰臥，去掉枕頭，患者的肩與床頭平齊，操作者一手掌托起枕部，另一手可按其上胸，此時囑患者放鬆頸部，托頸部的手可上抬（屈頸），然後囑患者轉頭，同時進行扳動。

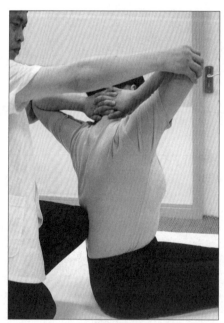

胸椎扳法

功能：錯骨歸位，矯正頸椎偏歪。

（2）胸椎扳法：操作者兩手同時發出不同方向的力，作用於胸椎關節，並能導致該關節面產生錯動的方法。

操作要領：動作熟練、準確、協調柔和。患者正坐，操作者選適當體位，雙手由患者腋下，到其胸前，此時囑患者兩手

在胸前交叉，操作者兩手可握其前臂，囑患者做深呼吸，在其呼氣時，操作者可上提其軀幹，此時可聽到下胸椎發出響聲。如患者下胸椎明顯後突者，在上提軀幹的同時，操作者可用膝部頂推後突的棘突，動作要協調，此法適用於下胸椎排列不整。如上胸

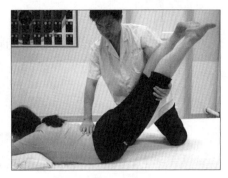

腰椎扳法

椎棘突向後突出，可囑患者直立，操作者選適當體位，患者雙手於頸後交叉，操作者雙手從患者腋下握其兩肘，同時操作者的膝部頂推突出的棘突，囑患者深呼吸，在呼氣時，同時上提前頂。

功能：矯正畸形，錯骨歸位。

（3）**腰椎扳法**：操作者兩手同時發出不同方向的力，作用於腰椎關節，並能導致該關節中兩個關節面產生錯動的方法。

操作要領：動作熟練、準確、協調柔和，切忌暴力。患者側臥，患側朝上，操作者位於患者前邊，患者下邊的腿伸直，上邊的腿屈曲。以右側為例，操作者左肘部抵於患者骶髂部，右肘抵於患者肩關節前下方，兩肘同時對抗用力。左側扳法與此相同，患者的姿勢同上，操作者左肘抵於患者大轉子後部，左手的拇、食、中指卡住患者的偏歪棘突，右前臂置於患者胸側前部，右手的拇、食指卡住偏歪棘突，操作者的雙肘和雙手同時向相反方向用力，此時常可感到關節的錯動感，有時可聽到響聲，此法為定點扳法。

患者跨騎於床頭，操作者站於患者患側後方，一手握住

患者的健側上臂，患者雙臂交叉抱於胸前。操作者的另一手拇指或掌根抵於患者偏歪的棘突，囑患者向患側旋腰，同時稍前屈，旋至最大限度時，抵住偏歪棘突的拇指或掌根，向健側用力，握其上臂的一手同時向患側用力，此時腰可發出響 聲或有錯動感。

功 效：矯正畸形，錯骨對縫。

（4）骶髂關節扳法：操作者兩手同時發出不同方向的力，作用於骶髂關節，並能導致該關節中兩個關節面產生錯動的方法。

操作要領：動作熟練、準確、協調柔和。患者仰臥，操作者選適當體位，患者屈膝、屈髖，操作者一手按住患者膝部，另一手掌根抵於患側髂前上棘，然後被動旋其患肢，當旋至內收位時，操作者兩手同時向床面用穩力，此時可聽到骶髂部有響聲，或抵於髂前上棘的一手能感到髖部的錯動，適用於骶髂關節前移位。

患者俯臥，操作者以手掌抵於其髂後上棘，另一手托其患肢膝部，然後托膝部的一手做患肢的內收、外展動作，在患肢處於外展位時，抵於髂後上棘的一手可向床面方向加力，此時也可感到骶髂關節的錯動或響聲。此法用於骶髂關節後移位。

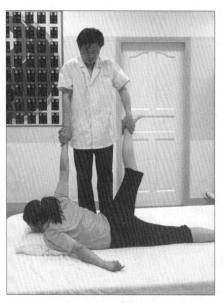

骶髂關節扳法

功 效：錯骨歸位。

2. 扳轉法

是指施術者運用扳動旋轉的
手法，促使患者脊柱各關節產生
活動的方法。

（1）**頸椎扳轉法有三種：**
手托腮扳轉法、抱頭扳轉法和仰
臥扳轉法。

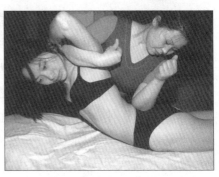

仰臥扳轉法

（2）**胸椎扳轉法：**是施術
者用一手按於胸椎處，另一手扳
住對側肩頭，雙手協同用力扳轉胸椎。

（3）**胸椎扳頂法：**是用膝蓋頂住胸椎，雙手扳住患者雙
肩頭，協同用力扳頂。

（4）**腰椎扳轉法：**是以一手按住腰椎棘突，另一手扳住
對側肩頭，用力扳轉腰椎。

（5）**腰椎側扳法：**是用一手按於肩前方，另一手按於臂
後方，協同向相反方向用力扳動。

（6）**腰椎斜扳法：**是一手按於腰椎部，另一手扳動對側
下肢膝上部，斜扳向後上方用
力，用以扳轉腰椎。

（7）**骶髂扳轉法有兩種：**
是前屈法和後伸法。

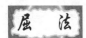
屈　法

1. 屈指法

操作者用手壓患者指骨，使
僵硬的關節恢復靈活。

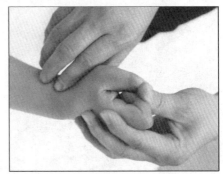

指屈法

操作要領：對完全強直關節用頂壓屈指法。即操作者一手屈指，用指間關節背面突起處頂住患者強直關節屈曲面，另手指腹或掌的一部分，以大、小魚際常用，推壓患指遠節指骨背側。對屈曲角度不足關節，用托壓指屈法。操作者左手食、中兩指患指關節稍近端，另手拇指腹壓推患指屈曲，在壓推到一定阻力後用輕巧柔和的巧力按壓或振顫。對運動不靈活或自主運動度數不足指關節，用牽伸壓指屈法。即操作者右手食、中指夾持患指遠端牽伸，左手拇食指夾患指關節近端，兩手協同用力，牽伸同時屈伸指關節。

功能：滑利關節，調和氣血，解除粘連，恢復功能，理順肌筋。

2.屈腕法

操作者用手按壓使患者腕關節屈曲。

操作要領：患者掌心向上，微屈腕，操作者一手掌根推壓患者掌指背面，另一手小魚際按壓腕掌橫紋。患者與操作者對坐，中間放小桌，患臂平放桌上，掌心向下，腕掌橫紋平桌緣，操作者一手扶按患腕橈尺骨遠端背面，另手掌或前臂按壓患掌背面。

功能：恢復功能，鬆解粘連，展筋舒絡。

3.屈頸法

操作者用手按壓患者頭部，使其屈頸。

操作要領：患者仰臥位，操作者立其頭頂，一手扶按患者大椎穴，另手扶按患者頭後部，兩

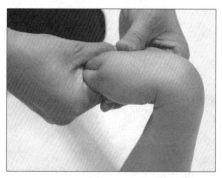

屈腕法

手同時用力協同按壓，一壓即鬆，反覆數次。壓力柔和，緩壓緩放，勿用暴力。

功能：理筋整復，鬆解肌筋，解痙止痛。

4.屈腰法

操作者用手按壓患者腿部，使其被動屈曲腰部的辦法。

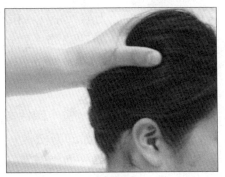

屈頸法

操作要領：本法有立位和臥位兩種。立位屈腰，患者站立，彎腰至最大曲度，操作者立一旁用一掌按患者腰部，或用臂壓腰部，另一手扶患者肩部，兩手協同用力，使患者屈腰。臥位屈腰，患者仰臥，屈膝、屈髖或伸膝屈髖，操作者用手壓患者膝蓋或脛骨粗隆。

功能：滑利關節，調和氣血，解除粘連。

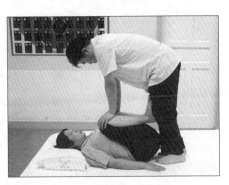

屈腰法

5.壓屈法

操作者以壓按方法使患者關節做被動屈曲。

操作要領：先鬆解關節周圍的軟組織，然後在關節的屈曲面，用掌、肘或膝進行按壓，使關節屈曲角度增大，施術時，在

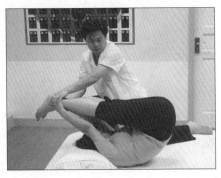

壓屈法

關節伸面下方放一小枕，按壓時，力量要緩，逐漸加力。

功能：滑利關節，調和氣血，解除粘連，恢復功能，順理肌筋。

6. 頂屈法

壓屈法的一種。操作者用肢體某部頂住僵直關節，用手拉或壓患者關節的方法。

操作要領：如患者肘關節強直，患者坐低處，肩外展90°，膝上墊一薄枕頂住患肘屈面，操作者兩手按壓患肢遠端，使患肘被動屈曲。如膝關節強直，患者側臥，患肢在上，操作者一掌抵患膝屈面，另手拉患肢被動屈曲。第一種頂壓結合可稱頂壓屈法，第二種頂拉結合可稱頂拉屈法。

功能：恢復功能，解除粘連。

7. 托屈法

操作者雙手托患者關節屈面，讓患者身體屈曲的方法。

操作要領：以腰為例，操作者雙手抱住患者頸部，將患者兩腿屈曲，卡在自己腰部，力量以患者能耐受為宜。

功能：滑利關節，調和氣血，解除粘連，恢復功能，理

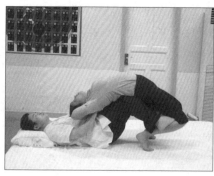

頂屈法

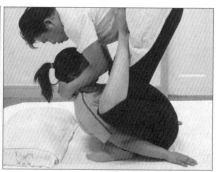

托屈法

順肌筋。

8. 振屈法

操作者邊壓患者僵硬關節，邊振顫抖動的方法。

操作要領：操作者一手扶僵硬關節兩側，使其勿左右移動，另手握關節肢體遠端，先使關節屈伸數次，而後屈僵硬關節至最大曲度，按壓片刻，施壓的手振顫抖動。

功能：鬆解粘連，調和氣血，通暢經絡，開通閉塞。

1. 壓伸法

操作者用下壓的方法伸展。

（1）**手壓伸法**：操作者對僵硬屈曲不能伸展的關節施按壓托頂手法，使關節伸展的方法。

操作要領：先放鬆患病關節周圍軟組織，一手托住關節遠端，然後另一手或肘在關節的伸面進行壓頂，壓托同時進行，要配合緊密。

功能：滑利關節，調和氣血，解除粘連，理順肌筋。

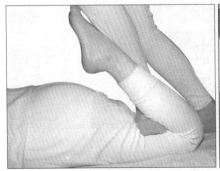
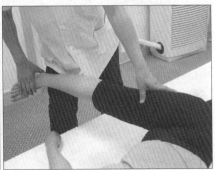

振屈法　　　　　　　　手壓伸法

（2）髖壓背法：操作者拉患者下肢背伸，同時彈壓病變棘突的方法。

操作要領：患者俯臥，操作者一手按壓病變棘突，另手將患肢後伸到最大限度，稍停片刻後，按壓棘突的手突然用巧力彈壓，此時常可聽到彈響聲。

功飲：舒筋活血，散淤止痛，通經活絡，滑利關節，解除粘連，理順肌筋。

2.引伸法

（1）頂伸腰法：操作者雙足蹬患者腰骶，用手引伸牽拉患肢的方法。

操作要領：患者側臥，患肢在上，操作者雙手緊握患者踝關節，並牽拉患肢向後，同時，用足掌頂抵患者腰骶部，用後足蹬手拉動作，先輕蹬數次，等感覺患者腰骶肌肉放鬆後，突然用重力蹬拉一次，使患腰後伸幅度增大。

功飲：滑利關節，調和氣血，解除粘連，展筋整復，牽伸

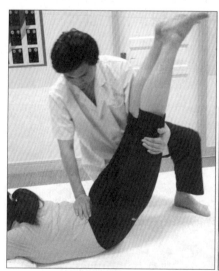

髖壓背法

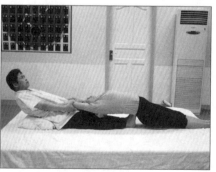

頂伸腰法

攣縮。

（2）前屈內收引伸法：用一手按於患者肩頭，另一手握於患肢腕部，引導患肢屈時，前屈內收，並儘量觸摸對側肩頭。

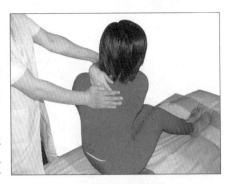

前屈內收引伸法

（3）後背引伸法：用一手扶於對側肩頭，另一手握住患肢腕部，引導上肢後伸屈肘，並儘量以患肢手背觸及對側肩胛。

（4）抬舉引伸法分兩種：前屈抬舉引伸法和外展抬舉引伸法。

（5）搖櫓式引伸法：施術者一手握住患肢腕部，另一手握其肘部，反覆做上肢的前屈抬舉搖動，屈肘外展搖動和後伸觸肩活動。

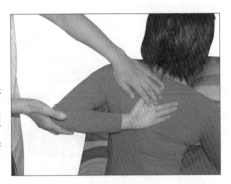

後背引伸法

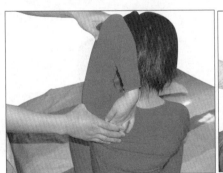

抬舉引伸法

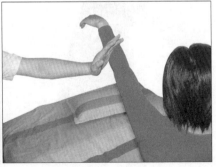

搖櫓式引伸法

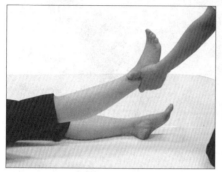

直腿抬舉引伸法

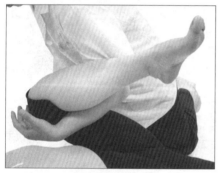

內收外展引伸法

（6）直腿抬舉引伸法：施術者一手扶按於膝部，另一手握住踝部，將下肢儘量抬舉至90°。

（7）內收外展引伸法：施術者用雙手握住患肢踝部，在牽引力下做內收外展活動。

（8）後伸屈膝引伸法：施術者一手按於髖部，另一手握住踝部，引導下肢後伸屈膝。

3. 拔伸法

是指施術者運用牽拉伸的力量，將關節韌帶拉開，使關節活動幅度加大，關節間隙增寬，稱為「拔伸法」。

（1）頸椎端提拔伸法：施術者用雙手合抱於患者頸部兩

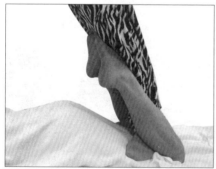

後伸屈膝引伸法

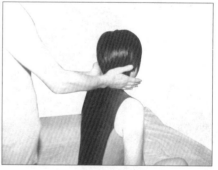

頸椎端提拔伸法

邊，用力向上端提拔伸。

（2）肩關節拔伸法有兩種：
施術者將患者上臂向上舉起。

（3）肘關節拔伸法：一手握
住上臂，另一手握住腕部，向兩
端用力拔伸。

（4）腕關節拔伸法：雙手握
住患者手部大小魚際，用力牽拉
拔伸，同時再做掌屈、背伸、尺
側、橈側活動。

（5）指掌關節拔伸法：一手
握住患肢腕部固定，另一手握住
手指，牽引拔伸指掌關節。

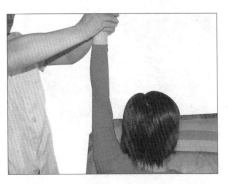

肩關節拔伸法

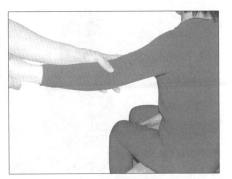

肘關節拔伸法

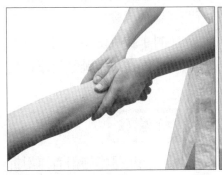

腕關節拔伸法

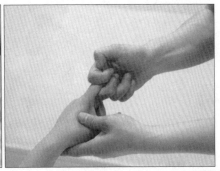

指掌關節拔伸法

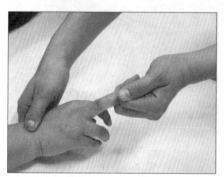

拔指法

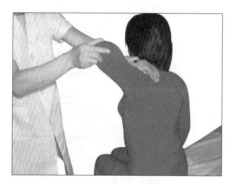

肩部端提拔伸法

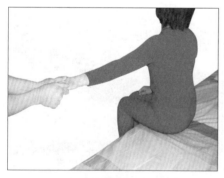

上肢拔伸法

（6）拔指法：用左手握住患肢腕部固定，以右手握成鉗形拳，以食、中二指中節著力，夾持患者手指，逐個用力拔伸。

（7）肩部端提拔伸法：施術者用右手前臂從患側肩腋下穿過，向上端提拔伸肩部。

（8）上肢拔伸法有三種：前屈拔伸法、抬舉拔伸法和外展拔伸法。

（9）下肢拔伸法：由施術者一手握住小腿，一手握住踝部，先將下肢抬起，送至屈膝髖位，再經內收位，快速用力向下牽拉拔伸。

（10）踝關節拔伸法：由施術者用左手握住患肢踝關節下方，右手握住足前半部，反覆進行跖屈背伸活動。

（11）拔趾法：用拇、食二指著力，捏住患足趾進行牽拉拔伸。

折屈法

折屈法，是指施術者運用折屈手法，對患者肢體的屈曲關

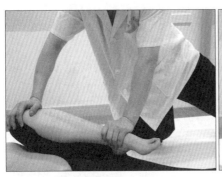

下肢拔伸法（A）

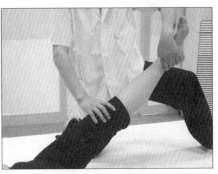

下肢拔伸法（B）

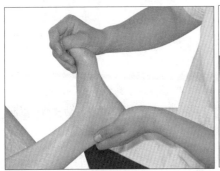

踝關節拔伸法

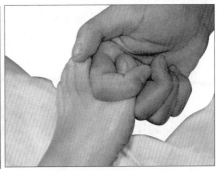

拔趾法

節，進行反覆折屈活動，稱為
「折屈法」。

（1）折肘法：施術者用一
手按於患者肩部，另一手握住患
肢腕部，反覆用力折屈肘關節。

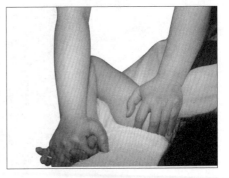

折肘法

（2）**折膝法**：施術者用一手按於膕窩，另一手握住患肢踝關節，反覆用力折屈膝關節。

（3）**腰背反折法**：施術者用右手按於患者腰背部，用右手托住雙下肢的膝上部，向上托起，至腹部離開床面。

（4）**上肢折屈拔伸法**：即折肘法與上肢拔伸法的相互配合而組成的複合性手法。

1. 搖法

操作者使患者關節做環圍搖動。

操作要領：手法靈活和緩，切忌用力過猛，幅度由小到大，速度由慢到快進行搖動。

功能：通利關節，調整間隙，緩解痙攣，鬆解粘連。

（1）**頸項部搖法**：操作者使患者頸椎各關節做環轉運動的方法。

操作要領：患者坐位，頸項部放鬆，操作者站於一側，一手扶穩其頭頂，另一手托住下頷，雙手以相反方向緩緩使

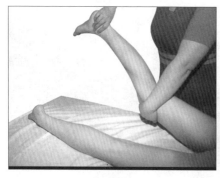

折膝法

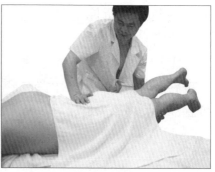

腰背反折法

頭搖轉，左右各數次。或者操作者站其後，雙手托住其下頜向上拔伸，同時緩緩使頭搖轉，左右各數次。操作穩健、柔和，以患者能夠接受為度。

功放：通利關節，整復紊亂，活血消淤，解痙止痛。

（2）**腰椎搖法**：操作者使患者腰椎關節做環轉運動的方法。

操作要領：患者坐位，腰部放鬆，操作者坐其後，一手按住腰椎做順、逆時針方向旋轉搖動。患者俯臥位，腰部放鬆，操作者站其旁，一手按住腰骶部，另一前臂托住膝關節上部，將腰做順、逆時針方向旋轉搖動。

功放：整復紊亂，鬆解粘連，緩解痙攣，消除疲勞。

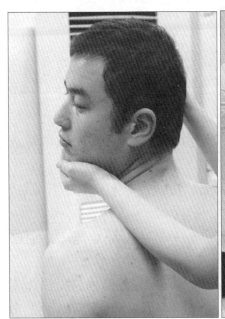
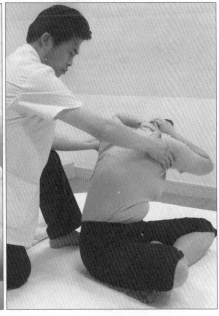

頸項部搖法　　　　　　　　　　腰椎搖法

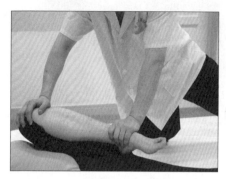

髖關節搖法

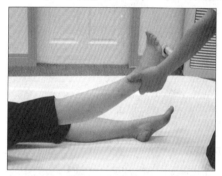

踝關節搖法

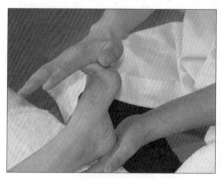

趾關節搖法

（3）髖關節搖法：操作者使患者髖關節做環轉運動的方法。

操作要領：患者仰臥位，操作者站其旁，一手扶股四頭肌部位，另一手握住足跟，將小腿做逆時針方向旋轉搖動，搖動幅度應在關節生理活動範圍內。

功能：滑利關節，緩解痙攣。

（4）踝關節搖法：操作者使患者踝關節做環轉運動的方法。

操作要領：

仰臥式：患者仰臥，下肢伸直，操作者坐於其足前方，一手托住足跟，另一手握住足趾，稍用力牽引拔抻，同時做環轉搖動，牽引拔抻應適度。

腹臥式：操作方法與仰臥式相同。

功能：理筋止痛，活血祛淤。

（5）趾關節搖法：操作者使患者足趾關節做環轉運動的方法。

操作要領：患者仰臥位，操作者一手握住足背，另一手以拇、食指拿住拇趾，稍加牽引拔抻同時做環轉搖動。牽引拔抻的力量應合適，其餘四趾操作方法相同。

（6）**肩關節搖法**：操作者使患者肩關節做環轉運動的方法。

操作要領：

屈肘式：患者坐位，屈肘，肩部放鬆，操作者站於一側，一手扶肩部，另一手托起患肢肘部，做順、逆時針方向搖轉。

伸肘式：患者坐位，患肢伸直，操作者一手扶肩部，另一手握住患肢腕部，做逆、順時針方向搖轉。

環轉式：患者坐位，患肢自然下垂，操作者站於一側，一手輕握患肢腕部，另一手以掌背將其向上托起，當托到 140°～160°時隨即反掌握住腕部，原握腕之手向下滑移於患肩關節上部按住。兩手協調用力，使肩關節伸展開做大幅度轉動。注意肩關節搖動幅度應在生理功能範圍內。

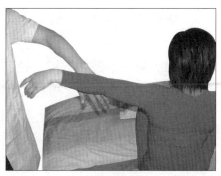

肩關節搖法

功能：通利關節，鬆解粘連，活血化淤。

（7）**肘關節搖法**：操作者使患者肘關節做環轉運動的方

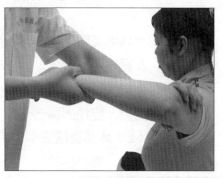

肘關節搖法

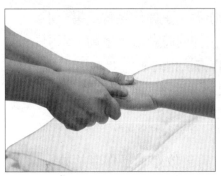

腕關節搖法

法。

操作要領：患者坐位，屈肘，操作者一手握住患肢上臂，另一手握住腕部，將前臂做順、逆時針方向搖轉。搖動幅度應在肘關節生理功能範圍內。

功骹：通利關節，消腫止痛，舒筋活絡。

（8）腕關節搖法：操作者使患者腕關節做環轉運動的方法。

操作要領：患者坐位，操作者一手握住患肢下尺橈關節，另一手握住五指，做順、逆時針方向搖轉。或者握住患肢手指操作亦可，搖動力度要循序漸進，緩和穩重。

功骹：活血祛淤，理筋散結，整復歸位。

（9）指關節搖法：操作者使患者掌指關節做環轉搖動的方法。

操作要領：患者坐位，手指伸直，操作者一手握住患肢手掌，另一手稍加牽引攏伸，分別將五指做順、逆時針方向搖轉。

功骹：消腫止痛，通利關節，理筋復位。

2. 旋搖法

（1）頸部旋搖法：用一手按住頭頂，另一手托住下面，協同用力，旋搖頭頸部。

（2）肩部旋搖法：用手握住患者腕部，進行旋搖活動肩關節，有「單手搖肩法」和「雙手搖肩法」兩種。

（3）盤肩旋搖法：用雙手十指交叉，環抱於肩頭上固

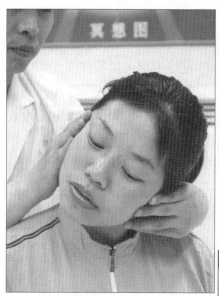

頸部旋搖法

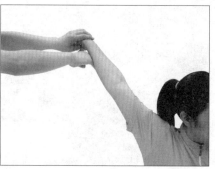

肩部旋搖法

定，以前臂架起上肢，反覆進行肩部的前屈抬舉和外展以及旋轉搖動。

（4）**肩掄搖法**：用雙手交替勾住患肢腕部，反覆做向前或向後掄搖轉動。

（5）**肘部旋搖法**：用左手托住肘部，右手握住腕部，反覆做向內和向外旋搖活動。

（6）**旋轉搖腕法**：用左手

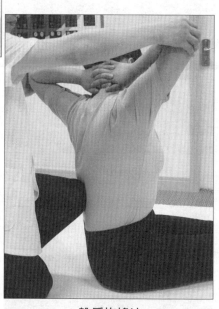

盤肩旋搖法

握住腕上部固定，以右手握住食、中、環三指，反覆做腕關節的向內和向外旋搖活動。

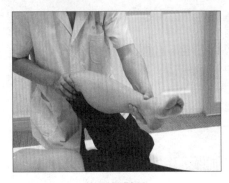

旋轉搖髖法

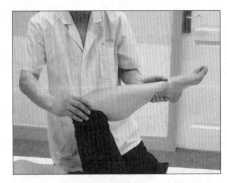

旋轉搖膝法

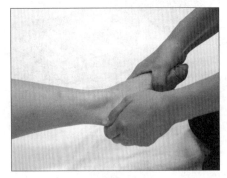

旋轉搖踝法

（7）**旋轉搖指法**：以左手握住腕部固定，用右手拇、食二指捏住中指，反覆做向內和向外旋轉搖指活動。

（8）**旋轉搖髖法**：施術前一手按於膝部，另一手握住踝部，協同用力，使患者屈膝屈髖，反覆做向內和向外搖髖活動。

（9）**旋轉搖膝法分為兩種**：仰臥搖膝法和俯臥搖膝法。

（10）**旋轉搖踝法**：用一手握住踝部固定，另一手握住足掌部，反覆做踝關節的旋轉搖動。

（11）**旋轉搖趾法**：用一手握住踝部固定，另一手拇、食指捏住患趾，反覆做向內和向外旋轉搖趾活動。

3. 擺搖法

是指施術者運用左右擺動配合旋轉搖動的手法，以促使患者肢體關節恢復正常活動功能的手法。

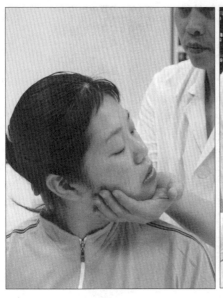

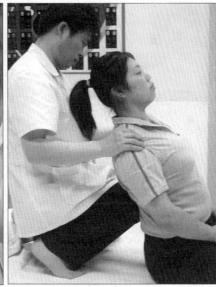

頸椎擺搖法　　　　　　扳臂頂胸擺搖法

（1）**頸椎端提擺搖法**：用
手合抱於患者面部兩側，用力向
上端提，同時進行左右擺動（側
屈）和向左右搖動（旋動）。

（2）**扳臂頂胸擺搖法**：用
雙手扳住患者雙肩，右膝頂住胸
椎棘突，兩手協同用力扳頂擺
搖。

（3）**扳肘膝頂擺搖法**：用
一膝頂於患者胸椎棘突，雙手扳
住兩肘，反覆進行擺搖活動。

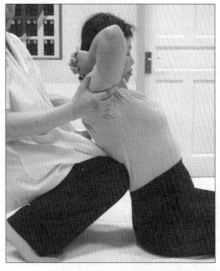

扳肘膝頂擺搖法

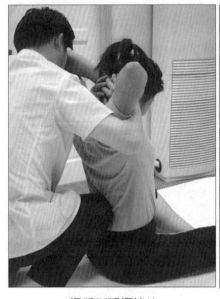 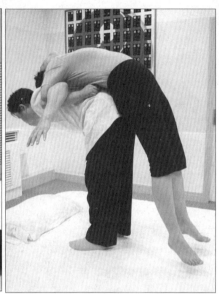

扳肩別腿擺搖法 　　　　　　　腰椎背顛擺搖法

（4）扳肩別腿擺搖法：用一腿別住患者之腿，兩手扳住雙肩，反覆進行扳別擺搖活動。

（5）腰椎背顛擺搖法：與患者相背而立，用兩臂挽住患者兩臂，將患者背起。同時進行顛簸擺搖等活動。

旋轉法

旋轉法：

是指施術者運用旋轉手法，促使移位的椎體或棘突恢復到正常位置上去，稱為「旋轉法」，俗稱「旋轉復位法」。

（1）頸椎旋轉復位法：用一手拇指按住頸椎偏歪的棘突，另一手屈肘環抱患者之頭部，用力向前下及對側旋轉頸部，同時用拇指扳正偏歪的棘突。

（2）腰椎旋轉復位法：用一手拇指按於腰椎偏歪之棘突，另一手由腋下穿過把持於頸項部，扳轉患者在低頭弓背彎腰姿勢下旋轉腰椎，同時拇指拔正偏歪之棘突。

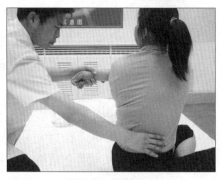

腰椎旋轉復位法

抖　法

操作者手握患者肢體遠端作牽拉引導，使全部患肢像波浪起伏般抖動，或將手掌平按在施術部位上，做左右前後的旋轉搖顫抖動往返操作的方法。

操作要領：用遠端帶動近端抖而動之，動作輕柔和緩，勿施暴力。

功能：化淤消積，活血止痛，調中理氣，解除粘連，通利關節，順理筋脈。

1. 撒抖法

操作者用手背貼患者體表某部做來回抖動。

操作要領：操作者手背貼實患者皮膚，用肩、肘、腕作來回抖動，壓緊貼實，動而不移，靈活有力。

功能：化淤消積，調中理氣，消食導滯。

2. 拉抖法

操作者拉患者肢體抖動。

操作要領：操作者雙手握肢

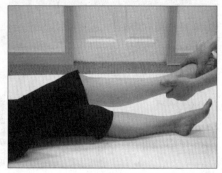

拉抖法

體遠端，令患者放鬆肢體肌肉，而後做波浪式或連續小幅度顫動，操作中可邊抖邊移動肢體，由慢到快，由輕至重。

功能：解除粘連，通利關節，順理肌筋。

3. 合抖法

操作者用手夾扶患者兩肋抖動。

操作要領：操作者兩手掌按患者兩季脅間，由兩側向中間擠而抖動，用全掌按，輕擠而抖。

功能：調中理氣，除鬱解悶，寬胸利氣。

4. 提抖法

操作者雙手抱患者肢體某部或皮膚提抖。

操作要領：操作者雙手握住患者上肢，向上提拉抖動，柔和有力，緊緊抓住。

功能：化淤消積，活血止痛，理氣和中。

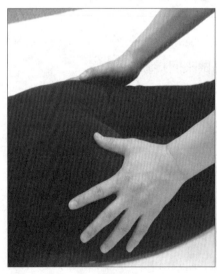

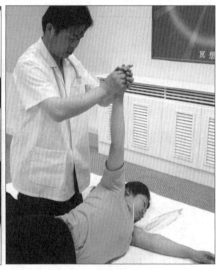

合抖法　　　　　　　　　　　提抖法

5. 背抖法

操作者背患者時施以抖動。

操作要領：操作者、患者背向而立，操作者雙臂勾住患者雙臂，並將患者背起，使足離地，操作者背抵患者脊背，自身抖動，平穩，柔和，以膝發力。

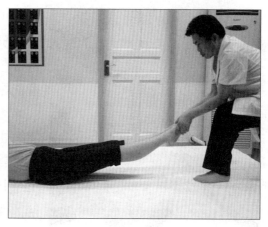

牽抖法

功能：寬胸利氣，調中理氣，活血止痛。

6. 牽抖法

操作者手握肢體遠端，在拔、伸、牽引的同時作波浪抖動。

操作要領：患者仰臥，兩手用力抓緊床頭，助手對抗牽引腑下較佳，操作者雙手分握患者兩踝上部，逐漸用力向後拔伸牽引，同時操作者後仰，持續1～2分鐘後放鬆，並左右搖動患者下肢，待患者腰部放鬆時，突然上下顫抖數次，而後再用力牽拉，反覆作2～3次逐漸用力，拔伸配合抖動，遠端帶動近端，手法輕柔均勻，勿用暴力。

功能：疏通血脈，活血化淤，解痙止痛，疏經活絡。

（1）上肢牽抖法，是用手握住患者腕部，反覆用力進行上下牽拉抖動。

（2）下肢牽抖法，是用雙手握住患肢踝部，用力牽拉並上下反覆抖動。

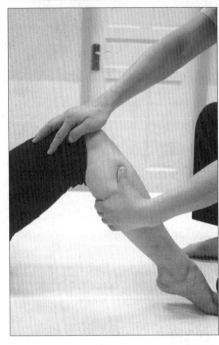

抓抖法

（3）頸椎牽抖法，是用右肘彎兜住下頜，左手托住頭枕部，在向上牽引的同時，進行反覆快速的左右抖動。

（4）腰背牽抖法，是讓患者把住床頭，施術者用雙手握住患者雙踝，用力牽拉並反覆快速上下抖動，至其胸腰椎受到牽抖，稱為「腰背牽抖法」。

7. 抓抖法

是用雙手呈龍爪掌式，以十指尖抓於治療部位的肌肉，交替反覆進行快速抖動。

8. 顫抖法

是用雙手拇指外展，其餘四指屈曲，握住治療部位，反覆交替進行快速顫抖。

9. 牽引顫腰法

是由三助手牽引腰椎的同時，施術者用雙掌疊按於患者腰椎上，反覆進行快速顫抖。

10. 抖轉法

是指施術者運用往返抖動及旋轉的手法相配合而組成的複合性手法，稱為「抖轉法」。

（1）**頸椎抖轉法**：用一手

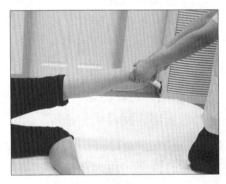

牽引顫腰法

托住枕部,另一手托住下頜部,兩手協同用力牽拉抖動頭部,快速用力抖轉頸椎。

（2）**腰椎抖轉法**：是讓患者雙上肢在胸前交叉。施術者用雙手分別握住患者兩腕部,兩手協同反覆進行一牽一送,交替抖動數次之後,快速用力抖動腰椎。

1.擺蕩

（1）**四指擺蕩法**：以手四指鬆散微屈,按於治療部位上,反覆進行左右快速擺動振盪。

（2）**平掌擺蕩法**：用平掌按於治療部位上,反覆進行快速左右擺動振盪。

（3）**側掌擺蕩法**：用手掌尺側按於治療部位上,反覆進行快速左右擺振盪。

2.推蕩

（1）**順推蕩法**：用手掌按於治療部位上,從近端推向遠端或從上推至下方,並反覆快速進行左右擺蕩。

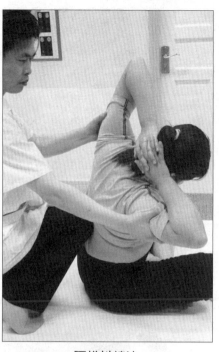

腰椎抖轉法

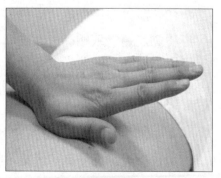

擺蕩法

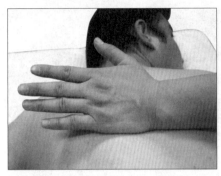

逆推蕩法

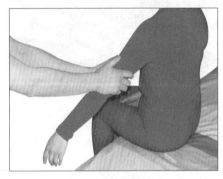

捋蕩法

（2）**逆推蕩法**：用手掌按於治療部位上，從遠端推向近端或從下方推向上方，在推的同時反覆快速進行左右擺蕩。

3. **捋蕩法**

用手拇指展開呈八字掌，按於治療部位上，在向下方捋動的同時，反覆進行快速的左右擺蕩。

（六）纏道延綿

萬萬繁點形成球體，而點在球體內的空間運動，所運行之道就稱之為纏絲之道，簡稱纏道。萬萬繁點形成一點，在此定點的運行之道，就稱之為螺旋之道，簡稱禪道或旋點道。

所以在操作纏道手法時，應該按照物質運動的規律螺旋轉動之道，或順時針或逆時針轉動的方向或向心或離心，空間物質運動的收斂或發散，所以在進行纏道手法時的陰陽補泄作用是非常講究的，所謂順時針為補，逆時針為泄，向心為補，離心為泄，快旋為泄，慢旋為補。纏道的五行屬性是土，在施術時的注意事項是要緊貼皮膚，並向皮內施加壓力，患者的感覺有舒適感、肌肉運動感。

揉 法

方法：操作者肢體某部緊貼於患者的受術部位進行環行蠕動。

操作要領：操作者施術部位的皮膚與患者受術部位的皮膚相對位置不變，用力輕柔緩和，速度均勻，注意沉肩、屈肘。

功能：舒筋活血，緩解痙攣，化淤消腫，通經止痛。

1. 雙拇指揉法

操作者雙拇指外展，以拇指為著力點，吸附於皮膚上，做環旋揉動。

操作要領：操作者雙拇指置於患者一部位或穴位上，腕部放鬆，做環施活動，頻率每分鐘70～180次。

功能：舒筋活血，緩解痙攣，開通閉塞，化淤消腫。

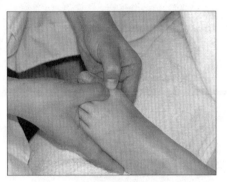

雙拇指揉法

2. 雙手多指揉法

操作者拇、食、中、無名和小指指腹著力於施術部位或穴位上，做小幅度輕柔地環轉揉動。

操作要領：操作者拇、食、中、無名指置於患者一定部位或穴位上，腕部放鬆，做環旋活動。

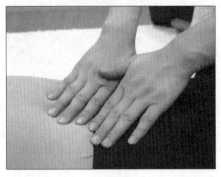

多指揉法

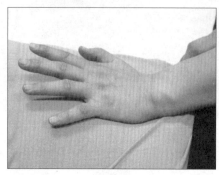

掌根揉法

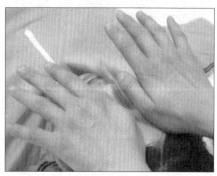

大魚際揉法

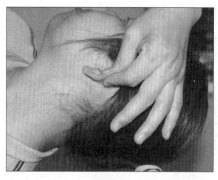

指揉法

功能：舒筋活血，緩解痙攣，開通閉塞，化淤消腫。

3. 掌根揉法

操作者掌根部附著於患者施術部位，以腕關節連同前臂作小幅度迴旋活動。

操作要領：操作者掌根部著力，手腕放鬆，附著於患者施術部位，力量要柔和，深透。

功能：健脾和胃，活血散淤，消腫止痛，寬胸理氣。

4. 大魚際揉法

操作者大魚際著力於患者受術部位，進行旋轉揉動。

操作要領：操作者大魚際著力，手腕放鬆，以前臂帶動腕關節做環旋活動。

功能：舒筋活血，緩解痙攣，溫經通絡，化淤消腫。

5. 指揉法

操作者以多指螺紋面或拇指指腹吸附於患者體表的受治部位或穴位上，做輕柔緩和揉動。

操作要領：操作者多指或拇指指腹吸附於患者體表受術部位或穴位上，做輕柔緩和的揉動。

功能：舒筋活血，緩解痙攣，化淤消腫，通經止痛。

6. 前臂揉法

操作者前臂置於患者體表受術部位，以肘部為支點，做輕柔緩和的揉動。

操作要領：操作者用前臂置於施術部位，以前臂帶動的肘部做環旋活動，動作柔和而有節律。

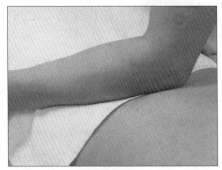

前臂揉法

功能：舒筋活血，緩解痙攣，開通閉塞，化淤消腫。

7. 肘揉法

操作者屈肘置於患者體表受術部位或穴位上，以肩關節為支點，做輕重均勻環旋揉動。

操作要領：操作者肘部置於施術部位，以肩部帶動肘部作環旋活動，動作要柔和而有節律。

功能：舒筋活血，緩解痙攣，化淤消腫，通經止痛。

8. 揉法變化

即在患者體表某部做環形輕揉。波形揉即像波浪一樣，一起一伏的揉動，一般是操作者用全掌（包括手指在患者腹部施術）。對稱性揉，即操作者在患者施治部位，以雙手掌相對應揉動。反覆性揉，即操作者用手掌或手根，緊貼患者體表的施治部位，往返揉動，施術時可慢慢移動。

（1）**食指揉法**：用食指按於治療部位上，反覆進行環形旋轉揉動。

（2）**中指揉法**：用中指按於治療部位上，反覆進行旋轉揉動。

（3）**四指揉法**：用四指按於治療部位上，反覆進行旋轉揉動。

（4）**跪指揉法**：用手指屈曲半握，以四指中節背側按於治療部位上，反覆進行旋轉揉動。

（5）**合掌揉法**：用雙手掌相對夾持於肢體治療部位兩側，反覆用力做旋轉揉動。

（6）**疊掌揉法**：用雙手掌重疊在一齊，按於治療部位上，並反覆進行旋轉揉動。

（7）**俯拳揉法**：用拳四指中節背側及掌根部按於治療部位上，反覆進行旋轉揉動。

撩　法

方法：操作者單手掌或雙手掌輕按施術部位上並作短促揉摩動作。

操作要領：單手掌或雙手掌輕按在患者施術部位，輕柔短促，動作連續，著力於掌，揉摩有序。

功舷：舒筋活絡，通利關節，行氣活血，解痙止痛。

（1）**虛拳撩法**：是操作者肢體某部置於患者體表的一定部位上，進行　動的方法。

操作要領：操作者食、中、環、小四指的第一指間關節側突起部著力附著在體表一定部位上，腕部放鬆，貼實體表，不可跳躍摩擦。

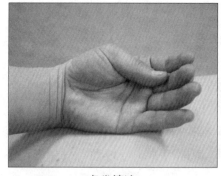

虛拳撩法

功舷：舒筋活血，滑利關

節。

（2）**小魚際㨰法**：操作者小指掌指關節背側及小魚際部附著於患者體表一定部位，前臂做主動擺動，帶動腕部做伸屈和前臂旋轉的方法。

操作要領：操作者肘關節屈曲，手腕放鬆，動時掌緣側部緊貼於體表，不可跳動或摩擦，力量均勻，動作協調而有節律。

功能：舒筋活血，滑利關節。

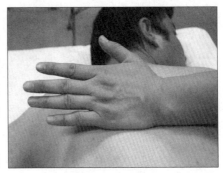

小魚際㨰法

（3）**大魚際㨰法**：操作者用拇指差節側面附著於體表一定部位，前臂做主動擺動的方法。

操作要領：拇指貼實並著力於施術部位，由腕關節屈伸外旋連續往返活動，使產生的力輕重交替，持續不斷地在施術部位上往返滾動。

功能：舒筋活血，滑利關節，解痙止痛。

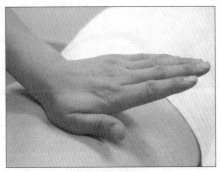

大魚際㨰法

（4）**手背㨰法**：操作者以食、中、環、小指的第一指間關節背側突起部著力附著在體表一定部位，作均勻的前後往返擺

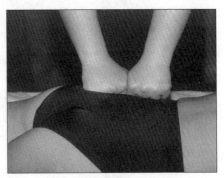

于背㨰法

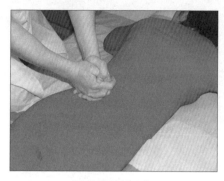

駢拳㧑法（Ａ）

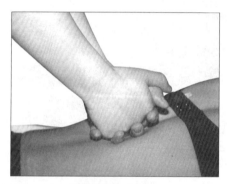

駢拳㧑法（Ｂ）

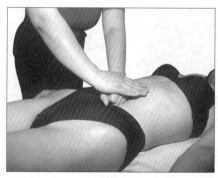

掌指㧑壓法

動，使拳作來回滾動。

操作要領：以食、中、環、小指的第一指間關節背側突起部位，貼實並著力於施術部位，肩部放鬆，由腕關節屈伸外旋往返連續地活動，使產生輕重交替，持續不斷地在治療部位上往返滾動，不可跳躍摩擦。

功能：舒筋活絡，行氣活血，解痙止痛，滑利關節。

（5）前臂㧑法：操作者用前臂附著於患者體表施治部位，以肘部為支點，前臂做主動旋轉的方法。

操作要領：操作者用前臂著力於腰、髖部，肘關節微屈，前臂做自身的旋轉滾動。壓力均勻，頻率是每分鐘 60～120 次。

功能：舒筋活血，滑利關節，緩解痙攣，消除疲勞。

（6）駢拳㧑壓法：是用雙手握拳兩拇指相交叉，以指間關節突出部著力，壓在脊柱兩側。

（7）掌指㧑壓法：是用右手拇指，按於治療部位上，用左

手掌按於右手拇指上，協同用力向下搣壓。

（七）玄道神明

在相對穩定的宇宙物質空間之中，總是能夠找到無數個三角立方體空間，也能找到無數個虧面的三角立方體空間。若這些空間線性化，就會形成三角邊線之道，這就是三角道也。三角道的特點是要透，要有角度，要持久。因為骨骼就是玄道，是三角形的，所以手法要形成三角形用力，玄道的五行屬性是水，主要作用於人體骨骼的膜系統，被按者的感覺可以有酸脹、發麻、走竄等感覺。由於玄道手法較為深透，要注意操作時不要傷及皮膚表面。

切法

方法：操作者用指端刺激患者體表某部位或穴位。

操作要領：操作者指端或小魚際在施術部位進行切壓。持續平穩，柔和輕巧，由輕到重。

功能：疏散風寒，消炎止痛，活血散淤，順理肌筋，消除痙攣。

（1）單拇指切法：操作者用單拇指切壓患者施術部位的方法。

操作要領：操作者右手五指分開，拇指與四指相對，四指扶持患者體表，拇指甲床邊緣（多

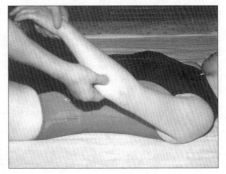

單拇指切法

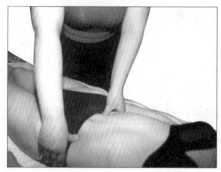

對指切壓法

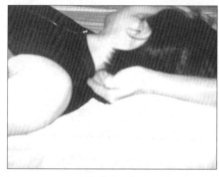

中指切法

為橈側）切壓在施術部位，甲床邊緣著力，用力深透，可固定不動，可順筋滑移，緩慢柔和。

功能：疏散風寒，消炎止痛，活血化淤，鬆解肌筋，消除痙攣。

（2）對指切壓法：操作者雙拇指橈側緣共同切壓患者體表某部的方法。

操作要領：操作者雙手拇指甲緣相對，拇指甲床橈側邊緣連成一線如刀狀，切壓於筋肉間，壓入後可像刀切肉樣來回滑動，也可左右撥動。

功能：解除粘連，分理順筋，破結解痙。

（3）中指切法：操作者用中指尺側切壓患者穴位的方法。

操作要領：操作者中指微屈，用甲床邊緣尺側切壓患者某穴位，用拇指指腹切壓中指甲床橈側，兩指協同用力。

功能：疏通經絡，活血化淤，消炎止痛，祛風散寒，理氣行滯。

（4）間歇切法：操作者手指在患者體表一起一落切壓的方法。

操作要領：操作者雙拇指切法，雙拇指切入肌肉縫中後，指勁不鬆，向肌肉止點緩慢滑移，當患者皮膚不能再隨

操作者手指滑動時，輕抬手指，患者皮膚彈性回位。

功能：理筋順氣，活血化淤，解痙止痛，分解粘連。

方法：操作者用指甲順序點按施術部位。

操作要領：操作者用拇指爪甲邊緣或四指爪甲邊緣，在施治部位上，直上直下，一起一落快速點、按、切、壓。押法較掐法柔和。

功能：祛風散寒，活絡止痛，行氣消淤，理筋拘攣。

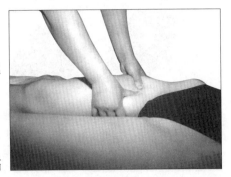

押法

方法：操作者用肢體某部在施術部位或穴位上垂直點按，固定不移。

操作要領：操作者指端著力，垂直用力，由輕漸重，固定不移。

功能：鎮驚止痛，通經活絡，活血散淤，消積破結，調和氣血，開通閉塞，扶正祛邪，宣通氣血，調和氣血臟腑功能。

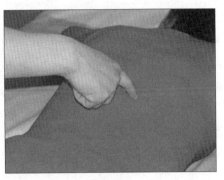

指戳法

（1）指戳法：操作者用一指指端在患者體表穴位上，垂直點按固定不移的方法。

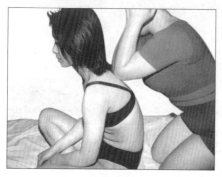

關節戳法

操作要領：操作者中指或食指伸直，指端著力在穴位上，用腕部自然屈伸擺動，帶動指端垂直用力，在施術穴位上點按。

功能：鎮驚止痛，活血散淤，調和氣血，開通閉塞，扶正祛邪。

（2）關節戳法：操作者用指關節或肘關節在患者體表某部戳按的方法。

操作要領：操作者指間關節屈曲，用關節背面突起處或屈肘，用肘尖戳壓患者體表某部穴位上，戳壓深透穴內。

功能：解痙止痛，疏經活絡，活血化淤，消積破結，調和陰陽，開通閉塞，扶正祛邪。

搗　法

方法：操作者用指端在施術部位或穴位上點而動。

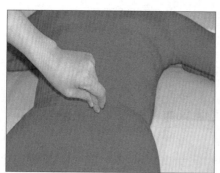

搗法

操作要領：操作者指關節微屈，用腕關節帶動指端，連續上下屈伸點動施術部位。

功能：通經活絡，調理氣血，解痙通閉。

（1）食指搗法：操作者用食指在患者體表快速搗動的方法。

操作要領：患者坐或臥位，

被搗部位固定，不易移動。操作者食指本節微屈，拇指指腹抵食指遠端指間關節掌面，中指指腹抵相同關節背面，拇指、中指稍用力捏住食指，食指端對準施術部位的穴位，做高速度、低幅度上下點啄。

功能：通經活絡，調和氣血，解痙止痛，開閉除淤。

（2）中指搗法：操作者用中指在患者體表快速搗動的方法。

操作要領：患者坐或臥位，被搗部位固定，不易移動。操作者中指本節微屈，拇指和食指指腹抵中指遠端指間關節掌面，中指指腹抵相同關節背面，拇指、食指稍用力捏住中指，中指端對準施術部位的穴位，做高速度，低幅度上下點啄。

功能：通經活絡，調和氣血，解痙止痛，開閉除淤。

掏　法

方法：操作者屈指用指端點壓患者體表某部或穴位。

操作要領：操作者指關節微屈，指端壓於施術部位，然後指間關節迅速彈出。

功能：醒神開竅，鎮驚，調和氣血，疏通經絡，舒肝理氣，祛痰止咳，開胸順氣，止吐止瀉，調理臟腑，疏散氣滯，活血化淤，起閉通痹。

（1）拇指掏法：操作者用拇指掏患者穴位的方法。

操作要領：操作者拇指屈

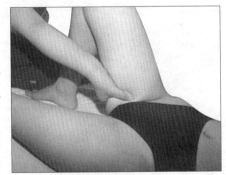

拇指掏法

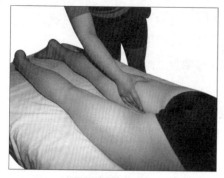

多指掏法（A）

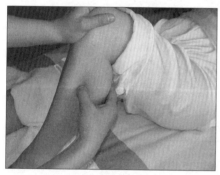

多指掏法（B）

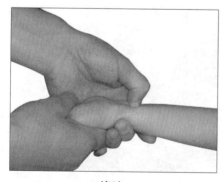

掐法

曲，用指端著力，掐壓在施術部位或穴位上，在掐壓同時或掐壓片刻後，背伸拇指並彈出。

功能：醒神，開竅，疏通經絡，舒肝理氣，祛痰止咳，開胸順氣，止瀉，調理臟腑，疏散氣滯，活血化淤，開閉，通痺。

（2）多指掏法：操作者多指掏患者體表某部的方法。

操作要領：操作者屈腕屈指，雙手食、中、無名指並齊，成一排，指端著力，點壓入患者肋弓下緣，深壓點片刻後向上輕抬，同時伸腕伸指一掏，反覆操作，至患者上腹部放鬆。

功能：調和氣血，疏通經絡，開胸降氣，和解肝脾，解鬱除滯，活血化痰。

掐　法

方法：操作者用指甲刺激患者體表某部位或穴位。

操作要領：操作者指甲著力，持續平穩，柔和輕巧，由輕到重。

功能：開閉醒神，回陽救

逆，袪風散寒，興奮神經，溫通經絡。

（1）拇指掐法：操作者用拇指指甲掐按患者體表某部或穴位的方法。

操作要領：操作者稍背屈拇指指關節，拇指爪甲緣切按患者皮膚上，用甲背尖端著力掐壓，掐壓時勿在皮膚上移動。

功能：醒神開竅，回陽救逆，興奮神經，鎮定、安神。

●掐人中法，手法操作要領是，以拇指甲尖掐於人中穴處。

●掐合谷法，手法操作要領是，用拇指甲尖掐於患者合谷穴處。

●掐外關法，手法操作要領是，用拇指甲尖掐於患者外關穴位上。

●掐內關法，手法操作要領是，用中指甲尖掐於患者內關穴位上。

（2）中指掐法：操作者用中指指甲掐按患者體表某部的方法。

操作要領：操作者中指屈或伸，指甲尖垂直按壓患者體表，拇指屈曲用指腹抵中指遠端指間關節掌面。

功能：醒神開竅，興奮神經，袪風散寒。

（3）雙拇指甲掐法：操作者用雙手拇指掐按患者體表某部的方法。

操作要領：操作者雙拇指屈曲，指甲貼緊，拇尖合二為一，形成一鈍針狀，掐壓穴位。

功能：通調經氣，袪風散寒，破淤行氣。

●掐內外關法，手法操作要領是用拇指和中指的甲尖相

對,同時用力掐住內關穴和外關穴處。

●掐前後肩關法,手法操作要領是用拇指與中指甲尖相對,掐於肩頭前後穴位處。

●掐腋窩腹股溝法,手法操作要領是用拇指與中指甲尖相對,將中指伸入腋窩中,與拇指甲尖相對,掐於胸大肌腱的內上方。

勾　法

方法:醫者用食、中兩指併攏微屈呈鉤狀,以食指的第二節和第三節的橈側緣著力,緊貼皮膚做連續性的推抹的方法。

操作要領:患者坐位,醫者立於其後,雙手張開,拇指按在枕骨兩側,如此做連續性的推抹,反覆多次。動作要連續,速度要適宜。做弧形推抹,用力要求柔和。

功能:清腦明目,舒暢經脈。

摳　法

方法:操作者用手指掐壓患者體表裏某部穴位,然後摳出。

操作要領:操作者指尖在穴位輕輕掐入,然後向後摳出。

功能:醒神開閉,鎮驚,疏散風寒,清熱瀉火,疏散氣滯。

（1）拇指摳法:是以拇指尖摳取凹陷處之穴位。

（2）食指摳法:是以食指

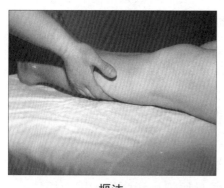

摳法

尖摳取凹陷處的穴位。

（3）**中指摳法**：是以中指尖摳取凹窩中的穴位。

（4）**四指摳法**：是以四指尖摳取凹陷處的穴位。

（5）**摳撥法**：是用手指尖摳於治療穴位上，並橫行於經絡筋腱走向，反覆進行往返撥動。

（6）**摳揉法**：是以手指尖摳於治療穴位上，並反覆進行旋轉揉動。

掖　法

方法：操作者用手掌手指壓施術部位點掖未完全斷裂的肌筋，使其固定。

操作要領：患者臥位，操作者一手固定患肢，用另一手拇指指端放於施術部位的隆起或陷部，觸及準確後，用拇指端將斷端理順捋開，再將捋開的端點用拇指掖塞於局部肌筋縫隙中，然後用繃帶固定。

功能：鬆解理筋，順氣和血，局部固定，續斷止痛，消腫散淤。

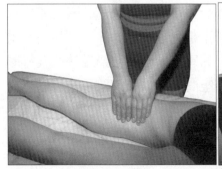 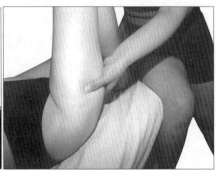

掖法（A）　　　　　　　　掖法（B）

（八）弦道剛勁

宇宙中空間物質的運動，總是沿著既定的軌道而運動，從不偏離，各行其事，安居樂業；宇宙中空間物質的運動軌跡就是無形的時間，時間總是沿著無形的弧形線性空間或弦性線性空間軌道，這就是弦道。弦道的特點是剛勁有力，狀似撥弦。

人體的筋腱作為人的結締組織，是人體細胞之外的組織，屬於組成人體的支架連接部分，所謂的骨為幹，筋為橋就是說筋的作用，是將人體的 206 塊骨骼組成運動系統的主要連接部分，筋腱又是肌肉外面的膜系統的匯總，所以，筋腱的實質就是限制人體所有細胞並構成各自不同形狀的主要因素，也就是說，人體的所有臟腑組織器官的空間形態都是由無形的弦線構化而成。

人體的所有臟腑組織器官都是按照宇宙自然規律自然組合而成的，其形態也是固定不移的。在使用弦道手法時，要注意弦道手法的弦線性質，也就是像琴弦一樣的要剛勁有力，只有剛勁有力的手法才能夠作用於人體的弦線，才能夠作用於人的筋骨，才能夠真正起到鬆解筋骨，通經活絡，也才能使手法過後出現「舒」的感覺。因為弦道手法的五行屬性是木，是運動透明的縫隙空間，所以弦道的手法可以直接通向經絡的膜系統，起到神助的作用。

患者的感覺有一種撥動感，有一種酸脹感，術後有一種舒適輕鬆暢快如鬆「緊箍咒」一樣的痛快。但在操作時要注意力度因人而異，不可用蠻勁。

撥 法

撥法是在垂直施加壓力的基礎之上，加上左右或前後的撥動手法，主要作用於筋腱，起到疏理肌筋，通經活絡，消炎止痛，鬆解粘連等作用。

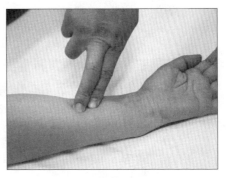

撥法

1. 指撥法

操作者用手指撥動患者體表某部的方法。

操作要領：操作者用手指指端，甲床邊緣，指甲尖撥患者肌腱或穴位。

功能：解痙止痛，疏理肌筋，通經活絡，消炎止痛，鬆解粘連，清瀉邪氣，行氣解鬱，活血化淤。

（1）單拇指撥法：操作者左或右手拇指以拇指尖點於保健穴位上，橫行於經絡筋腱的走行方向，反覆進行往返彈撥。

操作要領：拇指伸直，餘四指張開形式扶患者體表固定，屈伸拇指掌指關節左右撥動，本法為輕撥法。拇指伸直，餘四指握拳，用食指抵拇指掌側面，用腕或肘擺動屈伸帶動拇指撥動，本法為重撥法。

功能：解痙止痛，疏理肌筋，通經活絡，消炎止痛，解除粘連，清除邪氣，開閉通痹。

（2）中指撥法：操作者用中指指端撥動患者體表某部方法。

操作要領：操作者中指伸直或屈曲，指端撥動患者穴位或敏感點，拇、食指捏住中指末節，加強中指撥動力量，幅

度小,緩慢平穩。

功能:調和陰陽,疏通經絡,活血行氣,解鬱化淤,調整臟腑功能,鎮靜與興奮雙向作用,解除疼痛麻木。

(3)**食指撥法**:操作者用食指端點於患者保健穴位上,在橫行於經絡筋腱的走行方向,反覆進行往返彈撥。

操作要領:操作者食指屈曲,或拇指端抵食指遠端指間關節掌面,用食指端點壓患者穴位或穴旁陽性反應物,而後撥動,輕巧靈活,幅度較小,速度較快。

功能:調和陰陽,疏通經絡,理氣活血,解鬱化淤,醒神,調整臟腑功能,消除疼痛麻木。

(4)**三指撥法**:操作者用三手指協同用力在患者體表某部撥動的方法。

操作要領:操作者食、中、無名指三指併攏,指端平齊,三指協同用力,將指端壓入肌筋縫中,力集指端左右撥動,撥動方向與肌筋方向垂直,柔和有力,彈性撥動,幅度可大可小。

功能:鬆解肌筋,解除粘連,解痙止痛,活血化淤。

(5)**多指撥法**:操作者用雙手多指同撥或分撥患者腹部的方法。

操作要領:操作者雙手六指或八指,並成一排置於某肌筋、經絡上,協同用力,同時撥動,柔和有力,輕巧緩慢,幅度大,壓力小,撥時可上下左右滑移。

功能:消食導滯,理氣通便,舒肝解鬱,疏通經絡,調和氣血,行氣止痛。

(6)**三指加壓撥法**:操作者三指屈曲,另手輔助施力按壓撥動患者體表的方法。

操作要領：操作者右手食、中、無名指三指指關節屈曲90°，掌根壓右手遠端指間關節背面，指端深壓入肌筋縫中，左右垂直撥動。

功能：解痙止痛，分離粘連，鬆解肌筋。

（7）撥絡法：操作者用拇、四指抓緊患者肌束，四指撥動的方法。

操作要領：操作者用拇指和其餘四指相對用力，抓緊傷處附近能提起的肌束，而後拇指不動，其他手指與肌束呈垂直方向施力，左右彈撥，抓緊拿實，巧力撥動，勿使肌滑脫。

功能：鬆解肌筋，活血行氣。

（8）指關節撥法：操作者用手指關節撥患者體表，並橫行於經絡筋腱走行方向，反覆進行往返彈撥的方法。

操作要領：用一指或多指近端屈曲的指間關節在施術部位撥動，力度深透，勿施暴力。

功能：解除粘連，鬆解肌肉。

2. 掌根撥法

操作者掌根置於患者體表某部撥動的方法。

操作要領：患者俯臥，操作者用掌根作與肌腱走行相垂直方向撥動，輕按肌束，伸腕重撥。

功能：疏經活絡，行氣止痛。

3. 肘撥法

操作者用尺骨鷹嘴壓保健穴位上，橫行於經絡筋腱走行方向，反覆進行往返彈撥患者肌肉豐滿部位。

操作要領：操作者屈肘，肘尖在患者肌束上來回左右撥動。

功能：鬆解肌肉緊張。

4.拳尖撥法

以拳尖點於保健穴位上，橫行於經絡筋腱走行方向，反覆往返彈撥。

5.撥法的變化

（1）**運動撥動**：操作者一手握患者肢體遠端運動肢體某關節，另手握並橫行於經絡筋腱走行方向，反覆進行往返彈撥、撥動的方法。

操作要領：以肩關節為例，操作者一手握患者肘部，另手握其手，以拇指固定肱二頭肌腱，而後運動患肩，使肱二頭肌長頭肌腱在指下滑動。

功能：解除粘連，緩解疼痛，活血通絡。

（2）**走撥法**：操作者一邊撥動患者肌腱，一邊順肌腱走行方向移動方法。

操作要領：操作者指端撥動患者某部的肌腱，每撥一次向肌腱走行方向稍移動一定距離，移動與撥同時進行。撥要輕巧，移動緩慢，邊撥邊走。

功能：疏理肌筋，活血行氣。

（3）**循撥法**：操作者用指端循經絡走行撥動的方法。

操作要領：操作者指端點壓患者穴位片刻，順經絡走行方向，離穴不離經，離筋不離經，撥而走動。

功能：疏通經絡，行氣活血，溫散風寒，通痹開淤，通經止痛。

拿　法

拿法：以單手或雙手的拇指與其餘四指相對，握住施術部位，相對用力，並做持續的節律提捏的方法。

操作要領：操作時，用手指掌面著力，手法要穩而柔和，力度適中。

功能：具有祛風散寒，舒筋活絡，鎮靜止痛，緩解肌肉痙攣等功用。

1. 指拿法

（1）二指拿法： 以單手或雙手的拇指與食指相對，在其施術部位相對用力。並做持續的、有節律捏提的方法。

操作要領：操作時，用拇指與食指腹著力，手法要穩而柔和，切勿掐皮膚。

功能：祛風散寒，舒筋活絡，鎮靜止痛，緩解肌肉痙攣等。

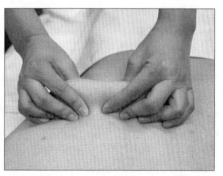

（2）五指拿法： 以單手或雙手的拇指與其他四指相對握住患者肌肉，並做持續的有節律提拿動作的方法。

五指拿法

操作要領：拇指與其餘四指握住患者施術部位，用手指指腹著力，同時提拿，手法要穩而柔和，力度適中，切勿用指掐損皮膚。

功能：具有祛風散寒，舒筋活絡，鎮靜止痛，緩解肌肉痙攣作用。

2. 掌拿法

操作者掌心緊貼應拿部位，

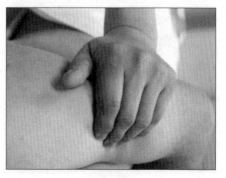

掌拿法

進行較緩慢的拿揉動作的方法。

操作要領：掌心與施術部位貼緊，四指與掌根和手指合力對拿，著力面要輕重適宜，不可採用推、壓的力量。

功能：解痙止痛，活血散淤。

3. 輾拿法

以單手或雙手握住施術部位，手指相對用力，並做持續的有節律輾轉的方法。

操作要領：操作時，拇指與食指或中指相對用力拿住肌肉後順肢體縱軸垂直的方向，輾轉5～10次後鬆開復原，連續進行，切勿使皮膚變色。

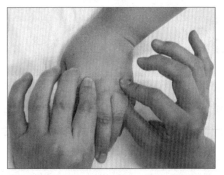

輾拿法

功能：具有祛風散寒，舒筋活絡，鎮靜止痛，緩解肌肉痙攣等作用。

4. 抖動拿法

操作者用指拿法或掌拿法提起肌肉，進行較快均勻抖動的方法。

操作要領：在施術部位的肌肉處採用指拿法或掌拿法，指腹或掌根著力，均勻地前後抖動3～8次，然後慢慢鬆開，反覆數次，動作和緩連續，勿掐皮膚。

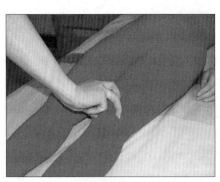

抖動拿法

功能：解痙止痛，宣通氣血，鬆解粘連。

5. 彈筋拿法

操作者兩指或三指拿起肌膚或肌腱處，向外儘量牽拉，然後猛然滑開，使肌膚或肌腱在滑動過程中產生「咔咔」樣聲響的方法，屬峻瀉法。

操作要領：操作時兩指或三指的指腹著力於肌腹或肌腱處，進行緩和地儘量向外提拉，然後似射箭樣地猛然鬆開，此方法刺激強度大，要因人而異。

功能：理筋通絡，袪風散寒。

6. 覓拿法

以三指或五指端湊捏在一起，著力於施術部位一鬆一緊的啄拿，反覆操作的方法。

7. 滑動拿法

是用拇指與其餘四指掌側相

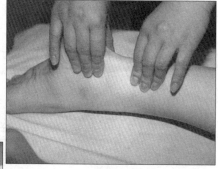

彈筋拿法

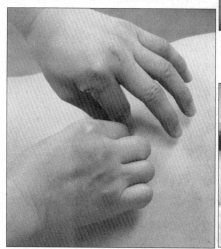

覓拿法

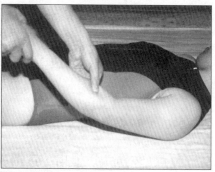

滑動拿法

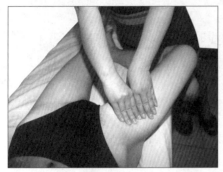

壓縮拿法

對合，挾持於保健部位上，並持續用力或略提起，使其所拿之肌肉從手中滑出。

8.壓縮拿法

是以拇指與其餘四指掌側相對合，挾持於保健部位上，並持續用力握緊擠壓。

9.拿法的變化

（1）**頸部拿法**：用拇指掌側與其餘四指掌側相對，挾持住頸部兩側的保健部位上，邊拿邊放邊向下移動位置。

（2）**肩部拿法**：用一手拇指掌側與四指掌側對合，挾持於肩部保健部位或穴位上。用雙手拇指與其餘四指相對合，挾持於保健部位或穴位上，邊拿邊放邊移動位置。

（3）**上肢拿法**：用一手拇指掌側與四指掌側相對合，挾持於保健部位或穴位上，邊拿邊放邊移動位置。

（4）**下肢拿法**：用雙手拇指與其餘四指相對合，挾持於下肢保健部位上，邊拿邊放邊移動位置。

（5）**腰部拿法**：用雙手拇指與其餘四指掌側相對合，挾持於腰部脊柱兩側保健部位上，反覆拿放。

（6）**腹部拿法**：是用雙手拇指與其餘四指掌側，挾持於腹部保健部位上，邊拿邊放。

捏　法

方法：以拇指、食指或拇指、食指、中指擠捏肌肉、肌腱連續移動的方法。

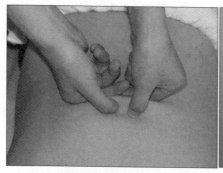 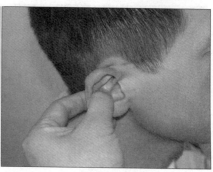

二指捏法　　　　　　　　三指捏法

操作要領：操作時用拇指指腹分別與其他四指相對用力，一合一張沿肌腱方向擠捏推進。手法柔和深透，輕重有度，連續移動，輕巧敏捷。

功詆：調和氣血，健脾和胃，疏通經絡，行氣活血。

1. 二指捏法

拇指與食指擠捏肌肉、肌腱連續移動的方法。

操作要領：拇指指腹與食指指腹同時相對用力，一合一張沿肌腱方向擠捏，指力應透達肌肉深層輾轉擠捏推進。手法要輕巧敏捷，切勿損傷皮膚。

功詆：調和氣血，健脾和胃，疏通經絡，行氣活血。

2. 三指捏法

拇指與食中指擠捏肌肉、肌腱連續移動的方法。

操作要領：拇指指腹與食、中指指腹同時相對用力，一合一張沿肌腱方向擠捏，指力應透達肌肉深層輾轉擠捏推進。手法要輕巧敏捷，切勿損傷皮膚。

功詆：調和氣血，健脾和胃，疏通經絡，行氣活血。

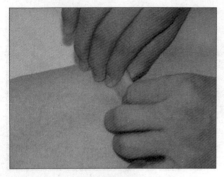

五指捏法

3. 五指捏法

拇指與其餘四指擠捏肌肉、肌腱連續移動的方法。

操作要領：拇指指腹分別與其他四指同時相對用力，捏住肌肉借助腕力一收一張擠捏推進，手法柔和深透，輕重有度，切勿損傷皮膚。

功能：調和氣血，健脾和胃，疏通經絡，行氣活血。

4. 捏法的變化

（1）單手捏法：用一手拇指腹與食中指腹或食指中節橈側相對，挾持於保健部位或穴位上。

（2）雙手捏法：以雙手同時或交替，以拇指腹與食中指腹，或與食指中節橈側，挾持於保健部位或穴位上。

（3）頸部捏法：以單手捏法捏頸項部兩側的肌肉韌帶，並邊捏邊移動位置。

（4）肩部捏法：用單手捏法，捏肩部前後兩側；或用雙手同時捏兩肩的前後兩側。

（5）背部捏法：用單手或雙手捏背部脊椎兩側的肌肉。

（6）上肢捏法：用單手或雙手著力，反覆捏上肢的肌肉或穴位。

（7）下肢捏法：用單手或雙手捏法，反覆捏患者下肢部的肌肉或穴位。

挪　法

方法：以手掌側面拿住保健部位肌膚，邊拿邊向前移動的方法。

操作要領：操作時手腕直伸，手掌平壓在施術部位之上，然後握住掌下皮膚肌肉，稍停後鬆手前移，如此反覆操作，手法均勻和緩，操作有序。

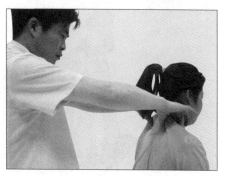

提法

功能：具有活血散淤，消除積聚，流通氣血，解除疲勞等功用。雙手挪法，手法操作要領是用雙手握住患者背部肌肉，同時或交替向頭上方用力牽拉。

提　法

方法：拇指與其餘四指相對，拿住患者肌肉向上提起的方法。

操作要領：操作時，用手掌指面著力，手法要緩和有力。

功能：具有寬胸理氣，活血止痛，醒神等功用。

1. 抓提法

（1）**單手抓提法**：單手呈龍爪掌式，以五指尖抓住患者保健部位向上方提起。

（2）**肩部抓提法**：雙手呈龍爪掌式，以指尖抓住患者肩部保健部位向上方提拉。

（3）**上肢抓提法**：單手呈龍爪掌式，以指尖抓住患者上

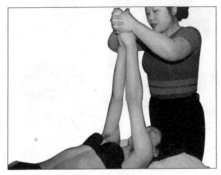
撥提法

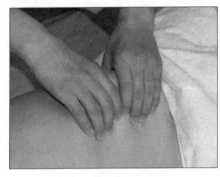
拿提法

肢保健部位用力向上提拉。

（4）下肢抓提法：雙手呈龍爪掌式，以十指尖抓住下肢保健部位用力向上提拉。

（5）腹部抓提法：雙手呈龍爪掌式，以指尖抓住患者腹壁保健部位用力向上提拉。

2. 撥提法

操作者用雙手三指按筋一處，雙拇指撥筋另一處的方法。

操作要領：操作者雙手食、中、無名指三指按壓一長筋兩端部位，固定筋的滑動，以拇指同筋的中部，每處撥動3～6次，拇指撥與三指按協同，撥與按力量要相反，撥動柔和有力。

功能：鬆筋展腱，解痙止痛，疏理筋絡，解除粘連。

3. 拿提法

（1）背部捏提法：是拇指在前式的二指捏提法；拇指在後式的三指捏提法。

（2）頸部拿提法：是用單手拇指掌側與其餘四指掌側相對合，拿住頸部兩側保健部位用力向上提拉。

（3）肩部拿提法：是用拇指掌側與其餘四指掌側相對合，拿持於肩部保健部位用力向上提拉。

（4）下肢拿提法：是用拇指掌側與其餘四指掌側相對

合，拿持於下肢保健部位用力向
上提拉。

（5）腹部拿提法：是用拇
指掌側與其餘四指掌側相對合，
挾持於腹部保健部位向上方用力
提拉。

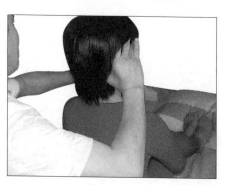

端提法

4.端提法

（1）頸部端提法：是用雙
手掌相對，捧於患者頭面部兩
側。用力向上端提。

（2）肩部端提法：是用一
手前臂伸於患者側腋窩之中用力
向上端提。

（3）腰部端提法：是用雙
手掌相對握持於患者腰部兩側，
用力向上端提。

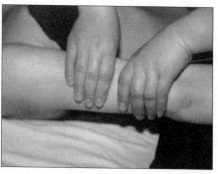

扭法

（4）髖部端提法：是用雙
手掌相對，握持於下肢膝關節
部，用力向上端提，使其牽拉髖關節。

扭　法

方法：用兩指或三指捏起皮膚，反覆擰轉扭動，使被扭
處出現紫色的方法。

操作要領：操作時用屈曲的食指和中指，或拇指和屈曲
的食指張開成鉗形，挾住一定的部位，反覆扭轉，手法連貫
均勻，使被扭部位成紫紅色為度。

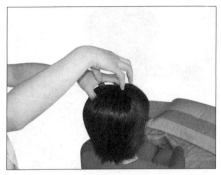

抓法

功能：發汗解表，祛風除寒，解痙止痛。

抓　法

方法：將五指分開捏拿施術部位，然後緩緩提起的方法。

操作要領：操作時用拇指和其他四指做相對的用力，在一定部位上有節律地提捏，動作要緩和而連貫，用力要由輕到重。

功能：祛風散寒，通經活絡，開竅止痛，散風解表。

（1）單、雙手抓法：手法操作要領是手呈龍爪掌式，以五指尖抓於保健部位上。

（2）上肢抓法：手呈龍爪掌式，以指尖抓於上肢保健部位上，邊抓邊放，邊移動位置。

（3）下肢抓法：手呈龍爪掌式，以手指尖抓於下肢保健部位上，並邊抓邊放邊移動位置。

（4）腹部抓法：手呈龍爪掌式，以指尖於腹壁保健部位上，並隨抓隨放，或移動位置。

（5）抓頭皮法：雙手呈龍爪掌式，同時或交替以指尖抓於頭部保健部位上，並隨抓隨放，隨之移動。

擰　法

方法：由手指對皮膚的扭轉、滑動使皮膚充血或皮下滲血的方法。

操作要領：操作時，將食、中二指的第二掌指關節蘸

水,使之濕潤,在痛點或痛點周圍的皮層上一拉一擰一放,直到施術部位透現紅紫色為度。

功能:發汗解表,驅邪外出,發透疹痧。

鉗形拳擰擠法,是用手握成鉗形拳,用食、中指的中節相對之側面夾持於保健部位或穴位上,並用力擰擠揪扯,使其皮肉滑落而出。

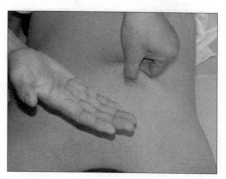

擰法

捻 法

方法:用拇指和食指的指腹相對捏住施術部位,稍用力作對稱捻線狀搓揉動作的方法。

操作要領:操作時用拇指與食指的指腹夾捏住施術部位的肢體或皮肉肌筋做對合交替的旋轉捻動,手法要均勻和緩,速度適中。

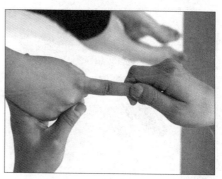

捻法

功能:理筋通絡,通利關節,行氣活血,祛風止痛。常用捻法有捻耳、捻手指、捻脊部肌肉、捻眼瞼。

(1)**捻筋法**:拇指與食指相對,捏住治療部位處的筋腱,反覆進行旋轉揉搓捻動。

(2)**捻指法**:用拇、食二指捏住患者手指兩側,反覆進行揉搓旋轉捻動。

(3)**捻耳法**:用雙手拇、食二指相對,分別捏住兩耳

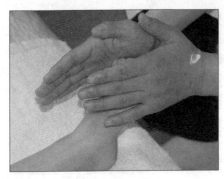

理指（趾）法

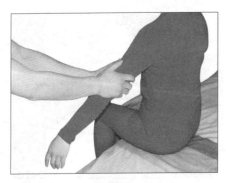

理肢法

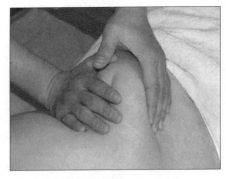

攏法

部，反覆進行揉搓旋轉捻動。

理 法

（1）理指（趾）法：以一手的拇、中、食指，沿患者肢體經絡循行部位，以及受損的趾肌腱等處，施以挾持捋理的方法。

操作要領：操作時，一手食、中指屈曲如鉤狀，兩手指夾住患者一指（趾）自其根部向指尖方向進行捋順，另一手固定患者肢體，施術時，一鬆一緊循序移動，鬆緊適當，可將患指（趾）背腹兩面一次捋理。

功能：疏散風寒，通絡止痛，行氣活血，理筋復位。

（2）理肢法：以一手握住肢體，沿患肢經絡循行以及受損的指、趾、肌腱等處，進行快速向遠端捋理滑動。

攏 法

方法：用雙手掌尺側面相對夾住施術部位的肌肉一夾一放的方法。

操作要領：操作時用雙手掌

尺側面相對夾住保健部的肌肉，一夾一放，反覆操作，雙手掌要用力均勻，手法柔和持續，不要滑移。

功舵：健脾和胃，消積導滯。

擸　法

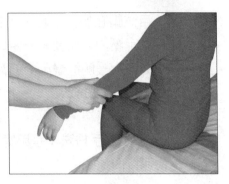

擸法

方法：用手指或全手掌握住某一部位急拉滑開，有時可使關節發出脆聲的方法。

操作要領：操作時，單手或雙手緊貼並握住肢體，然後迅速滑開。擠壓推摩頭面部時，用全手掌擸面部或頭部，不必發出聲響。手法宜輕巧，鬆緊適度，柔和協調。

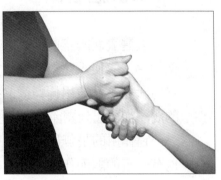

捋法

功舵：活血消腫，疏理肌筋，通經活絡，解痙止痛。

捋　法

方法：施術者運用單手或雙手，以拇指外展呈八字掌，用虎口及掌面著力，按於患者四肢近端，反覆用力迅速捋向遠端，形似捋榆錢之狀，或捋鬍子之勢。以手掌著力於患者肢體，按經絡循行或施術部位上往返運動。

操作要領：操作時手腕伸直，展掌屈指，五指微微分

開，自然壓在施術部位上，作上下方向往返運動，手掌既要保持一定壓力，又要有一定的推動力，著力要和緩連續。

功能：緩解痙攣，舒筋活血，消腫止痛，袪風散寒。

（1）**單手捋法**：是用單手虎口及手掌按於肢體近端，反覆快速捋向遠端。

（2）**雙手捋法**：是用雙手虎口及掌側按於肢體近端，反覆快速捋向遠端。

（九）意道隨心

人體表面的空間的形象就是意道的操作物件，用極其輕微的手法，使人感知到超出重手法的刺激量，這就是意道的魅力所在，就像用極輕微的手法畫癢一樣，使人感覺到鑽心的癢，從而起到調節心靈、引起內臟反射的作用。

它作用的是無形的外在空間，同時對於有形的末梢神經也有一定的調節作用。個人的感覺是舒適感、刺激感、癢感以及局部的肌肉收縮或內臟的緩慢蠕動。意道的五形歸類屬於太陰金、土性，在操作時可以根據不同的施術部位改變使用不同的手法。

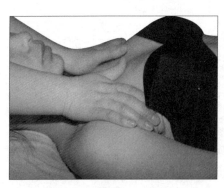

撫法

撫　法

撫法：操作者用手掌或指腹著力於施治部位輕而滑動往返移摩的方法。

操作要領：雙手或單手拇指

指腹在患者體表一定部位做上下、左右直線或弧形曲線往返推動，用力時輕而不浮，重而不滯，節律均勻。

功能：開竅醒神，清腦明目。

抹　法

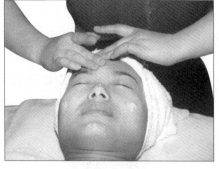

抹法

抹法：是指施術者運用手指或手掌著力，在患者肢體的治療部位或穴位上，由近端向遠端，或從內側向外側，或由上方向下方反覆抹動，稱為「抹法」。

功能：開竅醒神，清腦明目，和中理氣，擴張血管。

（1）**拇指抹法**：是用雙拇指按於治療部位上，反覆向兩側（由內向外）抹動。

（2）**四指抹法**：是用四指掌側按於治療部位上，反覆向外或向下或從近端向遠端抹動。

（3）**平掌抹法**：是用平掌按於治療部位上，從上向下或從內向外，或從近端向遠端抹動。

（4）**大魚際抹法**：是用手掌大魚際按於治療部位上，從上向下或從內向外，或從近端向遠端反覆抹動。

（5）**小魚際抹法**：是用手掌尺側小魚際按於治療部位上，從上向下或從內向外，或從近端向遠端反覆抹動。

（6）**頭面部**：患者坐位，醫者面對患者站立，雙手扶住其頭部兩側。醫者兩側拇指自印堂穴交替向上推至前額部，往返數次後，左右分別抹至患者兩側的太陽穴。推抹轉運數

次仍向中間合攏，再分別沿眼眶周圍反覆推動後沿顴骨下緣抹向兩耳前聽宮穴，最後還原至印堂穴。以上動作要一氣呵成，中間不要任意停頓。

（7）**手掌部**：操作者用雙手握住患者手掌，雙手兩拇指作反向的上下或左右交叉的反覆推動。操作時稍塗些潤滑劑尤佳，用力輕而不浮，重而不滯，動作和緩不得擦傷皮膚。

拭　法

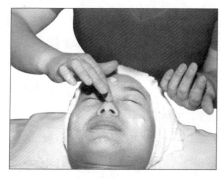

拭法

方法：操作者以單手掌或雙手掌在患者一定部位做直線或螺旋推進和摩動的方法。

操作要領：單手掌或雙手掌及指腹著力於施術部位，動作平穩，深透均勻。

功能：疏通經絡，寬胸理氣，健脾和胃，活血散淤，消腫止痛。

畫　法

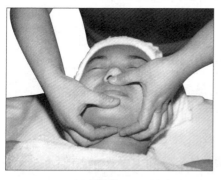

畫法

方法：施術者運用指尖、拳尖或肘尖著力，點於患者肢體的治療部位或穴位上，沿著經絡走行或肌肉紋理，進行反覆畫動，稱為「畫法」。畫有滑意，故也有人稱為「滑法」。

（1）**拇指畫法**：是用兩拇

指尖點於頭部中線穴位上，反覆交替緣拇側向後畫動。

（2）**十指畫法**：是用雙手呈龍爪掌式，以十指尖散點於頭皮部穴位上，反覆進行畫動。

（3）**拳尖畫法**：是用手握成尖拳，以中指近指間關節突出部按於治療部位上，進行反覆畫動。

（4）**拳背畫法**：是用拳背四指近節背側按於治療部位上，反覆進行畫動。

（5）**肘尖畫法**：是以肘尖點於治療部位上，反覆進行畫動。

梳　法

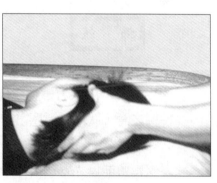

梳法

方法：操作者十指鬆散微屈，呈梳子狀（俗稱虎爪掌或如意掌式），在患者頭部反覆進行梳理頭髮和抓彈頭皮，最後將頭髮理順抹平，形如理髮梳頭之狀，稱為「梳法」，也稱「梳理法」。梳法具有疏通頭部諸陽經經絡，理氣活血，興奮神經，清醒大腦，鎮靜止痛的醫療作用。

搔　法

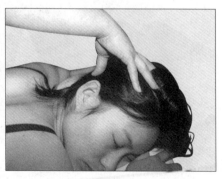

搔法

方法：用手指在患者體表一定部位或經絡處搔抓的方法。

操作要領：操作時，沉肩、垂肘、懸腕、五指略分開，指端

用力，自然屈曲，著力於施術部位，以手腕自然抖動帶動指端一屈一伸，一抓一移的反覆操作。

功能：散風活絡，平肝息風，祛風止癢，醒神益智。

撓　法

（1）**撓頭皮法**：雙手十指屈曲，以四指尖著力，在頭皮四周邊部反覆撓向中心百會穴處。

（2）**撓皮膚法**：是用四指尖點於治療部位上，反覆進行撓動。

拂　法

方法：施術者手指自然放鬆鬆散，輕拂於患者治療部位的皮膚上，用腕力帶動手指進行快速的往返拂動。形似春風拂柳之意，狀如輕浮塵之勢，稱為「拂法」。

操作要領：操作時，手指自然伸直放鬆，以指腹輕輕著力於施術部位，輕快地掠擦肌膚如拂掉塵灰。

功能：順理筋脈，疏經通絡。

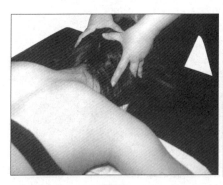

撓法

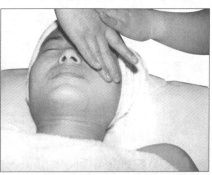

拂法

（1）**單手指法**：是將五指自然放鬆散開，輕輕拂動於治療部位的皮膚上。

（2）**雙手拂法**：是將雙手十指放鬆散開，輕輕拂動於治療部位的皮膚之上。

抿　法

方法：施術者運用手指掌側著力，輕撫於患者肢體的治療部位或穴位上，反覆快速向回用力抿動，稱為「抿法」。

（1）**拇指抿法**：是用雙手拇指掌側著力，反覆同時或交替按於治療部位上，向回抿動。

（2）**四指抿法**：是用雙手四指掌側著力，同時或交替按於治療部位或穴位上，反覆向拇指側方向抿動。

掃　法

方法：操作者以拇指循環引路，餘四指隨之在施治部位自由擺動的方法。

操作要領：雙手拇指伸直，置於患者施術部位，四指略

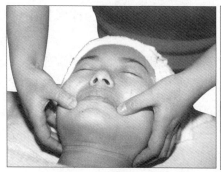 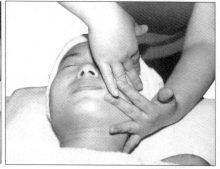

抿法　　　　　　　　　　　　　　掃法

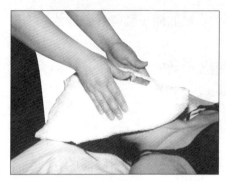

捫法

屈分開呈扇形，拇指在前，四指在腕關節自由擺動下隨之輕摩浮動，動作輕柔緩和，持續連貫。

功能：疏通經絡，行氣活血，改善基礎代謝。

捫　法

方法：操作者兩掌摩擦發熱後按患者某部體表，使其發熱的方法。

操作要領：將兩掌相互摩擦發熱，速將單掌或雙手按施術部位上，使熱氣透於皮下組織，反覆操作，直到施術部位感到溫熱為止。

功能：溫胃中和，調和氣息，解痙止痛，祛風散寒，活絡通痹。

運　法

方法：是指施術者用前臂尺側著力，按於患者治療部位上，反覆用力進行旋轉　揉活動的方法，並邊　揉邊移動位置，稱為「運法」。

運法具有溫潤皮膚，放鬆肌肉，調和氣血，緩解痙攣，活血化淤，改善血液循環等醫療作用。前臂運法，手法操作要領是以前臂尺側面按於治療部位上，以上臂帶動前臂反覆進行旋轉揉動。

另外，還有運用拇指推運的「指運法」。

（十）無道虛空

運用一些無形的物質空間運動，來治療疾病的方法，統稱為無形之道，簡稱無道。比如光線的運動、顏色的變化、聲音的變化、語言的暗示等。

1. 光學療法

光線作為物質空間的一種運動方式，速度是驚人的。而因為人體內部有著自己發散光和熱的地方，所以，人的生命就像一個生活在軀體之內的太陽，在不斷地燃燒，並且不斷由人體的表面微微向外發散，只不過這種光線發散得比較微弱，就好像一種無形的空間運動。

如果人體內部的發光因素不足的話，就會導致人體內部以及體表的所謂陽虛，就會出現畏寒的症狀，在冬天溫度很低的情況下這種現象表現得特別突出。

人體內部的空間變化顏色是不一樣的，為此不同的臟器有著不同的空間結構和空間形象，同時也有著不同的空間顏色，所以顏色的變化會直接影響到人體的某一個臟器或全部臟器，如我們透過光線的照射治療許多疾病。許多高檔桑拿中心中的光波浴就是光療法的一種普及使用，但是，最好的光療法還是到大自然中去接受太陽的照射。

（1）日光療： 是應用日光、人造光源中的可見光線和不可見光線防治疾病的方法。利用天然光源——日光，往往受到地理氣候條件的限制。

日光療法是利用日光照射身體的一部分或大部分來預防和治療疾病的方法，已有悠久的歷史。日光包括紅外線、紫

外線，還有可見光線。日光療法中主要是紫外線、紅外線起作用。

日光療法受許多因素的影響。地面越高，大氣越稀薄，其中的塵埃、煤煙也顯著減少，因此日光被吸收的也少。高處的日光比低處強，在低地中以海濱的日光較強，因為海濱塵埃少，海面對日光又有反射。鄉村的空氣中塵埃煤煙也少。故日光療法應在高山、田野、海濱進行。

除較寒冷的地帶外，一般一年四季均可實行日光治療。如每年的10月到次年5月在上午10時至下午2時，6月和9月在上午10時以前及下午2時以後，7月和8月在上午8時以前或下午4時以後，這些時間均可進行日光治療。

日光療法可在日光浴場進行，此外，需搭一帆布篷或是木棚，尚需準備布單、草帽、暗色保護眼鏡、治療床或臥墊等。日光的照射量因日光的強弱、疾病的種類、個體情況而異。日光療法最好在飯後半小時進行，不應空腹進行，不要用毛巾包紮頭面部以免中暑或出現不良反應。

（2）紅外線療法：紅外線的波長為760～4000納米，屬不可見光。紅外線的主要作用基礎為熱效應。

根據生物學特點，紅外線可分為兩段，其一是長波紅外線，波長1500～6000納米，又稱遠紅外線，穿透皮膚能力較好。其二是短波紅外線，波長760～1500納米，又稱近紅外線，穿透皮膚能力較強。

紅外線的光量子能量小，能產生熱，一般不引起光化學作用，但它能促進組織內物理和化學過程加速。

（3）腧穴鐳射療法：腧穴鐳射照射療法，是利用鐳射源光束照射腧穴以治療疾病的方法，又稱光針療法。屬腧穴特

種療法。

鐳射是因受激輻射而發出的一種光，具有方向性強、光譜純、能量密度高、相干性能好等特點。

雷射技術於 20 世紀 60 年代初用於醫學領域，1973 年德國人提出利用微細的雷射光束來代替針刺，於 1975 年製成氦—氖鐳射治療機，用以照射腧穴。與此同時，中國各地也開展該項臨床研究，取得較大進展。

2.電方法論

電作為電子的運動表現，它所代表的就是無形空間的運動。因為人體內部的無形空間中也同樣有電子運動形式的存在，所以，如果人為地使用一定劑量的電流作用於人體，就會對人體的無形空間運動產生一定的影響或調節作用，為此，電療法就出現在了我們許多醫院的理療科中。如頸椎病的離子導入療法：應用直流電導入各種中西藥物（鹽酸普羅卡因、碘化鉀、陳醋、冰醋酸、威靈仙等）治療頸椎病，有一定治療效果。

高頻電療法：常用的有超短波、短波及微波等療法，透過其深部電熱作用，改善脊髓、神經根、椎動脈等組織的血液循環，以利頸椎功能的恢復。

人體內部的最基本的細胞膜系統就存在著巨大的電子運動，一些常量元素和微量元素都是體內空間物質交換的重要載體並都參與電子傳遞系統。

如存在於血紅蛋白與肌紅蛋白之中的鐵，在它們執行載氧與貯氧的過程中，扮演了十分重要的角色。而電子作為物質空間的最活躍分子，可以在物質空間之中不斷地進行電子傳遞，就像我們使用互聯網一樣將人體連接成一個巨系統，

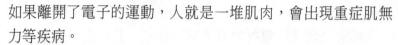

如果離開了電子的運動，人就是一堆肌肉，會出現重症肌無力等疾病。

3. 氣方法論

氣是空間的無形運動表現，它無處不在。氣就是物質空間，因為物質空間是無處不在的，所以，氣也是無處不在的。氣作為空間的存在可以分為固態、液態、氣態三種，所以氣是人生活的外周環境與人體內部精微物質的環境相互運動交換的表現。

人類以無比的創造力在改變環境，現代的人們已經生活在幾乎是完全的人造環境之中，自然的生物、物理、化學循環已經超出自然進化的進程，已經不再是局部變化，而是全球性的變化。

生物多樣性正在減少、消失，土地的減少、人口的增加以及大氣的組成中二氧化碳含量的升高，北極形成的臭氧洞，太陽輻射的升高和地球保護層減少，大量氮的人工固定化，天然能源原料的大量使用，魚類捕撈接近極限，海平面升高，使得世界海域有一種有毒海藻正在以強有力的繁殖力蔓延，已經引起世界各沿海國的注意；氣溫上升，溫室效應明顯增加，森林、濕地的消失，有用的礦產資源過度開發，厄爾尼諾現象的增加使得整個地球的大氣發生了變化。

外界氣體環境的變化會引起人體的流動空間的變化，產生出另外一種能夠滲出人體的液體，或從鼻子的出血、痰液中排出來，這就是外界環境對人體的初步影響。

現在醫院中的氣霧療法、高壓氧方法等都是氣的方法論。如氣霧濕化吸入或加複方安息香酊，可稀釋氣管內的分泌物，有利排痰。如痰液黏稠不易咳出，可使用超聲霧化吸

入，亦可加入抗生素及痰液稀釋劑。

最後提一下，隨著人們生活水準的提高，傢俱的裝修一定要使用無毒的產品，否則就等於在家中安放了長期的慢性的中毒產品，會在無形中影響到你的家人和你的生命健康，你挑選傢俱的時候，儘量挑選環保型傢俱，儘量將傢俱擺放位置合理，才不至於產生不良影響，才會對家庭、事業有巨大的幫助，一順百順。

4. 洗法

將藥物煎煮後，用藥液淋洗、浸泡、濕敷治病的方法。本法有疏風散寒、化濕活血、行氣、通經活絡的作用。適於各期瘡瘍腫毒、皮膚疾患、肛裂、脫肛、痔瘡、眼病、關節腫痛、跌打損傷等。臨床常用的洗法有：

（1）**淋洗法**：選擇合適的藥液沖洗傷口，煎水外洗患處。如癰疽潰後，膿腐不脫，疼痛不止，瘡口難斂或傷口感染化膿，可用2%～10%黃柏液沖洗瘡口，或以紗布棉球蘸洗瘡面，將瘡口中膿液沖洗乾淨後再換藥。癮疹可用香樟木煎水外洗。扁平疣可用板藍根、薏苡仁煎水外洗，或加馬齒莧、蒼朮、蜂房、白芷、細辛、蛇床子、苦參、陳皮煎濃汁洗擦患處。

（2）**坐浴法**：病患在陰部，可選方煎水淋洗後坐浴。如肛裂、脫肛、痔瘡用五倍子、桑寄生、蓮房、荊芥煎湯加芒硝薰洗患處後坐浴。婦女陰癢、陰蝕用苦參、蛇床子、白芷、金銀花、菊花、黃柏、地膚子、石菖蒲煎湯薰洗患處後坐浴。

（3）**浸漬法**：用藥液浸泡患處的治療方法。如手癬、腳癬、甲癬難治者可用鵝掌風浸泡方（大楓子肉、花椒、五加皮、皂莢）將患手、患足浸於藥液中，浸泡6小時以上，隔

日1次,共3～4次。浸漬後注意勿用鹼水或肥皂洗手,有皸裂者慎用。關節疼痛、跌打損傷可用川椒、紅花、蘇木、劉寄奴等煎洗浸漬患處,也可用淋洗法。

(4)溻漬法:又稱罨法、濕敷法。用紗布新棉與藥同煎,然後絞去過多的藥液,敷於患處。如丹毒、癰腫初起等可用大黃、黃柏、黃芩、甘草、當歸煎水,放入芒硝,以紗布藥棉浸濕敷患處,乾燥變冷則反覆更換濕敷。

眼科溻漬之法則分熱敷、冷敷兩種。熱敷法能行氣活血、消腫定痛,常用於眼瞼赤腫生瘡、白睛紅赤、外傷淤腫。冷敷法能清心寧神、消炎止血,常用於淤血出血、目赤腫痛初起。

(5)漱口法:用藥液漱口清洗口腔、咽喉。適用於口腔病、咽喉病,如喉痹、乳蛾、牙齦腫爛、口舌生瘡諸症。使用藥物主要用清熱解毒、清熱除濕之類,如用黃柏、黃連、苦參、板藍根等藥,煎水後可以放冷含漱,每日5～6次。

(6)洗眼法:以藥物煎汁或用鹽水等洗患眼。用於眵淚膠黏、目赤腫痛、風癢生瘡、爛濕多痂、塵沙入眼。用藥水淋洗、開瞼或眨眼沖洗,或以棉簽蘸洗。現已使用洗眼壺沖洗。

(7)藥浴法:是將身體浸泡在藥液裏的治法。本法常用於周身的皮膚病,如牛皮癬、濕疹以及關節肌肉疼痛等病證。使用時需將藥液加熱至適宜溫度後,身體在藥液中浸泡20～30分鐘,每日1～2次。

根據不同疾病可選用不同的藥液。如皮膚病常用苦參、白鮮皮、黃柏等藥配製藥液;關節疼痛常用羌活、獨活、桃仁、紅花、透骨草、劉寄奴等藥配製藥液。使用時注意,藥液溫度不宜過高,以免發生暈厥,有心臟病者不宜使用藥浴。

（8）**薰法**：是借助藥物燃燒或煎煮後的蒸氣或煙氣的熱力，防治疾病的方法。

本法具有疏通腠理、流暢氣血、殺蟲止癢、消腫止痛、化腐生肌等作用。薰法應用範圍甚廣，適宜各科病症，可根據不同的需要選擇不同的薰法。

（9）**薰煙法**：是將藥物點燃，直接薰烤患處，多用於治療皮膚病。

如癬症薰藥方，具有祛風除濕、殺蟲止癢功能，善治乾燥而無脂水的各種皮膚頑症，如白疕（牛皮癬）、癬症（神經性皮炎）、頑濕瘍（慢性濕疹）、鬆皮癬（皮膚澱粉樣變性）、癮疹（皮膚瘙癢症）等。

方法是：取蒼朮、黃柏、苦參、防風、大楓子、白鮮皮、松香、鶴虱、五倍子共為粗末，用較厚易燃之草紙捲成紙捲藥條。治療時將紙捲點燃，緩緩薰烤患處，每日薰 2 次，每次 15～30 分鐘，溫度以患者能耐受為度。10～15 天為一療程。

（10）**薰蒸法**：是用煎煮藥料的蒸氣，薰蒸患部。如腰痛，可在木板床上開一洞，下放煎藥鍋，鍋蓋上開一洞。治療時令患者仰臥床上，腰部恰對開洞處，使煎藥之蒸氣直沖腰部。

根據病情選用祛風化濕或溫經通絡藥薰蒸腰部，每次 20～30 分鐘。陰囊濕癢可坐在座式便椅上薰蒸，藥用陳茶葉、蒼朮、花椒、蛇床子、白礬、蒼耳子、炒鹽、朴硝等。天行赤眼可用黃連芥穗湯薰蒸目部。

（11）**薰吸法**：是將藥物煎煮，通過口鼻吸入藥物的蒸汽、氣霧、氣液或煙霧以治病的方法。

如以鍋煎款冬花、陳皮、薄荷、麻黃等，收集其蒸汽與水壺氏玻璃薰吸器，讓藥物蒸汽從薰吸頭噴出，然後患者張開口從口鼻吸入，用以治療咳嗽、痰吐不爽等。也可用霧化器、手壓式噴霧器以製成氣霧劑噴霧治療。

又如明代張景岳的靈寶煙筒，係用黃蠟、雄黃、佛耳草、款冬花、艾葉捲成紙捲，以火點燃一頭，患者吸煙吞之，用以治療寒咳。現代則應用捲煙形式，如洋金花煙（曼陀羅粉末 2 份、硝酸鈉 1 份）、羅布麻煙（羅布麻）用以治療哮喘。應用薰法時，須注意防止燙傷。呼吸嚴重困難時，薰吸法避免長時間使用，以免窒息。

（12）佩戴法：佩戴法用於袪病、防蟲等，如在疫瘴流行區配雄黃、麝香以袪疫等。

用法是將藥物縫到衣、被、枕、兜肚等內裏，借日常的穿用求得保健、防病、延年等作用。如菊花枕清頭，綠豆枕避暑等。又如神枕方：以當歸、川芎、白芷、辛夷、烏頭、附子等 32 味，納枕中，毒者在下、香者在上，枕上鑽細孔以通藥氣（古代木枕），外裏紗三重。

5. 磁場法

磁性是宇宙中的同性物質空間結構的排列出現的一種無形的能量場，這種能量場的作用可以產生無形無質的空間運動，它的運動規律就是周易的陰陽變化規律，也就是有正反兩個磁性極端，正如一個有形空間無窮大的兩端所產生的對於它周圍的無形空間的控制力，即所謂的陰性空間力，所以，磁性無形物質空間能夠與生物的有形空間形成陰陽對立，並且相互影響。

由調節磁場的空間變化對於有形的生命，以及人體內部

的無形空間所產生的作用是不可估量的，是非常隱蔽而作用又非常之大。由磁場的變化可以調節人體的生命節奏，可以調節人體的經絡系統，可以調節人體的臟腑氣血運行，以及人體的各種自動化調控，從而使人的一部分無法治癒的疾病得到治療，得天道者多助，依天道者成功，這就是中醫的運氣學說的神秘之處。

據報導，最近出現的經絡磁場療法是用磁場作為經絡穴絡一種刺激能，治療某些疾病的方法。對頸椎病伴有肌肉勞損，肌肉筋膜炎的病例和少數神經根型頸椎病疼痛較明顯的病例進行治療，其在減輕疼痛方面確有一定效果。

所採用的磁性材料有：鋅、鈷、銅、鐵合金或鈥、鈷合金等。治療方法可將磁石體直接貼敷於患處或穴位上，也可應用磁療機治療。

現在美國科學家正在研製一種磁性「藥丸」，有望成為「無痛苦」的胃內酸鹼值測定新方法。在胃潰瘍等胃病診斷過程中，常需測量患者胃內成分酸鹼值，而通常採用的將導管通入患者喉部的方式，易給患者帶來明顯不適。

據日前出版的英國《新科學家》雜誌報導，美國肯塔基大學正在開發的這種磁性「藥丸」，由外部塗有聚合物材料的微型記錄磁帶構成。當患者將其吞下後，「藥丸」外的聚合物塗層能根據胃內酸鹼值的大小產生不同程度的膨脹或收縮，並促使內部記錄磁帶形狀做出相應改變。磁性「藥丸」內的記錄磁帶會在外部磁場激發下發出無線電波，而且無線電波頻率大小受磁帶形狀所決定。因此，由分析其發出無線電波頻率的大小，即可間接測出胃內的酸鹼值。

研究人員還發現，如果在「藥丸」外部塗不同的陶瓷材

料，那麼「藥丸」還可用來執行黏度、壓力或濕度測量等不同使命。他們認為，這一特性意味著除醫療診斷外，新型磁性「藥丸」在其他領域也有潛在用途。

（1）**磁療：**是以磁場作用於人體以治療疾病的方法。早在 2000 餘年前的古代醫學文獻中已有用磁止痛、治療關節腫痛等疾病的記載。1970 年以來磁性材料和磁療器械、磁療技術的研究和應用發展較快，在一些疾病的治療上取得一定的療效，磁療成為了應用較普遍的物理療法之一。

磁場作用於生物體組織時，隨著組織厚度的增加，磁感應強度逐漸減弱，以致消失。磁場強度越強，穿透組織的深度越深。

（2）**電磁能對機體的影響：**即電磁輻射的能量，又稱輻射能。電磁輻射譜包括射頻輻射（俗稱無線電波）、微波、紅外線、可見光、紫外線、X 射線及 γ 射線。鐳射是一種波長為紅外線、可見光、紫外線範圍的電磁輻射。

（3）**腧穴磁療法：**是利用磁性材料作用於腧穴以治病的方法。屬腧穴特種療法。唐、宋時已有用天然磁石「為盆枕，可老而不昏」及用磁石塞耳治耳聾的文獻記載。1962年，有人用鐵氧體磁片貼敷腧穴以治療疾病。從 1975 年起又使用各種磁療機器，使腧穴磁療法有了進一步的發展。這已廣泛應用於臨床幾十種疾病。

6. 顏色療法

色是無形光線的一部分，有生命的生物都離不開顏色的空間。因為顏色代表的是空間的發散或收斂，人體內臟也有自己獨特的顏色系統，所以，顏色的空間變化可以影響到相同顏色空間的物質運動形式，相同的光線系統有著相同的頻

率和波段，能夠產生共鳴，為此我們可以知道，透過外界的顏色空間變化，能夠對人體的內臟產生一定的影響，這就是顏色療法。

英國顏色專家奧格博士指出，在所有大自然的色彩中，藍色是人最喜歡的顏色，能給人以寧靜、深邃之感，具有明顯的鎮定作用。

橙色是一種極易感染人的暖色調，給人一種厚實、暖融融的感覺，能消除人的抑鬱沉悶。

綠色對人的視覺神經最為適宜，它是草木的生命色，能使人產生涼爽、清新之意，給人以生命的活力，有振奮人心的奇功異效。人處於綠色的氛圍中，皮膚溫度可降低 1～2.2℃，脈搏平均每分鐘減少 4～8 次，血液流速減緩，心臟負擔減輕，呼吸平緩而均勻。因此，綠色是視覺調節和休息最為理想的顏色。

白色是純潔無瑕的象徵，能促使高血壓患者的血壓下降。

紫色可使孕婦的情緒得到安慰。

黃色能促進血液循環，增加唾液腺的分泌，刺激食慾，並能激發憂鬱病患者的欲望和意志活動。

赭石色有助於低血壓病人血壓升高。

粉紅色會影響大腦，減少腎上腺素的分泌，使人肌肉放鬆。並有平息雷霆之怒的奇妙功效。

琥珀色是精神病患者理想的醫療環境，具有安適寧靜的力量。

棕色能促進細胞的增長，使手術後的病人更快得到康復。

土耳其專家娜茲柯教授表示，醫學界早知道顏色具有相當的療效，不僅在心理，而且在生理上也能經由顏色療法獲

得改善，因為顏色可促進人體分泌激素，而分泌激素的多寡，能夠影響人們的身心，例如，顏色變換頻繁，會加速腎上腺素的分泌，造成心跳、脈搏及呼吸加速，進而影響工作情緒。娜茲柯教授又指出，就心理學而言，不同的顏色，會在心理上產生不同效果，例如，對人體影響最大的是紅色，由於紅色波在空氣中振動強烈，較其他顏色顯眼，容易造成緊張感，增加血流及呼吸頻率，紅色象徵活力，但也令人情緒不安、暴躁。

娜茲柯教授強調，在工作場所正確運用顏色，可減少視覺疲勞及心理壓力，避免工作意外，提高員工士氣，增加工作意願，提高工作效率。因此，即使工作環境有先天的缺點，例如窄小、黯淡、低矮或太大、太亮等，均可經由適當的配色來彌補，進而增進整體的工作效率。

在需要高度注意力的辦公室裏，天花板應用淺色，牆壁用蘋果綠色，太陽照得到的區域用藍色，木質桌椅以深色為佳，如有地毯則以藍色為宜。

電腦房：可選擇紫色、灰色或橄欖綠色，電腦四周避免使用白色。

商店門市部：為讓顧客容易審視擺設的商品，包括天花板等視線上方的顏色宜用深色，商品四周選擇與商品顏色呈對比的配色，可避免顧客眼睛疲勞。

多機器設備的廠房：由於聲音嘈雜，天花板宜用淺色，牆壁用藍或綠色系列，機械本身用淺灰、綠或土黃色，可在心理上降低噪音對員工的困擾。

顏色可以益智：顏色不同，對心理和生理的影響也不同。紅色使人興奮，綠色可緩解心理矛盾，灰色令人消沉。

思緒不暢時，可用適宜顏色進行調整，科學家稱其為「顏色療法」。淺藍色、黃綠色、橙黃色能振奮精神，提高注意力；黑褐色、白色會降低智商、損害智力。當人的情緒不佳時，不妨選用適宜的顏色進行調整，已在一些心身疾病的治療中大顯身手。

德國學者透過研究，揭示出顏色常與智力發育有關，一些顏色有益智作用，例如，淡藍色、黃綠色以及橙黃色能振奮精神，提高學習注意力，故將教室或孩子居室的牆壁塗成淡藍色，或懸掛一些淡藍色背景的掛圖或條幅，將有助於孩子學習。

人們早就發現，顏色能直接影響身心健康，對治療人體疾病有一定作用。美國醫生艾溫巴比最先將顏色療法用於臨床，他配製的藥液五顏六色，病人服用後，效果頗佳。英國醫生開創了用顏色療法治癒小兒麻痺症、神經炎和白內障等疾病的先例。

近年來，國外的一些科學家在這一研究領域又取得了新的進展，他們利用藍色治療肝炎、關節炎；用黃色和橙色治療貧血、支氣管炎、便秘；用深藍色緩解疼痛；用紅色提高血液循環，都獲得了十分明顯的效果。

顏色療法色彩具有明顯的心理效應，這種效應由對顏色的想像也能獲得。可先讓病人看一張色彩鮮豔的畫面，然後叫其閉上眼睛，待病人進入全身放鬆狀態後，按紅、橙、黃、綠、藍、紫的先後順序，用緩慢、輕柔的語調引導病人進行想像。

如「我看到了紅色，我眼前一片紅……」一分鐘後，「現在紅色開始逐漸消退、消退……」逐步至紫色想像完成

後，引導語變為「現在紫色逐漸退去，我看到一個理想、輕鬆的世界，我感到全身從未有過的完美、舒適。現在我要結束訓練了，這種美好的感覺還會伴隨著我……」顏色想像越徹底、內容越豐富，其消除焦慮的效果也就越理想。

顏色療法是光量子理論與現代醫學相結合的一種特殊光學療法，屬非接觸性物理療法。我國醫療部門正逐步推廣應用的專利產品「顏色光光子治療儀」，是國內唯一能夠滿足選擇顏色療法治療多種疾病的光療儀器。它利用紅、橙、黃、綠、藍、紫六種顏色中的一種或幾種顏色光光子能量照射病變部位或穴位，刺激、調動肌體本身的抗病因素，進行自身調整，增強免疫功能，改善血液循環，促進細胞新陳代謝，達到治療目的。

顏色光光子治療儀採用微電腦自動控制系統，設計合理，性能穩定，操作簡便，沒有交叉感染和毒副作用，可廣泛應用於理療科、皮膚科、外科、神經科、婦科和內科等。

顏色視覺：顏色療法是視覺器官所產生的顏色感覺，又稱色覺。在可見光譜上從長波端到短波端依次產生的色覺為紅、橙、黃、綠、藍、紫。相鄰的顏色間還存在著各種中間色，如橙黃、綠藍等。

人眼對光譜各波長的辨別能力是很不一樣的，對光譜某些部位，如 480 納米和 565 納米特別敏感，在這兩個部位上，波長變化不到 1 納米人眼便可看出顏色的差別，而比較不敏感的部位是在 540 納米附近及光譜的兩端。

在整個光譜上人們可以分辨 100 多種不同的顏色。物體表面的顏色取決於物體反射和吸收照射在其上的光波的情況。一個表面在白光照射下呈現紅色，是由於它吸收了短波

長的光而反射了長波長的光。

　　顏色有 3 個基本特性：色調、飽和度和明度。色調是區別不同色彩的特性，如顏色能夠藉以區別為紅、橙、黃、綠、藍等；飽和度是指彩色的純潔程度，光譜上的各單色光的飽和度最大，其摻入的白色越多，就越不飽和；明度是彩色光的明亮程度，彩色物體表面的光反射率越高，明度就越大。用一個三維空間的紡錘體可以方便地說明顏色 3 個基本特性的相互關係。任何一個顏色都在這個顏色立體中佔據一個位置。

　　漫畫療法：中日友好醫院中醫腫瘤科舉辦過漫畫展覽，《工人日報》社著名的漫畫家何偉先生給醫院捐贈了 20 多幅幽默漫畫，社會上一些書法家也把養生之道寫成條幅，捐給該科。很多病人看了以後，覺得對於人生的問題，有一個很好的啟迪，他們覺得看完漫畫以後不單是發笑、幽默的問題，這裏有很多哲理，比如說人生的哲理。

　　這個漫畫展叫做「笑對人生」，有好多人怕死，覺得「哎呀，這死可了不得」，看了「笑對人生」漫畫以後呢，他就覺得，人生死都是自然規律。

　　患者認為看了這漫畫以後，精神就挺好，心情好了，開始能吃一塊餅乾，以後慢慢的就能吃兩塊，吃三塊，以後呢就能吃一碗麵條了。

　　由此看來，漫畫的確能夠給腫瘤患者帶來歡樂，笑確實是一劑靈丹妙藥，它能夠刺激中樞神經的興奮，進而促使消化系統的興奮，加快新陳代謝，胃腸功能也開始恢復正常，在能夠吸收更多營養的同時，提高了放、化療的療效。

　　花卉療法：專家們從研究中發現，某些花卉與某種心情

有關。菊苣能用來治療自戀狂和佔有欲，金雀花能用來治療絕望症，白楊樹的花能解除精神壓力，星花百合的花精可用來治療兒童時期有精神創傷的患者等等。

7.心語方法論

語言包括有聲語言和無聲語言。在使用語言治療疾病時是非常靈活的，是變化多端的，一個動作，一種聲音、一張圖畫、一個字都是語言的代表和象徵，這些資訊無處不在，這也正是人的心情離不開有聲或無聲語言，離不開與人的交流，離不開對世界的認識，離不開世界觀、人生觀的原因。心語方法論是在討論人的內心世界，是在進行心靈的交流，屬於現代的心理暗示療法。

（1）催眠療法：是由言語暗示或催眠術使病人處於類似睡眠的狀態（催眠狀態），然後進行暗示或精神分析來治病的一種心理治療方法。

在催眠狀態中，被催眠者對施治者的誘導與暗示保持著被動、順從的關係。被催眠者有「很特殊的記憶」，會回憶起童年的往事或致病的精神創傷。

（2）暗示療法：是指利用語言或非語言的手段，引導求治者順從、被動地接受醫生的意見，從而達到某種治療目的的一種心理治療方法。

暗示療法與催眠法有著非常密切的關係，在某種意義上，催眠是暗示的一種形式，即不是在清醒狀態下，而是在催眠狀態下對求治者進行的暗示，所謂暗示，即指人或環境以不明顯的方式向個體發出某種信息，個體無意中受到這些信息的影響，並做出相應行動的心理現象。它是一種被主觀意願肯定了的假設，不一定有根據，但由於主觀上已肯定了

它們的存在，心理上便竭力趨向於這項內容。

暗示療法產生的歷史古老而悠久。麥斯默的催眠表演，引起了人們對其奧妙的探究。夏科、巴甫洛夫、佛洛伊德等對暗示現象都有許多精闢的論述。巴甫洛夫說過：「暗示乃是人類最簡單、最典型的條件反射。」美國著名心理學家威廉・詹姆斯於 20 世紀 30 年代撰寫了《暗示心理學》一書，而英國著名心理學家麥獨孤在臨床的應用，則堪稱獨特，聲譽斐然。

在第一次世界大戰期間，英國前線戰場上流行著一種因受炸彈爆炸的震驚而患的心理恐懼症——「彈症病」，嚴重者四肢癱瘓。此病無藥可治，蔓延較快，令英國當局頭痛。這時，麥參加了戰時治療，經瞭解後他發現這是種「心病」，於是憑藉以往的社會聲望成功地進行了暗示心理療法。

他用筆在下肢失去知覺的士兵膝蓋以下若干寸的地方畫了一圈，然後以毋庸置疑的口吻告訴求治者，明天線圈以下部位一定恢復正常。第二天，這個士兵果然恢復了知覺。這樣日復一日地提高畫圈的位置，直到士兵痊癒。

在清醒狀態下進行的暗示心理治療，可以分為他人暗示療法和自我暗示療法兩大類。

他人暗示即由施治者對求治者施加的暗示。它主要是透過醫生在求治者心目中的威望，把某種觀念暗示給求治者，從而增進和改善人的心理狀態，調節人的行為和機體的生理功能，達到治療疾病的目的。

他人暗示療法在臨床上應用較為廣泛。有一次，一位求治者到醫院就診，說他如何如何不舒服。醫生對他進行了全

面體格檢查，發現他身體各部位都很健康，沒有任何毛病，可是這位求治者確實在一天天消瘦下去，束手無策。

後來，一位心理醫生接受了這位求治者，進行了一次煞有介事的徹底檢查，然後對他說：我終於發現了，你患的是綜合徵。還告訴他，現在剛試驗成功了一種特效藥，專治這種病症，注射 1 劑，保證 3 天後恢復。打針後 3 天，求治者果然神氣活現地好了。

其實，心理醫生注射的僅為葡萄糖水，真正治好病的，是語言的暗示作用。除此之外，在他人暗示療法中還有非語言暗示法，如醫生或醫生發動求治者的家庭或病友運用姿態、表情及環境施予某種影響等。

自我暗示療法即由求治者由自己的認知、言語、思維等心理活動過程，以調節和改變身心狀態的一種心理治療方法。自我暗示的力量是非常驚人的。在自我暗示的作用下，一個人可以突然變成耳聾，僅僅是因為大腦管理視覺、聽覺的相應區域的功能受到了擾亂，形成了一個病態性的抑制中心，使神經細胞喪失了正常工作的功能。

它們不再接受傳來的信息，當然不能對這些信息作出反應。這樣的求治者可以用催眠暗示療法治療，並且可以一下子治好，使不明真相的人大吃一驚。

運用暗示療法有直接和間接兩種方式。

直接暗示療法是指讓求治者靜坐在舒適安靜的椅子上，施治者以技巧性的語言或表情，給予求治者以誘導和暗示，使求治者接受暗示從而改變原有的病態感覺和不良態度，達到治療目的。

間接暗示療法則是借助於某種刺激或儀器檢查的配合，

用語言強化來進行的暗示治療。臨床醫學上可由對求治者的身體檢查操作，或使用某一儀器或注射某些藥物，以及使求治者處在某些特定的環境中，再結合施治者的言語態度進行暗示，從而使暗示效果更顯著。

例如，在治療癔症性肢體癱瘓時，施治者可用電刺激肌肉，同時以均勻有力的語調，用預先備好的暗示語句，如：「你的肢體已通電，神經電流已逐漸暢通，肌肉開始逐漸有力」等，對求治者進行積極的暗示，從而取得良好的治療效果。

暗示療法通常結合某些輔助手段以提高療效。常用的方法有：給求治者服一些無副作用的「安慰劑」，10毫升10%葡萄糖酸鈣靜脈注射，或蒸餾水皮內注射；電針理療等。在臨床應用上，暗示療法主要用於治療神經症、癔症性截癱、癔症性黑蒙、癔症性失語、癔症性哮喘、強迫症、口吃、運動障礙以及某些身心疾病。

8.樂方法論

音樂節奏是最能夠反映人心理的一種無形空間運動，因為它是在物質空間中由振動來傳遞信息的一種形式，所以它的振動頻率、音響度以及振動產生的效果，都會對生物體產生一定的影響，其中共振或共鳴就是人與音樂的最好交流。

從某種意義上說，音樂是沒有國界，沒有領域限制的，是自由的發揮，是心靈的流露，你可以一個字都不會，但你卻隱隱約約能夠聽懂外國音樂，並且能夠把它當作一種身心享受的寄託。音樂可以把人類的肉體、精神以及感情三者融合起來，音樂可以透入到人們的意識中，達到文字及觸覺所不能達到的水準。

音樂藝術對於增進人體健康有十分重要的作用，對此古人早有認識。《黃帝內經》記載：天有五音，人有五臟，天有六律，人有六腑，……此人與大地相應也。認為音樂中的五音六律與人的臟肺功能活動有一定關係。

另外，五音與五臟有一定的對應關係：宮音悠揚諧和，助脾健運，旺盛食慾；商音鏗鏘肅勁，善制躁怒，使人安寧；角音條暢平和，善消憂鬱，助人入眠，通調血脈，抖擻精神；羽音柔和透徹，發人遐思，啟迪心靈。

可見音樂對身心調節有重要價值。音樂對人體的影響，首先表現為心理上的調節作用。它可以調節人的情緒和行為，使人的感情豐富，意境幽遠，喚起人們對美好人生的響往。節奏明快的音樂能使人精神煥發，旋律柔和的音樂使人輕鬆愉快和恬靜；威武雄壯的交響樂可以振奮人心，悅耳動聽的輕音樂則使人心胸舒暢。

所以《管子》說：「去憂莫若樂」，《陳其人養生銘》說，安神宜悅樂。人類的精神活動與大腦皮質、下視丘和內分泌系統等，皆有密切關係。輕鬆歡快的音樂旋律、節奏、音調等，對人體產生良性刺激，可改善上述各系統的功能，從而影響並調節各內臟器官的功能。

古代中國《管子·地員》記載了「三分損益法」，提出宮（1土）徵（5火）商（2金）羽（6水）角（3木）五音的長度比例是——81：108：72：96：64。

《呂氏春秋·大樂》提出了「音樂之所由來者遠矣，生於度量，本於太一」的思想，並由此與兩儀陰陽的哲學觀點相融合。《呂氏春秋·音律》則按「三分損益法」算出了12音律的長度比例。

（1）**現代音樂療法**。用歌舞與自然對話，流行節奏能夠將民族區分開，又可以全球化推廣。

胎教、瑜伽、念經、戲劇、歌曲、舞蹈節奏等，音樂是以聲音為表現媒介的藝術形式，它透過對音樂的高低、長短、強弱的控制和對音列、音階、調式、調性的組織構成藝術的表現手段，訴諸於人的聽覺，產生情感的激發作用。它是一種動態藝術，是在時間過程中由音樂的運動而形成的一種跳動，就像生命離不開跳動一樣，是由上帝手中的節拍器、響度與時間力度、速度、韻律，按規律出現的組合。

節奏是一種律動，美術是靜態的空間節奏，建築是凝固的音樂，影視是各種節奏的複合體，舞蹈是流動的節奏，音樂是時間的流動，所有的一切律動是骨架。

（2）**中國人喜歡大鼓的聲音**。大鼓代表力量、智能的結晶，是心靈的吶喊。

秧歌調與人的心跳充分的共振，使人沉浸在與自然的和諧之中，因為人感受到的最早的節奏是媽媽的心跳以及身體的動感，而現在聽到大鼓的聲音就好像又回到了母親的懷抱，所以，就連老年人也都像小孩子一樣蹦蹦跳跳得開心，所以扭秧歌成了我國各大城市的一道風景線。

（3）在國外，二戰期間有一個小故事，就是美國護理員用留聲機來加速傷兵傷口的癒合；精神病專家用音樂、歌唱可以治療緘默症；美國用人體的 DNA 密碼不同的點陣排列，演奏出人體遺傳密碼的音樂。

1950 年開始建立了音樂療法機構——國家音樂療法協會。1958 年在英國也建立了類似機構。1979 年 8 月，在法國蒙特彼裏亞大學，首次召開了一個由醫生、音樂教育家、音

樂療法醫生、特別教育家以及其他有關人員共 200 多人參加的會議，討論音樂對殘疾人的作用。

以後，世界各地，音樂與醫學兩者的結合工作逐漸開展。但與其他學科相比，音樂療法是一門新的學科。

（4）埃及人把音樂稱作「靈魂的醫學」；波斯人用古琵琶來治病；原始人在治病儀式中習慣應用音樂。當希臘人創造出既精通音樂又會治病的阿波羅的時候，也就是宣佈了音樂與醫學是合夥者。以後人們繼續在音樂與醫學雙結合這條道路上不斷前進。

（5）**聽覺：**它是人體由聽器官接受外界聲波刺激產生的感覺。聲波經外耳收集、中耳傳導到達內耳，引起聽覺感受器的興奮，經耳蝸神經傳至聽中樞，經過中樞的分析而產生完整的聽知覺。

任何介質受外界機械力影響產生一疏一密的振動並向四周擴散即是聲波。聲波在介質中的傳導與阻抗有關，阻抗越小，傳導越好。人們能聽到的聲波頻率一般在 16～24000 赫茲之間，語言一般在 300～5000 赫茲之間。

計算聲音的物理量是聲壓和聲強。聲壓係指聲波傳播時在單位面積上引起的壓力改變。聲強係單位時間內穿過垂直單位面積上的能量，聲強必須超過某一最小值才能引起聽覺，這個值稱聽閾。

在臨床上聲強量度，是採用某一聲強，與標準聲強的比值來表示，人的聽覺區域其聲強級為 0～120 分貝。零分貝表示正常成年人的聽閾。響度是聽覺器官對聲音強度的感覺。聲音的位相是質點在週期運動中某一瞬間所處的位置。

（6）**聽覺節奏感：**是聽覺器官對在連續運動中聲音的時

長和強弱週期性變化的主觀感覺。是一種聲音時間模式的感覺。

9. 導引法

導引是一種自我安靜修練，是空間收斂轉而為空間發散的一種養生方法。因為只有空間足夠的收斂，才會出現空間的發散，導引就是引導自己的無形空間收斂，將有形的空間置於無維的境界，導引就是運動，是空間的無形運動，它是由人的意念來調控自身的精微物質運行，由此可知，導引不僅可以起到保健治療作用，而且不為場所限制，可以在不定的地方，不定的場所進行。

（1）**風箏療法：**放風箏不僅能供人玩耍娛樂和鍛鍊身體，而且具有醫療的作用。我國《續博物志》中就有「引絲而上，令小兒張口仰視，可以泄內熱」的記述。現在，國外還開辦了一些風箏醫院等。風箏療法對神經衰弱、精神抑鬱症、視力減退、小兒智力不足等均有一定療效。

（2）**遊戲療法：**把心理治療的研究推向了非語言的王國。孩子透過一次次沙盤遊戲，激發出自我控制、自我完善、自我成長的動力，潛移默化地克服那些家長認為難以克服的壞習慣。

該治療主要適用於4～13歲兒童的攻擊行為、焦慮、抑鬱、注意力難以集中、違紀行為、社會適應障礙、思維障礙、應激綜合徵等。

（3）太極拳、易筋經等武術運動，都可以作為導引療法的典範。

七 按摩常用穴道

　　經絡作為運行氣血的通道，是以十二經脈為主，將人體內外連貫起來，成為一個有機的整體。腧穴作為經絡上穴點，是人體臟腑經絡氣血輸注出入的特殊部位。瞭解經絡走行和腧穴準確位置，對於按摩施術者來說是非常重要的。

（一）督　脈

　　督脈是以無窮小空間作為外在表像、以無窮大空間作為內涵的凹面三角形空間結構，它可以包括所有的陽性空間物質，為陽脈之海。因為空間形態是上下兩個凹面三角立方體連接的形狀（代表乾天），所以，它的穴位數目應該是天星宿數──28 個穴位。

　　1. 立體結構是兩個凹面三角立方體組成。

　　2. 平面結構是兩個凹面三角形組成。

　　3. 線狀結構是一條開放式左旋「雙 S 形」弧線。

　　4. 功能是孕育陽剛性質的生命。

　　5. 常用穴位。

　　（1）長強：

　　名出自《靈樞・經脈》。屬督脈，為督脈絡穴。長為陽，強亦為陽。督脈乃「陽脈之海」，諸陽經均來交地，故

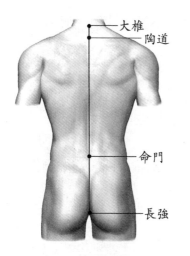

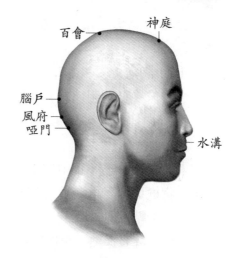

督脈穴位 1　　　　　　　督脈穴位 2

其為陽脈之長。本穴又是督脈首穴。為純陽初始，其氣尤為強盛，故名為長強。長強穴是督脈與足少陽、足少陰經交會穴也是督脈經絡穴。

定位：尾骨尖下 0.5 寸，當尾骨端與肛門連線的中點。

手法：點、揉。

功能：鎮痙止痛，涼血固脫。

主治：泄瀉，便血，便秘，痔疾，脫肛，癲癇狂。

（2）命門：

名出自《針灸甲乙經》。屬督脈，本穴位於兩腎中間，腎藏精，為生命之根，先天之本，本穴有壯陽益腎的功能，主治腎虛諸症，為關乎生命之門，故名命門。

定位：第二腰椎棘突下凹陷中。

手法：揉、擦、點。

功能：培元補腎，固精止帶，強健腰膝，疏經調氣。

主治：陽痿，遺精，帶下，月經不調，泄瀉，腰脊強痛。

（3）陶道：

名出自《針灸甲乙經》。陶指丘上更有一丘。為督脈之氣，通行之道，故名陶道。陶道穴是督脈與足太陽經交會穴。

定位：在背部，正中線上第一、二胸椎之間，第一胸椎較第二胸椎更為高起，猶丘上更有一丘。

手法：點、揉、摩。

功能：解表退熱，鎮痙安神，止痛。

主治：頭痛，瘧疾，熱病，脊強。

（4）大椎：

名出自《素問·氣府論》。第七頸椎乃椎骨中最高大者，故稱第一大椎骨，穴在其下，故名大椎。

定位：在背部正中線上，第一胸椎之上，第七頸椎之下凹陷中。

手法：點、揉、摩、搓。

功能：解表清熱，疏風散寒，通達陽氣，清心寧神。

主治：熱病，瘧疾，咳嗽，氣喘，骨蒸盜汗，癲癇，頭痛項強，風疹。

（5）啞門：

名出自《針灸甲乙經》。本穴功能通舌竅，為治啞而使之發音的門戶，故名啞門。啞門穴是督脈與陽維脈交會穴。

定位：後髮際正中直上 0.5 寸，第一頸椎下。

手法：點、揉、撥。

功能：利機關，通竅絡，清神志。

主治：暴喑，舌強不語，癲癇狂，頭痛項強。

（6）風府：

名出自《針灸甲乙經》。本穴位於兩側風池之正中，猶統率風穴之衙府，乃風邪所入之府，又為治療風邪為患的要穴，故名風府。風府穴是督脈與陽維脈交會穴。

定位：後髮際正中直上 1 寸，枕外隆凸直下，兩側斜方肌之間凹陷。

手法：點、揉、擦。

功能：疏散風邪，清心寧神，通利機關。

主治：頭痛，項強，眩暈，咽喉腫痛，失音，癲狂，中風。

（7）腦戶：

名出自《針灸甲乙經》。本穴屬督脈，督脈循行「上至風府，入腦」。足太陽經「從巔入絡腦，還出別下項」。其「入腦」與「還出」之處，即為本穴位，本穴猶腦之門戶，故名腦戶。腦戶穴是督脈與足太陽經交會穴。

定位：風府穴直上 1.5 寸，枕外隆凸上緣凹陷處。

手法：點、揉、推。

功能：散風清熱，開竅鎮痙。

主治：頭暈，項強，失音，癲癇。

（8）百會：

名出自《針灸甲乙經》。本穴在巔頂，為手足三陽、督脈之會，故頭為諸陽之會；穴居最高之位，四圍各穴羅布有序，如百脈仰望朝會，故名百會。百會穴是督脈與足太陽經交會穴。

定位：在頭部，當前髮際正中直上 5 寸，或兩耳尖連線

中點處。

手法：點、揉、擦、切。

功能：平肝熄風，升陽益氣，清腦安神。

主治：頭痛，眩暈，中風失語，癲狂，脫肛，陰挺，不寐。

（9）神庭：

名出自《針灸甲乙經》。腦為元神之府，本穴位於入前髮際正中五分處，居頭之前額，猶神府之庭堂，故名神庭。神庭穴是督脈與足太陽、陽明經交會穴。

定位：在頭部，當前髮際正中直上 0.5 寸。

手法：點、揉、掐。

功能：甯心安神，平肝鎮驚。

主治：頭痛，眩暈，失眠，鼻淵，癲癇。

（10）水溝：

名出自《針灸甲乙經》。本穴為手足陽明之交穴。《靈樞‧經水》：「手陽明外合於江水」，「足陽明外合於海水」。故本穴為手足陽明經水交合處，居人中溝處，定名水溝。水溝穴是督脈與手、足陽明經交會穴。

定位：在面部，當人中溝的上 1/3 與中 2/3 交點處。

手法：掐、點。

功能：復甦寧神，開竅啟閉，祛風止痛，清熱化痰。

主治：癲狂癇，小兒驚風，昏迷，口歪眼斜，腰脊強痛。

（11）齦交：

名出自《針灸甲乙經》。本穴位於上唇系帶與齒齦相接處，又為任、督、足陽明經脈交會處，故名齦交。

定位：在上唇內，唇系帶與上齒齦的相接處。

手法：掐。

功能：宣肺通竅，清熱瀉水，明目止痛。

主治：癲狂，齒齦腫痛，鼻淵。

(二)任 脈

任脈是以無窮大空間作為外在表像、以無窮小空間作為內涵的圓球型空間結構，它可以包括所有的陰性空間物質，為陰脈之海。因為空間形態是左右兩個圓球的形狀（代表坤地），所以它的穴位數目應該是兩套地支（12）數——24 個穴位。

1.立體結構是兩個圓球組成的圓錐體。

2.平面結構是兩個圓組成的圓錐形。

3.線狀結構是一條閉合式右旋「雙 S 形」弧線。

4.功能是孕育陰柔性質的生命。

5.常用穴位。

（1）會陰：

名出自《針灸甲乙經》。任脈為「陰脈之海」，統攝全身諸陰脈；本穴為任脈之始穴，陰氣會聚之處，居前後兩陰之間，故名會陰。會陰是任脈與督脈、沖

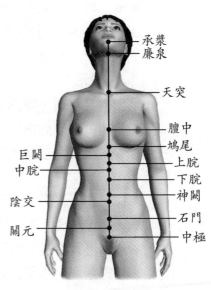

承漿
廉泉
天突
膻中
鳩尾
上脘
下脘
神闕
石門
中極
巨闕
中脘
陰交
關元

任脈穴位

脈交會穴。

定位：男性在陰囊根部與肛門的中間，女性在大陰唇後聯合與肛門的中間。

手法：用點、按手法操作。

功能：具有調經強腎，清利濕熱功能。

主治：小便不利，痔疾，遺精，月經不調，癲狂，昏迷。

（2）中極：

名出《針灸甲乙經》。本穴位於臍下 4 寸，內應胞宮、精室，為人體尊貴之處，猶天體垂布之象，最高最尊；穴居人體自項至踵長度之折中處，故名中極。中極是任脈與足三陰經交會穴，同時也是膀胱經的募穴。

手法：用點、揉、擦、顫手法。

功能：壯元陽，調經血，利膀胱，理下焦功能。

主治：遺尿，小便不利，疝氣，遺精，陽痿，月經不調，崩漏帶下，陰挺，不孕。

（3）關元：

名出自《靈樞‧寒熱病》。關有閉藏之義；元指元陰元陽之氣。本穴內應胞宮、精室，為元陰元陽之氣閉藏之處，故名關元。關元是任脈與足三陰經交會穴，同時也是小腸經的募穴。

定位：在下腹部，前正中線上，當臍中下 3 寸。

手法：點、揉、擦、顫。

功能：溫腎固精，神氣回陽，通調沖任，理氣和血。

主治：遺尿，小便頻數，尿閉，泄瀉，腹痛，遺精，陽痿，疝氣，月經不調，帶下，不孕，虛勞羸瘦。

（4）石門：

名出自《針灸甲乙經》。石為不開化之意。不能生長穀物的土地稱為石田；因生理缺陷不能生育的女子稱石女。本穴又為任脈氣所發之處，故名石門。石門穴是三焦經的募穴。

定位：在下腹部，前正中線上，臍下 2 寸。

手法：點、揉、擦、顫。

功能：調經止帶，溫腎壯陽。

主治：腹痛，水腫，疝氣，小便不利，泄瀉，經閉，帶下，崩漏。

（5）陰交：

名出自《針灸甲乙經》。本穴位於腹部，腹屬陰，又為任脈、沖脈、足少陰三脈陰氣交聚之處，故名陰交。

定位：在下腹部，前正中線上，當臍下 1 寸。

手法：點、揉、擦、顫。

功能：調經血，溫下元。

主治：腹痛，水腫，疝氣，月經不調，帶下。

（6）神闕：

名出自《針灸甲乙經》。神，指元神；闕有窩，胎兒靠缺空之義。本穴正當臍中，臍為臍帶脫落處結疤後的陷臍帶轉輸母體之氣血而生長，故臍可謂先天元神出入之道，其處凹陷缺空，故名神闕。

手法：揉、摩、擦。

功能：溫陽救道，固脫理腸。

主治：腹痛，泄瀉，脫肛，水腫，虛脫。

（7）下脘：

名出自《針灸甲乙經》。脘，即胃脘府。本穴內應胃底大彎下口處，故名下脘。下脘穴是任脈與足太陰經交會穴。

定位：在上腹部，前正中線上，臍上2寸。

手法：點、揉、擦、顫。

功能：健脾和胃、消食化滯。

主治：腹痛，腹脹，泄瀉，嘔吐，食穀不化，痞塊。

（8）中脘：

名出自《針灸甲乙經》。脘，即胃脘府。本穴內應胃中部，近胃小彎處，故名中脘。中脘穴是胃經的募穴、八會穴之一，腑會中脘、任脈與手太陽、少陽、足陽明經交會穴。

定位：在上腹部，前正中線上，當臍上4寸。

手法：點、揉、擦、顫。

功能：調理中焦，健脾利濕，和胃降逆。

主治：胃痛，嘔吐，吞酸，腹脹，泄瀉，黃疸，癲狂。

（9）上脘：

名出自《針灸甲乙經》。脘，即胃脘府。本穴內應賁門，當胃之上口處，故名上脘。上脘穴是任脈與足陽明、手太陽經交會穴。

定位：在上腹部，前正中線上，當臍上5寸。

手法：點、揉、擦、顫。

功能：疏肝寧神，降逆止嘔，健脾化濕。

主治：胃痛，嘔吐，腹脹，癲癇。

（10）巨闕：

名出自《針灸甲乙經》。巨，即大之意；闕為君主之居處。本穴為心之募穴，心為君主之官，因腧穴居君主之位，

乃手少陰經氣大聚會之處，所以名巨闕。又巨闕為越王勾踐之寶劍名，因胸骨形似劍，穴當胸骨劍突下方一寸處，而得名巨闕。

定位：在上腹部，前正中線上，當臍上 6 寸。

手法：點、揉、擦。

功能：寬胸化痰，和胃降逆。

主治：胸痛，心悸，嘔吐，吞酸，癲狂癇。

（11）鳩尾：

名出自《針灸甲乙經》。鳩尾是風名，現稱胸骨劍突。本穴正當胸骨劍突形如鳩尾處，故名鳩尾。

定位：在上腹部，前正中線上，當劍突下，臍上 7 寸。

手法：揉、推、擦、點。

功能：寬胸化痰，和胃降逆，清熱熄風。

主治：胸痛，腹脹，癲狂癇。鳩尾穴是任脈絡穴。

（12）膻中：

名出自《靈樞·根結》。胸中兩乳間曰膻。本穴內應心包，心包為心主之臣使，故名膻中。膻中穴是心包的募穴也是八會穴之一（氣會膻中）。

定位：在胸部，正當兩乳間凹陷處。

手法：點、揉、推、擦。

功能：調理氣機，宣肺降逆，寬胸化痰。

主治：咳嗽，氣喘，胸痛，心悸，乳少，嘔吐，噎膈。

（13）天突：

名出自《靈樞·本輸》。突有奔沖之義。本穴位於胸腔之最上，居天位，可使痰濕鬱結奔沖湧出，故名天突。天突穴是任脈與陽維脈交會穴。

定位：在頸部，當前正中線上，胸骨上窩正中。

手法：點、按、揉。

功能：宣肺止咳，降逆化痰，利咽喉。

主治：咳嗽，氣喘，胸痛，咽喉腫痛，暴喑，癭氣，梅核氣，噎膈。

（14）廉泉：

名出自《針灸甲乙經》。廉作菱形解。廉泉穴是任脈與陰維脈交會穴。本穴位於結喉上，舌根下方。喉頭結節形狀似菱形，舌根下有奇穴海泉與本穴相通，功能疏調經氣，通利咽喉，故名廉泉。

定位：舌骨體上緣的中點處。

手法：揉、推。

功能：清火除痰，開竅利咽。

主治：舌下腫痛，舌緩流涎，舌強不語，暴喑，吞咽困難。

（15）承漿：

名出自《針灸甲乙經》。本穴位於頦唇溝正中凹陷中，為任、督脈之交會穴，督脈在上，任脈在下，可承於上而落於下；本穴內應口內儲存水漿液，故名承漿。承漿穴是任脈與足陽明經交會穴。

定位：在面部，唇溝的正中凹陷處。

手法：點、按、揉、指。

功能：祛風，通絡，消腫。

主治：口眼歪斜，齒齦腫痛，流涎，暴喑，癲狂。

(三) 手太陰肺經

手太陰肺經的空間形態是最大圓球形空間同時具有內外開口，一個開口是有形的，便於有形液體和氣流的運動；一個開口是無形的，但要由氣體交換和液體滲透來進行雙向交流。內凹的圓球體形狀與肺泡的形狀相似。它的層次應該是從內（0）到外（10）一共 11 層，所以肺經的穴位是 11 個。空間結構接近於圓球體的空間結構叫做太陰，與足太陰類似，只是方向有所不同，本書只作一次論述。

1. 立體結構是從中間分開的凹面半球。

2. 平面結構是從中間分開的凹面半圓。

3. 線狀結構是兩個分離的「扇形」弧線。

4. 功能是最大的雙向流動空間物質運動，如氣如霧狀運動。

5. 常用穴位。

（1）少商：

肺屬金，金在音為商，肺氣於秋，隨屬肅殺，但出生為少，其氣屬井而始出故稱少商。少商穴是手太陰肺經「井穴」。

定位：拇指橈側指甲角旁約 0.1 寸。

手法：按，擦，掐。

功能：蘇厥救逆，清熱利咽。

主治：咽喉腫痛，咳嗽，鼻出血，發熱，昏迷，癲狂。

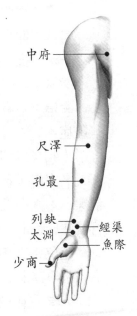

手太陰肺經穴位

（2）魚際：

名出自《靈樞・本輸》。因該穴位於第一掌指關節之後，肌肉肥厚隆起，其形如魚之腹，本穴正當魚腹赤白肉相合之際，故名魚際。

定位：在手拇指本節後凹陷的赤白肉際處。

手法：推、按、揉、點。

功能：疏風解表，潤肺止咳，利咽止痛。

主治：咳嗽，咯血，咽喉腫痛，失音，發熱。魚際穴是手太陰肺經「榮穴」。

（3）太淵：

名出自《靈樞・本輸》。由於脈氣大會於此，博大且深而得名。太淵穴是手太陰肺經「輸穴」、肺經原穴，又是八脈交會穴（脈會太淵）。

定位：仰掌，腕橫紋橈側，橈動脈外側。

手法：推、按、揉。

功能：清肺利咽，疏經通絡。

主治：咳嗽，氣喘，咯血，胸痛，咽喉腫痛，腕臂痛，無脈症。

（4）經渠：

名出自《靈樞・經脈》。經乃「所行為經」之義；渠即溝渠。本穴在五輸穴中屬於太陰之經穴，氣血如水流般，徐行流注於管道，故名經渠。

定位：在前臂掌面橈側，橈骨莖突與橈動脈之間凹陷處，腕橫紋上1寸。

手法：推、按、揉。

功能：清肺降氣，疏風解表。

主治：咳嗽，氣喘，胸痛，咽喉腫痛，手腕痛。

（5）列缺：

名出自《靈樞‧經脈》。因其位於橈骨莖突上方裂隙中所得名。列缺穴是手太陰經絡穴，也是八脈交會穴之一，還通於任脈。

定位：橈骨莖突上方，腕橫紋上 1.5 寸。

手法：推、按、揉。

功能：宣肺理氣，疏風解表，通經活絡，利咽寬膈。

主治：傷風，頭痛，項強，咳嗽，氣喘，咽喉腫痛，口眼歪斜，齒痛。

（6）孔最：

名出自《針灸甲乙經》。《會元針灸學》：「孔最者，最主要之孔竅也。」又因其穴進針最有空孔之針感後得。肺為空孔之器，此穴為孔空之穴，故肺病多用此穴。孔最穴是手太陰經郄穴。

定位：尺澤穴與太淵穴連線上，腕橫紋上 7 寸處。

手法：推、按、揉。

功能：潤肺利咽，解表清熱。

主治：咳嗽，氣喘，咳血，咽喉腫痛，肘臂攣痛，痔疾。

（7）尺澤：

名出自《靈樞‧本輸》。因本穴為手太陰經合穴，合者，如江河之匯，經氣象流水匯合沼澤之中，而此穴又恰在前臂內側自肘至腕的尺部皮膚之始處，故稱為尺澤。尺澤穴是手太陰肺經「合穴」。

定位：肘橫紋中，肱二頭肌腱橈側緣。

手法：推、按、揉。

功骹：清肺熱，降肺氣，通水道，和腸胃。

主治：咳嗽，氣喘，咯血，潮熱，胸部脹滿，咽喉腫痛，小兒驚風，吐瀉，肘臂攣痛。

（8）中府：

名出自《針灸甲乙經》。因此穴為中氣府聚之處而得名。

定位：胸前壁外上方，前正中線旁開6寸，平第一肋間隙處。

手法：點、按、揉、摩。

功骹：清上焦，利氣、止咳喘。

主治：咳嗽，氣喘，肺脹滿，胸痛，肩背痛。

（四）手厥陰心包經

手厥陰心包經的外形可以理解為以人體的「中極穴」為球心、以四肢末梢為半徑的一個大圓球空間結構，人是無論如何也跑不出此最大的無形空間存在。它的空間層次是從有形的點（1）到有形的點（9），所以它的穴位數目就是9個。空間結構接近於橢圓球體的空間結構，叫做厥陰，與足厥陰肝經類似，只是方向有所不同，本書只作一次論述。

1. 立體結構是兩個相合的凸面半球體組成。

2. 平面結構是兩個相合的凸面半圓組成。

3. 線狀結構是兩條相合的「弧線」。

4. 功能是靜態的外界環境保護動態的「心靈」。

5. 常用穴位。

（1）中衝：

名出自《靈樞·本輸》。本穴乃手厥陰經氣中道而行，直達手中指尖端的衝要部位，故名中衝。中衝穴是手厥陰心包經「井穴」。

定位：在中指尖上。

手法：揉、掐。

功能：清心除熱，開竅復甦。

主治：心痛，昏迷，舌強腫痛，熱病，小兒夜啼，中暑，昏厥。

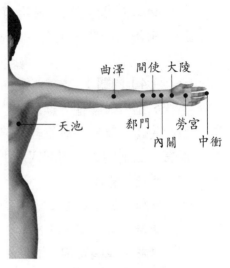

手厥陰心包經穴位

（2）勞宮：

名出自《靈樞·本輸》。勞指勞動；宮即中宮。勞宮穴是手厥陰心包經「滎穴」。

定位：第二、三掌骨之間，握拳，中指尖下是穴。

手法：按、揉、拿。

功能：清心火，化痰濕，涼營血，養胃陰，安神志。

主治：心痛，嘔吐，癲狂癇，口瘡，口臭。

（3）大陵：

名出自《靈樞·本輸》。陵是隆高、大阜。本穴位於掌根阜起處，猶如陵丘之象，類比取象，故名大陵。大陵穴是手厥陰心包經「輸穴」也是心包經原穴。

定位：腕橫紋中央，掌長肌腱與橈側腕屈肌腱之間。

手法：按、揉、彈撥。

功能：清心寧神，和圍寬胸，清營涼血。

主治：心痛，心悸，胃痛，嘔吐，癲狂，瘡瘍，胸脇痛。

（4）內關：

名出自《靈樞・經脈》。本穴可開通胸膈關塞，主治內臟疾患；又屬於手厥陰經之絡穴，與手少陽外關絡通，相對而言，故稱內關。內關穴是手厥陰經絡穴。也是八脈交會穴之一，通陰維脈。

定位：腕橫紋上2寸，掌長肌腱與橈側腕屈肌腱之間。

手法：按、揉、拿。

功能：寬胸安神，清熱除煩，和胃止痛，降逆止嘔。

主治：心痛，心悸，胸悶，胃痛，嘔吐，癲癇，熱病，上肢痺痛，偏癱，失眠，眩暈，偏頭痛。

（5）間使：

名出自《靈樞・本輸》。間指夾隙之中，使乃使令，治事。本穴屬於厥陰經之經穴，「所行為經」，為君使兼行治事，故名間使。間使穴是手厥陰三焦經「經穴」。

定位：腕橫紋上3寸，掌長肌腱與橈側腕屈肌腱之間。

手法：點、揉。

功能：養心寧神，寬胸化痰，開竅啟閉。

主治：心痛，心悸，胃痛，嘔吐，熱病，瘧疾，癲狂癇。

（6）郄門：

名出自《針灸甲乙經》。《會元針灸學》：「由經郄入分肉間，兩筋相夾分肉相對，如門之狀，故名郄門。」郄門穴是手厥陰經郄穴。

定位：腕橫紋上5寸，掌長肌腱與橈側腕屈肌腱之間。

手法：拿、按、揉。

功能：安神甯心，清營涼血。

主治：心絞痛，心悸煩悶，神經衰弱，嘔血，咳血，疔瘡，癲癇。

（7）曲澤：

名出自《靈樞·本輸》。澤，為水液之聚所。該穴位於肘部屈曲淺凹如澤處，又屬手厥陰經之合穴，為經氣所入，歸聚之所，故名曲澤。曲澤穴是手厥陰三焦經「合穴」。

定位：在肘橫紋中，肱二頭肌腱尺側。

手法：點、按、揉。

功能：降逆止嘔，清營活血，除煩鎮痙。

主治：心痛，心悸，胃痛，嘔吐，泄瀉，熱病，肘臂攣痛。

（8）天池：

名出自《靈樞·本輸》。本穴居人之天部，位於乳頭外側1寸凹陷如池處，為乳汁儲存之所，故名天池。天池穴是手厥陰、足少陽經交會穴。

定位：在胸部，第四肋間隙，乳頭外1寸，前正中線旁開5寸。

手法：拿、揉、點。

功能：開胸氣，清肺熱，平咳喘。

主治：咳嗽，氣喘，心煩，腋下腫痛，胸悶，脅肋疼痛，瘰癧，乳癰。

（五）手少陰心經

手少陰心經可以理解為兩個或四個圓球交叉之後形成的空隙部分，它是以 2 作為基數的，運動方向是以由內向外的發散運動為主，所以，它的空間層次應該是（到達體表面的10）9 層。穴位數也應該是 9 個。空間結構接近於三角立方體的叫做少陰，與足少陰腎經類似，只是方向有所不同，本書只做一次論述。

1. 立體結構是凸面空腔三角立方體。

2. 平面結構是凸面空心三角形組成。

3. 線狀結構是一條圓柱線。

4. 功能是自動自發自律性運動。

5. 常用穴位。

（1）少衝：

名出自《針灸甲乙經》。少，小也，又指少陰；衝即通達。本穴為手少陰經之井穴，「所出為井」，經氣所出猶水之源頭，自手小指衝出，但很微小之象，故名少衝。

定位：小指橈側指甲角旁約 0.1 寸。

手法：掐、點。

功能：甯心安神，回陽救逆，泄熱通經。

主治：心悸，心痛，胸脇痛，癲

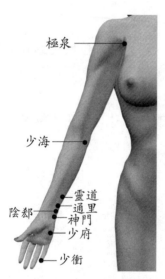

手少陰心經穴位

極泉

少海

靈道
通里
陰郄
神門
少府
少衝

狂，熱病，昏迷。

（2）少府：

名出自《針灸甲乙經》。少，小也，又指少陰；府乃收藏，聚集之義。本穴為手少陰經氣彙聚於手小指的部位，故名少府。少府穴是手少陰心經「滎穴」。

定位：在第四、五掌骨之間，握拳，當小指端與無名指端之間。

手法：掐、點、揉、搓。

功能：清心寧神，調氣利濕。

主治：心悸，胸痛，小便不利，遺尿，陰癢痛，小指攣痛。

（3）神門：

名出自《針灸甲乙經》。心藏神，主神明。本穴為手少陰經之輸穴，「所注為輸」，有輸注轉筋之義，穴為心氣出入之門戶，故名神門。神門穴是手少陰心經「輸穴」，也是心經原穴。

定位：腕橫紋尺側端，尺側腕屈肌腱的橈側凹陷中。

手法：點、揉。

功能：清心和營，安神定志。

主治：心痛，心煩，驚悸，怔忡，健忘，失眠，癲狂癇，胸脇痛。

（4）陰郄：

名出自《針灸甲乙經》。郄，即郄穴。本穴為手少陰經之郄穴，故名陰郄。陰郄穴是手少陰經郄穴。

定位：在前臂掌側，腕橫紋上 0.5 寸，尺側腕屈肌腱的橈側。

手法：點、揉。

功舷：清心潛陽，安神固表。

主治：心痛，驚悸，骨蒸盜汗，吐血、衄血，暴喑。

（5）通里：

名出自《靈樞・經脈》。《會元針灸學》：「通里者，由手少陰絡，通於手太陽也。與手厥陰鄰里相通。手少陰心之經脈會於此。支走其絡，聯絡厥陰太陽，故名通里。」通裏穴是手少陰經絡穴。

定位：在前臂掌側，腕橫紋上 1 寸，尺側腕屈肌腱的橈側。

手法：點、揉。

功舷：清心安神，通利喉舌。

主治：心悸，怔忡，暴喑，舌強不語，腕臂痛。

（6）靈道：

名出自《針灸甲乙經》。《采艾編》：「靈道，言心靈所行之道路也。」靈道穴是手少陰心經「經穴」。

定位：腕橫紋上 1.5 寸，尺側腕屈肌腱的橈側。

手法：點、揉。

功舷：通心氣，寧神志。

主治：心痛，手麻不仁，頭暈目眩，舌強，暴喑，肘臂攣痛。

（7）少海：

名出自《針灸甲乙經》。少，指少陰；海乃百川之會。本穴為手少陰經之合穴，「所入為合」，手少陰經氣至本穴有百川入海之勢，故名少海。

定位：屈肘，當肘橫紋內端與肱骨內上髁連線之中點。

手法：點、揉、撥。

功能：清心寧神，疏經調氣。

主治：心痛，肘臂攣痛，瘰癧，頭項痛，腋脇痛。

（8）極泉：

名出自《針灸甲乙經》。

定位：在腋窩頂點，腋窩為上肢之極，該穴又當經氣橫出處，氣如泉湧，故名。

手法：點、揉、撥。

功能：清心寧神，通經活絡。

主治：心痛，咽乾煩渴，脇肋疼痛，瘰癧，肩臂疼痛。

（六）手太陽小腸經

手太陽小腸經的空間結構是一套循環運動的圓球體空間，類似於太陽運動的軌道，小（場）腸的空間維度不是全部，它運行的經絡層次從有形到無形的全部過程，同樣能夠到達 19 條經絡空間層次，所以它的穴位是 19 個，比大腸經少一個穴位。

圓球形空間結構一般叫做太陽，與足太陽膀胱經形狀類似，只是方向有所不同，本書只做一次論述。

1. 立體結構是彎曲的圓柱體組成。

2. 平面結構是圓面形狀。

3. 線狀結構是一條「左旋的 S 形」弧線。

4. 功能是簡易化解並產生生命需要物質原料。

5. 常用穴位。

（1）少澤：

名出自《針灸甲乙經》。少，小也；澤是潤澤。本穴為手太陽經之井穴，「所出為井」，經氣自此剛出而微小；穴居於小指外側端，與手少陰經相互絡通，小腸主液，得心火而有潤澤全身之功能，故名少澤。

定位：小指尺側指甲角旁約 0.1 寸。

手法：點、按、掐。

功能：清心泄熱，開竅通絡。

主治：頭痛，目翳，咽喉腫痛，乳癰，乳汁少，昏迷，熱病。

（2）前谷：

名出自《靈樞・本輸》。本穴位於第五掌指關節的外側，骨肉相會凹陷似谷處，故名前谷。前谷穴為手太陽小腸經「滎穴」。

定位：在手尺側，微握拳，當小指本節前的掌指橫紋頭赤白肉際處。

手法：掐、點、按。

功能：清熱解表，調氣通絡。

主治：頭痛，目眩，耳鳴，疿腮，乳癰，小便不利，咽喉腫痛，乳少，熱病。

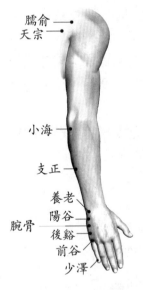

臑俞
天宗
小海
支正
養老
陽谷
腕骨
後谿
前谷
少澤

手太陽小腸經穴位

（3）後谿：

名出自《靈樞・本輸》。後谿穴為手太陽小腸經「輸穴」，又是八脈交會穴之一，通於督脈。本穴位於第

五掌指關節後，外側之凹陷中，握拳時穴處皮肉高起，如小山後之溝谿。

定位：在手小指外側，本節後陷者中。

手法：掐、拿、點、按。

功能：解表清熱，醒神通陽。

主治：頭項強痛，目赤，耳聾，咽喉腫痛，腰背痛，癲狂病，瘧疾，手指及肘臂攣痛。

（4）腕骨：

名出自《靈樞・本輸》。穴在手外側，腕部豌豆骨前之凹陷中，故名腕骨。本穴是手太陽小腸經原穴。

定位：後谿穴直上，於第五掌骨基底與三角骨之間赤白肉際取之。

手法：掐、點、按。

功能：疏太陽經郄，清大腸濕熱。

主治：頭項強痛，耳鳴，目翳，黃疸，痹症，前臂痛，鼻出血，疒腮，外感熱病，瘧疾，指攣腕痛。

（5）陽谷：

名出自《針灸甲乙經》。穴在手外側陽面，尺骨莖突前的凹陷似谷處，故稱陽谷。本穴是手太陽小腸經「經穴」。

定位：在手腕尺側，當尺骨莖突與三角骨之間的凹陷處。

手法：掐、點、按。

功能：清心安神，熄風鎮痙。

主治：頭痛，腕臂疼痛，齒痛，目眩，耳鳴，熱病，癲狂病，腕痛。

（6）養老：

名出自《針灸甲乙經》。古稱本穴主治老年人目視不明，肩臂疼痛，故名養老。本穴是手太陽經郄穴。

定位：掌心向下時，在尺骨莖突的高點處取穴；當屈肘掌心向胸時，轉手骨開，穴在尺骨莖突的橈側骨縫中。

手法：掐、點、拿。

功能：疏通經絡，明目散風。

主治：目視不明，肩、背、肘、臂酸痛，急性腰痛。

（7）支正：

名出自《靈樞·經脈》。支指絡脈，正即正經。本穴居手太陽小腸正經；又為絡穴，絡脈自此分支絡於手少陰經，故名支正。

定位：前臂外側面尺側緣，當陽谷穴上5寸處。即陽谷與小海穴的連線上。

手法：拿、點、揉。

功能：疏風解表，通經活絡，清心寧神。

主治：頭痛，目眩，熱病，癲狂，項強，肘臂酸痛，神經衰弱，神經性頭痛。

（8）小海：

名出自《靈樞·本輸》。小指小腸，海乃百川之匯。本穴為手太陽小腸經之合穴，「所入為合」。小腸經氣至本穴位猶百川入海，故名小海。

定位：微屈肘，在肘關節內側，尺骨鷹嘴與肱骨內上髁之間，尺神經溝中。

手法：拿、點、按、撥。

功能：清神志，散風邪，調氣血，通經絡。

主治：肘臂疼痛，癲癇，頭痛目眩，麻痹，精神分裂症。

（9）臑俞：

名出自《針灸甲乙經》。本穴位於肩胛岡下緣凹陷中，直對上臂內側（腋後皺襞）。屬手太陽經腧穴，故名臑俞。本穴是手足太陽、陽維脈與陽蹺脈交會穴。

定位：正坐垂臂，當腋後紋頭直上，肩峰突起之後下緣陷中。

手法：按、揉、點。

功能：舒筋，活絡，散結。

主治：肩臂疼痛，瘰癧，肩腫，肩臂痛不能舉。

（10）天宗：

名出自《針灸甲乙經》。天指天部，宗者，屬也。本穴居人之天部，肩胛骨上，為手太陽經脈氣所屬；又與曲垣、秉風等穴排列如星，俗稱「七星台」。古稱「凡屬天上神，日月星辰，皆為天宗」，故穴名天宗。

定位：後背肩胛部，崗下窩中央，約與臑俞、肩貞呈三角形處。

手法：按、揉、撥。

功能：疏風解表，行氣寬胸。

主治：肩胛疼痛，氣喘，乳癰，頰頜腫痛。

（11）秉風：

名出自《針灸甲乙經》。秉有掌握、主持之義。本穴為治療肩背風邪之患的要穴，似能掌理諸風，故名秉風。本穴是手三陽與足少陽經交會穴。《會元針灸學》：「秉風者，從風之所行也……風從背來，秉風迎之，順風而高起天空，

以防外邪所入，故名秉風。」

定位：正坐垂臂，在肩胛崗上窩中點凹陷處，天宗直下方。

手法：按、揉、點。

功能：疏通經絡，調理氣血。

主治：肩胛疼痛，上肢酸麻，咳嗽，肩周炎。

（12）顴髎：

名出自《針灸甲乙經》。顴指顴骨，髎與窌同，窌即空穴。本穴位於顴骨下緣，凹陷之空穴中，故名顴髎。本穴是手少陽、手太陽交會穴。

定位：正坐平視，在目外眥直下，顴骨下緣凹陷處取穴。

手法：點、揉、揪。

功能：通經活絡，散風止痛。

主治：口眼喎斜，頰腫，面肌痙攣，上牙痛，三叉神經痛，面赤，目黃，唇腫。

（13）聽宮：

名出自《靈樞・刺節真邪》。宮為王者之居處。本穴為治療聽覺障礙之要穴；在耳屏前，張口呈凹陷處，深居耳輪之內，猶王之居處，故名聽宮。本穴是手、足少陽與手太陽經交會穴。

定位：耳屏前方，當耳屏與下頷關節之間凹陷處。

手法：點、揉。

功能：宣竅止痛，寧神定志。

主治：耳鳴，耳聾，疰腮，口眼喎斜，聤耳，齒痛，癲狂癇。

（七）手少陽三焦經

手少陽三焦經可以理解為空間中任意存在的未知數，根據立體空間的表示軸線數目為相互垂直的三條軸線，所以，三焦又可以叫做「三交」，但是，此「交合」是一種完全的不可再分的焦合，是完全融為一體的無形顏色空間，並由此作為有形空間和無形空間最簡單分界線。

它的內外兩套交和數目應該是內部無形空間的圓融存在內外 10 層空間，內外各一個發散方向也就是 3（交）焦的數目，所以，穴位數應該在 23 個。射線形空間結構一般叫做少陽（向外發散），與足少陽膽經（向內發散）形狀類似，只是方向有所不同，本書只做一次論述。

1. 立體結構是 x、y、z 軸線相互交叉形成的虛空光線。

2. 平面結構是三條交叉於一點的線。

3. 線狀結構是一條放射性無形顏色線。

4. 功能是分割物質空間達到無形空間。

5. 常用穴位。

（1）關衝：

名出自《針灸甲乙經》。手少陽經承接手厥陰經之經氣，交會於無名指外側端，即本穴所居處，故本穴可謂手少陽經之關界、要衝，定名關衝。本穴為手少陽三焦經「井穴」。

定位：伏掌位，前臂旋前，無名指指甲根尺側上一分。

手法：掐、揉。

功能：疏風邪，清火邪，解鬱熱。

主治：頭痛，目赤，耳聾，咽喉腫痛，熱病，昏厥，舌強難言，扁桃體炎。

（2）液門：

名出自《針灸甲乙經》。本穴屬三焦經之滎穴，三焦主通調水道，滎穴又主水液之排泄，所以本穴多治關於津液之疾患，有說刺之津液立生，如液出門之象，故名液門。

定位：握拳，於第四、五指縫間，指蹼緣後 0.5 寸處。

手法：揉、點。

功能：清三焦熱邪，疏經絡氣滯。

主治：頭痛，目赤，耳聾，咽喉腫痛，瘧疾，精神病，臂痛不能舉。

（3）中渚：

名出自《針灸甲乙經》。渚，指水間小洲。本穴位於小

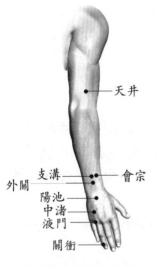

手少陽三焦經穴位 1

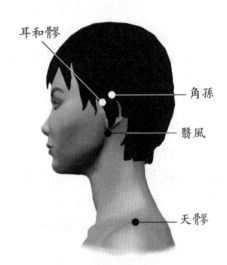

手少陽三焦經穴位 2

指次指本節後凹陷處，經氣由此處走向陽池，猶水流澆洲成渚；手少陽經脈循於手背，居手三陽經之中間，故名中渚。別名下都。本穴為手少陽三焦經「輸穴」。

定位：輕握拳，於第四、五掌骨間，避開血管。

手法：點、按、揉。

功能：清頭目，散風熱，疏經絡，活氣血。

主治：頭痛，目赤，耳鳴，耳聾，咽喉腫痛，熱病，手指不能屈伸，瘧疾。

（4）支溝：

名出自《靈樞・本輸》。本穴為手少陽三焦經「經穴」。

定位：在前臂背側，腕背橫紋上 3 寸，在尺骨與橈骨之間。

手法：揉、點。

功能：清三焦，疏經絡，通腑氣，理胞宮。

主治：耳鳴，耳聾，暴喑，瘰癧，脇肋痛，便秘，熱病，肩背酸痛，產後血暈，嘔吐，閉經。

（5）陽池：

名出自《靈樞・本輸》。本穴位於手腕背橫紋中凹陷如池外，手背為陽，故名陽池。本穴為手少陽三焦經「原穴」。

定位：輕握拳，伏拳，腕背橫紋內 3／4 與外 1／4 交界處。

手法：按、揉。

功能：疏散少陽風火，通達三焦經絡。

主治：目赤腫痛，耳聾，咽喉腫痛，瘧疾，腕痛，消渴，肩臂痛，流行性感冒。

（6）外關：

名出自《靈樞·經脈》。本穴屬於少陽經之絡穴，與手厥陰經內關穴相互通應，而屬外，故名外關。

定位：伏掌，腕背橫紋直上 2 寸，於尺橈骨之間的凹陷處取此穴。

手法：按、揉。

功能：散風解表，清熱消炎，通經活絡。

主治：熱病，頭痛，目赤腫痛，耳鳴，耳聾，瘰癧，脇脅肋病，上肢痹痛，肩背痛。

（7）會宗：

名出自《針灸甲乙經》。會，匯聚；宗為集聚，或作總管、本原解。凡言系統，必先有宗主而後有支別。手三陽經脈，在三陽絡穴相互溝通，本穴位於三陽絡之前一寸處，猶如聚會別支而民歸一宗，故名會宗。

定位：背半屈肘，前臂旋前，伏掌，在支溝尺側一橫指處。

手法：揉、點。

功能：清解三焦熱邪，疏通少陽經氣。

主治：耳聾，癲癇，上肢痹痛，喘滿。本穴為手少陽三焦經「郄穴」。

（8）天井：

名出自《針灸甲乙經》。穴居天位，在尺骨鷹嘴上 1 寸，凹陷深如井之處，故名天井。本穴為手少陽三焦經「合穴」。

定位：屈肘呈直角，橫臂側皮神經和橈神經的肌支。

手法：點、揉。

功能：寬胸理氣，化痰止血，通經活絡，清心寧神。

主治：偏頭痛，耳聾，瘰癧，癲癇，心胸痹痛，肢體疼痛。

（9）天髎：

名出自《針灸甲乙經》。髎是骨空處。本穴位於肩胛岡上窩內，居胸腔之上，人之天部，故稱天髎。本穴為手少陽經與陽維脈交會穴。

定位：正坐位，在肩胛岡之上方，當肩井下1寸處。

手法：拿、點、揉。

功能：祛經絡風濕，調氣血淤滯。

主治：肩臂痛不舉，頸項強急，胸中煩滿，寒熱。

（10）翳風：

名出自《針灸甲乙經》。翳為薄膜狀物，有遮蔽之義。本穴為手、足少陽經交會穴。

定位：正坐位，在耳垂後，下頜角與乳突之間凹陷處。

手法：揉、點。

功能：疏風泄熱，通竅聰耳，活絡止痛。

主治：耳鳴，耳聾，口眼歪斜，牙關緊閉，齒痛，頰腫，瘰癧，疿腮，三叉神經痛。

（11）角孫：

名出自《針灸甲乙經》。該穴位於耳廓角（耳尖）處的髮際；其脈氣經耳上角外遁逸而去，故名角孫。本穴為手、足少陽，手陽明經交會穴。

定位：折耳在耳尖盡端，髮際內。

手法：揉、點。

功能：清經絡鬱熱，散三焦風邪。

主治：頰腫，目翳，齒痛，項強，偏頭痛，視網膜出血，唇燥。

（12）**耳和髎**：名出自《針灸甲乙經》。和，指聲音調和；髎與窌（liao）同，髎即空穴。本穴屬手少陽經之空穴，位於耳旁，為治耳病，增強聽力，能聽五聲之和的要穴，故名耳和髎。別名禾髎。本穴為手、足少陽，手太陽經交會穴。

定位：正坐，於耳門前上方，當鬢髮後，避開動脈。

手法：揉、點。

功能：祛風邪，疏經絡。

主治：頭痛，耳鳴，牙關緊閉，口歪眼斜。

（八）手陽明大腸經

手陽明大腸經代表最大球體空間和虛有最大球體空間的組合，共同構成一個完整的正反兩套圓球空間，每一個圓球空間的層次是 10 維，所以大腸經的穴位數目就是 20 個。

球形空間結構的運動一般叫做陽明（雙向運動），與足陽明胃經形狀類似（單向運動），只是方向有所不同，本書只做一次論述。

1. 立體結構是兩個凹面球體相合組成。

2. 平面結構是兩個凹面圓形相合組成。

3. 線狀結構是一個「∞」形弧線。

4. 功能是最大限度的吸收物質元素。

5. 常用穴位。

（1）商陽：

名出自《靈樞·本輸》。此穴乃根據陰陽五行學說理論而得名。從五行來說，肺合大腸，二者屬金。金在音為商，一屬陰，一屬陽。該穴為手陽明之始穴，承受手太陰之經氣，由陰入陽，故其穴由陰轉陽，故名商陽。本穴為手陽明大腸經「井穴」。

定位：伸指，在食指橈側指甲根上方0.1寸處。

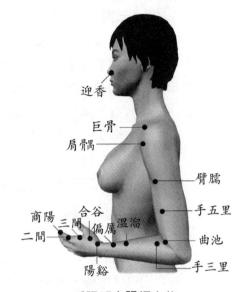

迎香
巨骨
肩髃
臂臑
手五里
曲池
手三里
商陽
三間
合谷
偏歷
溫溜
二間
陽谿

手陽明大腸經穴位

手法：揑、揉、掐。

功能：醒腦蘇厥，清陽明經熱，利咽止痛。

主治：耳聾，齒痛，咽喉腫痛，頜腫，青盲，手指麻木，熱病，昏迷，急性腸胃炎，中風昏迷，休克。

（2）二間：

名出自《靈樞·本輸》。間，即間隙，有空陷之義。本穴在手陽明經順序第二，居食指橈側掌指關節前凹陷中，故稱二間。本穴為手陽明大腸經「滎穴」。

定位：握拳，當食指橈側指掌關節前凹陷處，赤白肉際。

手法：掐、揉。

功能：疏風清熱，利咽止痛。

主治：目昏，鼻出血，頜腫，嗜睡，齒痛，口歪眼斜，咽喉腫痛，熱病。

（3）三間：

名出自《靈樞‧本輸》。本穴別名為少谷、小谷，因其穴位於第二掌骨小頭橈側後凹陷中之小谷中而得名。本穴又在手陽明經中位居第三，故名三間，三間又相對於本經二間而言。本穴為手陽明經大腸經「輸穴」。

定位：握掌，在食指橈側第二掌骨小頭後方凹陷處。

手法：掐、揉。

功能：清陽明邪熱，通大腸腑氣。

主治：目痛，齒痛，衄血，嗜睡，咽喉腫痛，身熱，腹滿，腸鳴。

（4）合谷：

名出自《靈樞‧本輸》。因本穴位於大指及次指兩指兩經交合處的凹陷中，故稱為合谷。本穴為手陽明大腸經原穴。

定位：側掌，拇、食二指張開以另一手拇指指骨關節橫紋放在張開的拇、食二指間的指蹼緣上，當拇指尖盡處是穴。或將拇、食二指相併，當虎口肌肉突起部之中央。

手法：壓、點、按。

功能：疏風清熱，消炎止痛，醒腦開竅，通調氣血。

主治：頭痛，目赤腫痛，鼻出血，齒痛，牙關緊閉，口眼歪斜，耳聾，痄腮，咽喉腫痛，熱病無汗，多汗，腹痛，便秘，經閉，滯產，小兒驚風，頭痛，高血壓，蕁麻疹。

（5）陽谿：

名出自《靈樞‧本輸》。陽，指陽經；谿即小河溝。本穴屬手陽明經，腕背，拇長、短伸肌腱之間凹中，經氣至此，如水流經小河溝，故稱陽谿。別名中魁。本穴為手陽明大腸經經穴。

定位：側掌，拇指向上翹起時在伸拇長、短肌腱之間的凹陷中，當腕關節處。

手法：按、壓、揉、點。

功能：散風熱，清火邪。

主治：頭痛，目赤腫痛，耳聾，耳鳴，齒痛，咽喉腫痛，手腕痛，小兒單純性消化不良，癲狂，癇證，中風半身不遂。

(6) 偏歷：

名出自《靈樞·經脈》。偏即側旁，歷是經過。本穴為手陽明經之絡穴，居前臂陽面偏於橈側，手陽明經與手太陰經於此處往來經過聯絡，故名偏歷。

定位：屈肘側掌，腕橫紋上3寸，陽谿與曲池之連線上。

手法：按、揉。

功能：清陽明經熱，通水道。

主治：目赤，耳鳴，鼻出血，喉痛，面癱，癲癇，扁桃體炎，手臂酸痛，水腫。

(7) 溫溜：

名出自《針灸甲乙經》。此穴因其功效為溫利而得名。為手陽明經之郄穴，陽明多氣多血，氣血注留於此，但穴有溫利、通經決溜之功，雖溫而不熱，可治鬱熱諸症，故名溫溜。別名逆注、蛇頭、池頭。

定位：屈肘側掌，在陽谿穴上5寸，陽谿與曲池之連線上。

手法：推、按、掐。

功能：清陽明經熱，調胃腸腑氣。

主治：頭痛，面腫，咽喉腫痛，癲、狂，面神經麻痹，

肩背酸痛，口舌生瘡，腸鳴腹痛。

（8）曲池：

名出自《靈樞・本輸》。取本穴時，屈曲其肘，穴在凹陷似池處；又本穴屬手陽明經之合穴，經氣如水匯注池中，故名曲池。

定位：屈肘側掌，呈 90°角，在肘橫紋頭與肱骨外上髁內緣之中點。

手法：按、壓、撥。

功能：清邪熱，通腑氣，疏經絡，調氣血，利關節，袪風濕。

主治：咽喉腫痛，齒痛，目赤痛，瘰癧，癮疹，熱病，上肢不遂，月經不調，丹毒，目不明，胸中煩滿，善驚，手臂腫痛，腹痛吐瀉，高血壓，癲狂。

（9）肩髃：

名出自《針灸甲乙經》。在肩胛上部與巨骨之結合處，俗稱肩峰。本穴居肩峰處，肩胛骨與肱骨大結節之間，故名肩髃。本穴為手陽明經與陽蹻脈交會穴。

定位：垂臂，三角肌上部的中央或上臂外展平舉，肩部出現兩個凹陷，在前一凹陷中。

手法：按、揉。

功能：疏經絡、袪風濕、利關節、調氣血。

主治：肩臂變痛不遂，癮疹，瘰癧。

（10）巨骨：

名出自《素問・氣府論》。本穴在肩峰與鎖骨之間，以此為名。本穴為手陽明經與陽蹻脈交會穴。

定位：正坐，於肩鎖關節凹陷處。

手法：點、揉。

功能：通經絡，利關節。

主治：肩臂攣痛不遂，瘰癧，肩背痛，瘦氣。

（11）迎香：

名出自《針灸甲乙經》。本穴主治鼻塞不通，不聞香臭，刺之則可迎知香臭，故名迎香。本穴為手、足陽明經交會穴。

定位：鼻翼中點彎，鼻唇溝上。

手法：掐、點、揉。

功能：清肺熱，散風邪，通鼻竅。

主治：鼻塞，衄衄，口歪眼斜，面癢，膽道蛔蟲症。

（九）足太陰脾經

足太陰脾經代表內外兩套圓球空間組合成一個完整的圓球空間，但是，兩個球的運動方向略有不同，所以，才會出現出一點點的出格，因此，足太陰脾經的穴位應該是大腸經穴位數多一點，也就是 21 個穴位。

1. 立體結構是一個「蛋狀」結構。

2. 平面結構是一個圓面合半圓面的組合。

3. 線狀結構是一條雙向螺旋線。

4. 功能是升清和降濁共具。

5. 常用穴位。

（1）隱白：

名出自《靈樞・本輪》。隱有潛藏孕育之義；白為金色。本穴為足太陰脾經「井穴」。

定位：足拇趾內側端，爪甲角上一分，坐式翹趾即得此穴。

手法：掐、點、揉。

功能：健脾和胃，益氣統血，安神定志。

主治：腹脹，便血，尿血，月經過多，崩漏，癲狂，多夢，驚風，屍厥，心痛，功能性子宮出血，急性腸炎，精神分裂，神經衰弱。

（2）大都：

名出自《靈樞・本輪》。都，指城邑而言，聚會之所；大者，盛也。本穴承隱白穴之潛隱，足太陰經氣盛聚於此，故名大都。本穴為足太陰脾經「榮穴」。

定位：跖趾內側，第一趾跖關節前下方，赤白肉際。

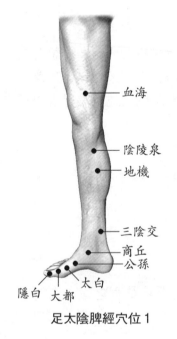

血海
陰陵泉
地機
三陰交
商丘
公孫
太白
隱白
大都

足太陰脾經穴位 1

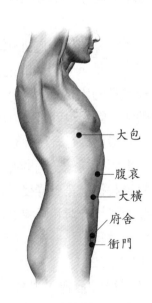

大包
腹哀
大橫
府舍
衝門

足太陰脾經穴位 2

手法：點、揉、拿、掐。

功能：理脾胃，助運化，補中氣，解表邪。

主治：足痛足腫，厥心痛，腹脹，胃痛，嘔吐，泄瀉，便秘，熱病；急慢性腸胃炎。

（3）太白：

名出自《靈樞・九針十二原》。本穴為足太陰經之輸穴，五行屬土，地能生金。

定位：足內側，第一距骨小頭後下方，赤白肉際。

手法：點、揉、拿、掐。

功能：健脾和胃，理氣化濕。

主治：胃痛，饑不欲食，心痛脈緩，胸脇脹痛，痿證，腹脹，腸鳴，泄瀉，便秘，痔漏，腳氣，體重節痛，神經性嘔吐，胃痙攣。

（4）公孫：

名出自《靈樞・經脈》。公即公正，脾居中土，位於中央最為公正；孫，「絡之別者為孫」。本穴為足太陰經絡穴，八脈交會穴之一，通於沖脈。

定位：足內側，第一距骨基底部前下緣，赤白肉際處取該穴。

手法：拿、點、揉。

功能：健脾骨，調沖脈。

主治：足腫，霍亂，心煩失眠，胃痛，嘔吐，腹痛，泄瀉，痢疾，急慢性胃炎，腹水，發狂妄言。

（5）商丘：

名出自《靈樞・本輸》。本穴為足太陰脾經「經穴」。

定位：內踝前下方凹陷處。

手法：點、揉、撥。

功飲：健脾利濕，舒筋活絡。

主治：腹脹，泄瀉，便秘，黃疸，足踝痛，癲狂，善笑，咳嗽，神經性嘔吐，急慢性胃炎，腓腸肌痙攣。

（6）三陰交：

名出自《針灸甲乙經》。本穴為足太陽、足厥陰、足少陰三陰經之交會穴，故名三陰交。本穴孕婦禁針。

定位：小腿內側，骨踝尖上三寸，脛後骨緣。

手法：點、掐、揉、擦。

功飲：健脾胃、助運化，通經絡，調氣血。

主治：脾胃虛弱，小便不利，腸鳴腹脹，泄瀉，月經不調，帶下，陰挺，不孕，滯產，遺精，陽痿，遺尿，疝氣，失眠，下肢痿痺，腳氣；神經性皮炎，高血壓，細菌性痢疾，功能性子宮出血，遺尿，神經衰弱。

（7）地機：

名出自《針灸甲乙經》。地，指地部；機是機樞、機能。本穴為足太陰經「郄穴」

定位：正坐或仰臥，在小腿內側，當內踝尖與陰陵泉的連線上，陰陵泉下3寸。

手法：點、揉。

功飲：和脾，理血，固精。

主治：腹痛，腰痛不可仰俯，腿膝麻木疼痛，泄瀉，小便不利，水腫，月經不調，痛經，遺精，胃痙攣，精液減少，功能性子宮出血。

（8）陰陵泉：

名出自《靈樞・本輸》。本穴位於高起如陵的脛骨內側

髁下，凹陷似泉處，故名陰陵泉。本穴為足太陰脾經「合穴」。

定位：脛骨後緣，脛骨內上髁下緣。

手法：點、揉、掐、拿。

功能：健脾利濕，通利三焦。

主治：腹脹，泄瀉，水腫，黃疸，小便不利或失禁，膝痛，婦人陰痛，遺精，急慢性腸炎，尿瀦留，陰道炎。

（9）血海：

名出自《針灸甲乙經》。本穴為治血症的要穴，尤能活血化淤；療女子漏下，月事不調，能引血歸經，似導洪入江海之要路，故名血海。

定位：髕骨內上緣上 2 寸，股內肌上。

手法：點、揉、拿、掐。

功能：清熱、涼血、散風、調經。

主治：股內側痛，小便淋澀，氣逆腹脹，月經不調，崩漏，經閉，癮疹，濕疹，丹毒；功能性子宮出血，睪丸炎，神經性皮炎，貧血。

（10）衝門：

名出自《針灸甲乙經》。衝為要衝，通行的大道。本穴為足太陰、厥陰經交會穴。《針灸甲乙經》：「衝門……是太陰厥陰之會。」

定位：恥骨聯合上緣，任脈旁開 3.5 寸，股動脈外側。

手法：點、揉。

功能：清濕熱，調氣機。

主治：腹痛，小便不利，胎氣上沖，疝氣，崩漏，帶下，尿瀦留，精索神經痛，子宮內膜炎，睪丸炎。

（11）府舍：

名出自《針灸甲乙經》。府，臟腑也；舍乃居處。本穴為足太陰、厥陰經與陰維脈交會穴。

定位：衝門穴外上七分，距任脈四寸。

手法：點、揉、拿。

功能：健脾理氣，疏肝止痛。

主治：腹痛，疝氣，積聚，霍亂吐瀉；脾腫大，子宮附件炎，腹股溝淋巴結炎。

（12）大橫：

名出自《針灸甲乙經》。橫即平線，又指旁側。本穴位於臍相平，旁開4寸處；內應橫結腸，故名大橫。本穴為足太陰與陰維脈交會穴。

定位：臍旁4寸，仰臥位取穴。

手法：點、揉、掐、擦。

功能：調理大腸，宣通腑氣。

主治：泄瀉，便秘，腹痛，虛寒；急慢性腸炎，腸麻痹，痢疾，腸寄生蟲。

（13）腹哀：

名出自《針灸甲乙經》。哀即悲鳴。本穴位於腹部，腹中不適，常於此聞及腸鳴音，如腹中哀鳴，故稱腹哀。別名腸哀。本穴為足太陰與陰維脈交會穴。

定位：仰臥，在上腹部，當臍中上3寸，距前正中線4寸。

手法：點、揉。

功能：扶脾土，利濕熱。

主治：消化不良，繞臍腹痛，胃痙攣，胃及十二指腸潰

瘍，細菌性痢疾，便秘，痢疾。

（14）大包：

名出自《靈樞・經脈》。本穴為脾經之大絡，包攬脾經之氣血，為絡之總匯，故稱大包。本穴為脾之大絡。注意不可深刺，以免傷及內臟。

定位：側臥舉臂、腋中線直下第六肋間隙處。

手法：點、揉，擦。

功能：通經絡，強筋骨、理氣血。

主治：氣喘，胸脇痛，全身疼痛，四肢無力。

（十）足厥陰肝經

足厥陰肝經是一個向內收斂向外發散同時進行的物質空間結構，類似於一棵樹木的形狀，它的穴位是 14 個。同時如果發散 11 層空間的話，加上原有的 3 點穴位，同樣也是 14 個穴位。

1. 立體結構是兩個凸面四分之一球面相合。

2. 平面結構是兩個凸面弦線相對組成。

3. 線狀結構是「雙向擴張的」弧線。

4. 功能是向內外同時發散。

5. 常用穴位。

（1）大敦：

名出自《靈樞・本輸》。敦，原也，有聚而未發之義。本穴為足厥陰肝經井穴。該穴孕婦產前產後皆不宜灸。

定位：足大趾末節的外側趾背上，當外側爪甲根與趾關節之間。

手法：點、揉、推、掐。

功能：調經血，理下焦，蘇厥逆，清神志。

主治：疝氣，遺尿，經閉，子宮內膜增生，睪丸炎，精索神經痛，崩漏，陰挺，癲癇。

（2）行間：

名出自《靈樞‧本輸》。此穴有兩義，一指本穴位於足一趾肝經與足二趾脾經二經行線之間，故稱行間。二指本穴為人行走活動著力之處，位於足背第一、二趾間的縫紋端，故名行間。本穴為足厥陰肝經「滎穴」。

定位：第一、二趾縫間，趾蹼緣後的 0.5 寸處。

手法：點、揉、推。

功能：泄肝火，熄汗風，涼血熱，清下焦。

主治：頭痛，目眩，目赤腫痛，青盲，口歪眼斜，脅痛，疝氣，小便不利，崩漏，癲癇，月經不調，痛經，帶下，中風。

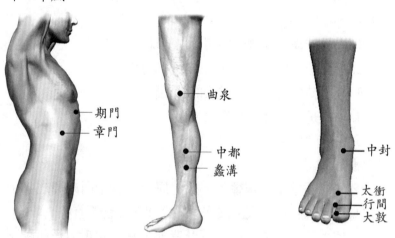

期門
章門

曲泉

中都
蠡溝

中封

太衝
行間
大敦

足厥陰肝經穴位

（3）太衝：

名出自《靈樞・本輸》。太，盛大也；衝為要道。本穴為足厥陰肝經「輸穴」，又為肝的原穴。

定位：於第一、二趾骨結合部之前凹陷處。

手法：拿、按、揉。

功能：泄肝火，清頭目，行氣血，化濕熱。

主治：頭痛，眩暈，目赤腫痛，高血壓，尿路感染，脇痛，遺尿，疝氣，崩漏，月經不調，癲癇，嘔逆，小兒驚風，下肢痿痹。

（4）中封：

名出自《靈樞・本輸》。本穴位於內踝前1寸，仰足取之凹陷中。穴居之處，被脛骨前肌腱、拇長伸肌腱及十字韌帶等封閉於中，當足背屈時可出現凹陷，故名中封。本穴為足厥陰肝經「經穴」。

定位：坐位，足平放，內踝前下方，靠脛骨前肌腱內側凹陷處，伸足彎腰乃可取之。

手法：點、揉。

功能：清肝經鬱熱，瀉下焦濕邪。

主治：疝氣，遺精，小便不利，瘧疾，足萎厥冷，五淋。

（5）蠡溝：

名出自《靈樞・本輸》。蠡即貝殼做的瓢。本穴為足厥陰經絡穴。

定位：於內踝尖上5寸，脛骨後緣。

手法：拿、按、揉。

功能：於內踝尖上5寸，脛骨後緣。

主治：小便不利，遺尿，月經不調，帶下，下肢痿痹。

（6）中都：

名出自《靈樞・本輸》。都，聚也、豐也。本穴上有陰陵泉，下有蠡溝，前有條口，後有漏谷，四周諸穴皆呈凹陷，本穴恰居其中，頗有氣血豐聚之義；又當脛骨之中部，乃上下陰陽相聚於中，故名中都。本穴為足厥陰經郄穴。

定位：內踝尖直上 7 寸，脛骨後緣。

手法：點、揉。

功能：疏肝理氣，活血止痛。

主治：疝氣，急性肝炎，小腿臂痛，崩漏，腹痛，泄瀉，惡露不盡。

（7）曲泉：

名出自《靈樞・本輸》。本穴位於膝內側橫紋頭上方凹陷中，屬足厥陰經之合穴，五行屬水，猶水之來源如泉，又須屈曲其膝方可取得本穴，故名曲泉。本穴為足厥陰肝經「合穴」。

定位：坐位屈膝，膝內側，膕窩橫紋端。

手法：點、揉、撥。

功能：舒筋活絡，調理氣血，清濕熱，利膀胱。

主治：腹痛，小便不利，遺精，陰癢，膝痛，月經不調，痛經，帶下，婦人不孕，精神病。

（8）章門：

名出自《靈樞・本輸》。章者，通臟也；門有門戶之義。本穴功能化淤消滯，通閉塞之氣，主治氣滯血淤、痞疾諸症，猶如五臟開門，又為臟會，乃五臟之氣出入之門戶，故名章門。本穴為脾的募穴；八會穴之一，臟會章門；肝經與膽經交會穴。

定位：側臥位，當第十一肋端，屈肘合腋時，肘尖止處是穴。

手法：摩、揉、按。

功能：疏肝氣，調五臟，和脾胃，化積滯。

主治：腹脹，泄瀉，嘔吐，神疲肢倦，胸脇痛，黃疸，腰脊痛，痞塊。

（9）期門：

名出自《針灸甲乙經》。期，一週期也。十二經之氣自中府穴始，循行至本穴後，從肝貫膈，上注於肺，再出於中府穴，逐次循行，如環無端，如一年 365 天週期一樣固定。本穴為經氣運行週期中間之門戶，又主治婦人經期諸症，月經有週期，故名期門。本穴為肝的募穴；足厥陰、足太陰與陰維脈交會穴。

定位：仰臥位，在乳中線上，乳頭下二肋，於第六肋間隙處即為此穴。

手法：摩、揉、按。

功能：疏肝理氣，活血化淤，健脾和胃，化痰消積。

主治：胸脇脹痛，腹脹，嘔吐，乳癰，心痛，哮喘，傷寒熱如血室。

（十一）足少陰腎經

足少陰腎經是兩個實心的半球組合而成，腎臟體陰而用陽，它的結構是「深藏」在凹面三角立方體中間的，所以它的穴位數目是 $3^3 = 27$ 個，也就是分別在空間中 X、Y、Z 軸上各有 9 個穴位。

1. 立體結構是兩個凹凸面半球體組成。

2. 平面結構是兩個凹凸半圓形組成。

3. 線狀結構是兩條右旋的反向弧線。

4. 功能是生命之源和精水之源的太極元氣。

5. 常用穴位。

（1）湧泉：

名出自《靈樞・本輸》。此穴取名與水泉相對。本穴位於足底，居人身最低位，屬足少陰經之井穴，「所出為井」，如水之源頭，經氣由泉水湧出於下，故名湧泉。本穴為足少陰腎經「井穴」。

定位：正坐或仰臥位，蹺足。在足底部，捲足時足前部凹陷處，約當足底二三跖趾縫紋頭端與足跟連線的前 1/3 與後 2/3 交點上。

手法：擦、按、揉、推。

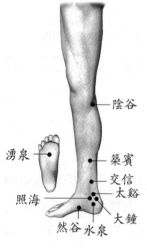

足少陰腎經穴位 1

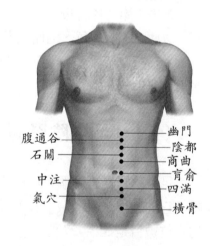

足少陰腎經穴位 2

功能：滋腎清熱，除煩寧神，開竅救逆。

主治：頭痛，頭昏，失眠，目眩，咽喉腫痛，失音，便秘，小便不利，小兒驚風，癲狂，昏厥。

（2）然谷：

名出自《靈樞・本輸》。然，即然骨，現稱舟骨。谷，即凹陷處。本穴位於然骨前下凹陷如谷處，故名然谷，別名龍淵、龍泉、然骨。本穴為足少陰腎經「滎穴」。

定位：正坐或仰臥位，在足內側緣，足舟骨粗隆下方，赤白肉際。

手法：揉、點、擦。

功能：滋腎陰，清虛熱，利膀胱，理下焦。

主治：月經不調，帶下，遺精，消渴，泄瀉，咳血，咽喉腫痛，小便不利，小兒臍風，口噤。

（3）太谿：

名出自《靈樞・本輸》。太，大也。本穴位於足內踝後，大而深的凹陷如谿處，故名太谿。本穴為足少陰腎經「輸穴」；腎經原穴。

定位：坐位平放足底，或仰臥位。在足內側，內踝後方，當內踝尖與跟腱之間的凹陷處。

手法：掐、點、撚。

功能：滋補下焦，調理充任，清肺止嗽。

主治：月經不調，遺精，陽痿，小便頻數，便秘，消渴，咯血，氣喘，咽喉腫痛，齒痛，失眠，腰痛，耳聾，耳鳴。

（4）大鐘：

名出自《靈樞・經脈》。鐘有積聚之義，又與踵即足跟

通。本穴位於足踵部，為經氣積聚之處，故名大鐘。本穴為足少陰經絡穴。

定位：於內踝後下方，跟骨與跟腱之間，太谿下 0.5 寸稍後處，內屈腿取穴。

手法：按、揉、點。

功能：調氣和血，補益腎經。

主治：癃閉，腰脊強痛，遺尿，便秘，咯血，氣喘，癡呆，足跟痛。

（5）水泉：

名出自《針灸甲乙經》。此穴為相對足心湧泉穴而命名。本穴位於足、地之部，屬足少陰經之郄穴，為腎氣深焦猶水出泉之處，故名水泉。本穴為足少陰經郄穴。

定位：於太谿直下 1 寸處，當跟骨結節之內側前上部凹陷中。

手法：按、揉、點。

功能：理沖任，調氣血，疏下焦。

主治：月經不調，痛經，子宮脫垂，子宮內膜炎，視物不清，經閉，陰挺，小便不利。

（6）照海：

名出自《針灸甲乙經》。照即光照；海為百川所歸。本穴位於然谷穴後，然谷屬足少陰經之滎穴，五行屬火，猶龍雷之火有光照之像；陰蹻脈發生於本穴，腎氣歸聚似海，故名照海。本穴為八脈交會穴之一，通於陰蹻脈。

定位：足稍內翻，於內踝下陷中。

手法：按、揉、點、撥。

功能：調經和營，清利下焦，清心安神，利咽止痛。

主治：月經不調，帶下，陰挺，小便頻數，癃閉，便秘，咽喉乾痛，癲癇，瘛症，失眠。

（7）復溜：

名出自《靈樞‧本輸》。復即往來，溜與流同。足少陰經氣環內踝一周之後，別入足跟中，再循於腨中，以復其向上其流之正道，故名復溜。本穴為足少陰腎經「經穴」。

定位：於太谿上 2 寸，當跟腱之前緣。

手法：拿、按、揉。

功能：滋腎強腰，疏利下焦。

主治：水腫，腹脹，泄瀉，盜汗，熱病汗不出，下肢痿痹，腎炎，睾丸炎，神經衰弱，糖尿病。

（8）交信：

名出自《針灸甲乙經》。交即交會；信於五常為「土」。足少陰經自本穴之後，即與脾經交會於三陰交穴，脾屬土，故本穴名交信。別名內筋。本穴為陰蹻脈郄穴。

定位：於脛骨後緣，復溜前 0.5 寸，太谿上 2 寸。

手法：拿、按、揉。

功能：補腎氣，益胞宮，清濕熱，調血分。

主治：月經不調，腰痛，下肢內側痛，崩漏，陰挺，疝氣，泄瀉，便秘。

（9）築賓：

名出自《針灸甲乙經》。築乃築基；賓與臏同。本穴位於太谿穴直上 5 寸，腓腸肌內側肌腹下端，每當腿部用力，本穴部位有堅強奮起之勢，若有所築，以利於臏膝動作，故名築賓。別名築濱、腿肚、腨腸。本穴為陰維脈郄郄。

定位：屈膝於太谿上 5 寸，當腓腸肌內側肌腹下端即為

該穴。

手法：拿、按、揉。

功能：清心化痰，鎮驚安神。

主治：癲狂，疝氣，嘔吐，小腿疼痛，腓腸肌痙攣。

（10）陰谷：

名出自《針灸甲乙經》。本穴位於膝膕窩陰側面，半腱肌與半膜肌之間深陷如谷處，故名陰谷。《會元針灸學》：「陰谷者……兩筋間如谷之穴在於陰筋之分，故名陰谷。」本穴為足少陰腎經「合穴」。

定位：正坐屈膝，膕窩橫紋內側端，兩筋間。

手法：揉、點、按。

功能：補益腎氣，通利下焦，疏泄厥逆。

主治：陽痿，疝氣，崩漏，小便不利，膝股內側痛，月經不調，小便難，泌尿感染，陰道炎。

（11）橫骨：

名出自《針灸甲乙經》。橫骨，指兩股之間橫起之骨，位於橫骨之邊際，以骨取名，故名橫骨。本穴為足少陰經與沖脈交會穴。

定位：仰臥位，臍下5寸，曲骨（任脈）旁開五分。

手法：揉、點、捏、掐。

功能：補益腎經，通利下焦。

主治：腹脹痛，小便不利，遺尿，遺精，陽痿，疝氣。

（12）氣穴：

名出自《針灸甲乙經》。本穴位於關元氣海穴附近，為諸氣所歸之處，故稱為氣穴。別名胞門、子戶。本穴為足少陰經與沖脈交會穴。

定位：仰臥位，當臍下 3 寸，關元（任脈）旁開 0.5
寸。

手法：揉、點。

功能：補腎氣、調沖任，利下焦。

主治：月經不調，帶下，小便不利，泄瀉，胸背痛，胸
脇滿、脇肋滿。

（13）四滿：

名出自《針灸甲乙經》。本穴居石門穴旁開 0.5 寸，恰
為關元穴丹田宮之方寸範圍，為全身精氣凝聚，滿盈四方之
所，故名四滿。本穴為足少陰經與沖脈交會穴。

定位：仰臥，於臍下 2 寸，石門（任脈）旁開 0.5 寸。

手法：揉、點、拿。

功能：補腎氣，調沖脈，利水道。

主治：月經不調，帶下，遺尿，遺精，疝氣，便秘，腹
痛，水腫，胃炎，膀胱炎，痢疾。

（14）中注：

名出自《針灸甲乙經》。中，指內裏。注即灌注。本穴
內應胞宮、精室，又為沖脈，足少陰經之會，腎之精氣，由
此穴向內，灌注於胞宮精室之中，故名中注。本穴為足少陰
經與沖脈交會穴。

定位：仰臥，在橫骨上 4 寸，陰交（任脈）旁開 0.5
寸。

手法：揉、點。

功能：滋腎氣，調經血，利下焦。

主治：月經不調，腹痛，便秘，泄瀉，小便不利，目赤
痛。

（15）肓俞：

名出自《針灸甲乙經》。本穴與膏肓、胞肓、肓門相通，為腎氣輸注於腹部之要穴，故名肓俞。本穴為足少陰經與沖脈交會穴。

定位：仰臥位，與神闕相平行，任脈旁開0.5寸。

手法：揉、點、拿。

功能：和胃通腸，降逆止痛。

主治：腹痛，腹脹，嘔吐，便秘，泄瀉，疝氣，五淋，目赤痛。

（16）商曲：

名出自《針灸甲乙經》。商，手陽明五音所屬也。本穴內應胃腸之間，腸之屈曲處，故名商曲。本穴為足少陰經與沖脈交會穴。

定位：仰臥位，在肓俞上1寸，下脘（任脈）旁開0.5寸。

手法：揉、點。

功能：健脾和胃，通腸消滯。

主治：腹痛，泄瀉，便秘，腹中積聚。

（17）石關：

名出自《針灸甲乙經》。石，指堅滿不化；關即門關。此穴與石門穴取名相對，主治沖脈失調，胃腸腑氣不暢之堅滿諸症，利關門而堅滿症除，故名石關。別名石闕。本穴為足少陰經與沖脈交會穴。

定位：仰臥位，在肓俞上三寸，建里（任脈）旁開0.5寸。

手法：揉、點、拿。

功舷：和腸胃，消積滯。

主治：嘔吐，消化不良，痛經，婦人不孕，腹痛，便秘。

（18）陰都：

名出自《針灸甲乙經》。本穴為足少陰經與沖脈交會穴。

定位：仰臥位，在肓俞穴上4寸，中脘（任脈）旁開0.5寸。

手法：點、揉。

功舷：和脾胃，調氣機，通腑氣，理胞宮。

主治：腹脹，腹痛，便秘，胸脇痛，瘧疾，黃疸，不孕。

（19）腹通谷：

名出自《針灸甲乙經》。此穴因其功能溫中通谷而得名。本穴為足少陰經與沖脈交會穴。

定位：仰臥位，在肓俞上5寸，上脘（任脈）旁開0.5寸。

手法：揉、點。

功舷：補脾和胃，寬胸理氣。

主治：腹脹，腹痛，嘔吐，心悸，胸脇痛，目赤痛，瘧疾。

（20）幽門：

名出自《針灸甲乙經》。本穴為足少陰經與沖脈交會穴。

定位：仰臥位，在肓俞上6寸，巨闕（任脈）旁開0.5寸。

手法：揉、點、拿。

功舷：疏肝氣，健脾胃，清腑熱，解痙攣。

主治：腹痛，腹脹，嘔吐，泄瀉，消化不良，胃痙攣，慢性胃炎，胃潰瘍，肋間神經痛。

(十二)足太陽膀胱經

足太陽膀胱經的結構是一個有兩個進口一個出口的球體空間，完整的球體空間結構按照八卦排列的數位式是 64 個，加上三個開口的穴位，一共 67 個穴位。

1. 立體結構是內有凹面三角立方體的圓球體。

2. 平面結構是內有凹面三角形的圓面。

3. 線狀結構是一條「右旋 S 形」弧線。

4. 功能是將無形收斂生成有形的氣化作用。

5. 常用穴位。

（1）睛明：

名出自《針灸甲乙經》。五臟六腑之精華上達於目，使人之雙睛能明。本穴能使目清明白，為治目疾之要穴，故名睛明。本穴為手太陽、足太陽、足陽明、陰蹻、陽蹻五脈交會穴。

定位：閉目，鼻根兩旁，在目眥之內上方陷中，相當眶孔內緣處。

手法：按、揉、推、捏。

功能：散風瀉火，滋陰明目。

主治：目赤腫痛，流淚，視物不明，目眩，近視，夜盲，色盲；視神經萎縮，散光，視網膜炎，白內障。

（2）攢竹：

名出自《針灸甲乙經》。《會元針灸學》：「攢竹者，

諸陽之氣攢聚於眉頭，如新竹之茂……故名攢竹。」

定位：仰靠，睛明上方，眉毛內側端，眶上切跡處。

手法：點、按、揉、推、捏。

功能：祛風散熱，通絡明目。

主治：頭痛，口眼歪斜，目視不明，流淚，目赤腫痛，眼瞼瞤動，眉棱骨痛，眼瞼下垂，面癱；急性結膜炎，視神經萎縮，角膜白斑。

（3）大杼：

名出自《靈樞·經脈》。本穴屬足太陽經背俞穴中部位最高者，又居杼骨之端，故名大杼。本穴位是八會穴之一，骨會大杼，又是手足太陽經交會穴。

定位：俯伏位，於第一胸椎棘突下，陶道（督脈）旁開1.5寸。

手法：按、揉、點。

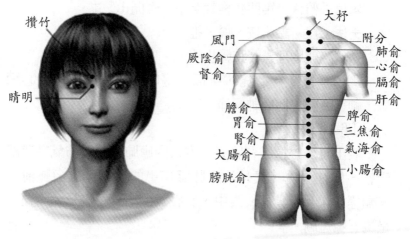

膀胱經穴位 1　　　　　膀胱經穴位 2

功能：袪風解表，舒筋通絡，宣肺定喘。

主治：咳嗽，發熱，項強，肩背痛，頭痛振寒，中風，癲癇。

（4）風門：

名出自《針灸甲乙經》。本穴為治療風疾之要穴，是風邪出入之門戶，故名風門。本穴為足太陽經與督脈交會穴。

定位：俯伏，在第二胸椎棘突下，旁開 1.5 寸。

手法：按、揉、推、撥。

功能：宣肺解表，通絡袪風。

主治：傷風，咳嗽，發熱頭痛，項強，胸背痛，目眩，支氣管炎，肺炎。

（5）厥陰俞：

名出自《千金翼方》。本穴內應手厥陰經心包絡，兼足厥陰經通肝氣，是手厥陰心包絡之氣在背部轉輸、輸注之處；又主治厥陰病患，故名厥陰俞。本穴為心包背俞穴。

定位：俯伏，第四胸椎棘突下，旁開 1.5 寸。

手法：揉、點、按、撥、推。

功能：開胸理氣，和營止痛。

主治：咳嗽，心痛，胸悶，嘔吐，心悸，風濕性心臟病，神經衰弱，肋間神經痛。

（6）肺俞：

名出自《靈樞·背腧》。本穴內應肺臟，是肺氣在背部轉輸、輸注之處，又是治療肺臟疾患的要穴，故名肺俞。《類經》：「五藏居於腹中，其脈氣俱出於背之足太陽經，是為五臟之腧。」

定位：俯伏位，第三胸椎棘突下，身柱（督脈）旁 1.5

寸取之。

手法：按、揉、彈撥、推。

功能：調肺氣，補虛勞，清虛熱，和營血。

主治：咳嗽，氣喘，吐血，骨蒸，潮熱，盜汗，鼻塞，黃疸，皮膚瘙癢，肺結核。

（7）心俞：

名出自《素問·刺熱論》。本穴為心氣在背部轉換交接之輸，流注之所，是治療心臟疾患的要穴，故名心俞。

定位：俯伏位，取第五胸椎棘突下旁開 1.5 寸處為本穴。

手法：按、點、揉、推。

功能：養血安神，清心寧志，寬胸止痛。

主治：心痛，驚悸，咳嗽，吐血，失眠，健忘，盜汗，夢遺，癲癇；冠心病，心絞痛，神經衰弱，肋間神經痛。

（8）督俞：

名出自《聖惠方》。本穴因其與督脈相聯繫而得名。為督脈之氣在背部輸注、轉出之處，有督促督脈運行之意，故名督俞。

定位：俯伏，在第六胸椎棘突下，靈台（督脈）旁開 1.5 寸。

手法：揉、按、點、彈撥、推。

功能：寬胸順氣，通調三焦。

主治：心痛，胸悶，腹痛，寒熱、氣喘。

（9）膈俞：

名出自《靈樞·背腧》。本穴在位置上內應橫膈，在氣機上連於足太陽經，主治橫膈疾患，故名膈俞。本穴為八會穴之一，血會膈俞。

定位：俯伏，在第七胸椎棘突下，旁開 1.5 寸。

手法：按、揉、壓、推、彈撥。

功能：調營血，寬胸膈，化淤血，和脾胃。

主治：嘔吐，呃逆，氣喘，咳嗽，吐血，潮熱，盜汗。

（10）肝兪：

名出自《靈樞·腧樞》。本穴內應肝臟，為肝氣在背部輸注、轉輸之處，是治療肝病的要穴，故名肝兪。《會元針灸學》：「肝兪者，肝之系於背，太陽脈之所過，故名肝兪。」

定位：俯臥位，在第九胸椎棘突下，旁開 1.5 寸。

手法：揉、點、彈、撥、推。

功能：清肝膽，除濕熱，調營血，明眼目，熄肝風，安神志。

主治：黃疸，脇痛，吐血，目赤，目眩，雀目，癲狂癇，脊背痛，鼻出血，夜盲，急慢性肝炎，膽囊炎，胃痙攣，神經衰弱，肋間神經痛，月經不調。

（11）膽兪：

名出自《素問·背兪》。本穴內應膽腑，為膽氣在背部輸注、轉輸之處，是治療膽疾患的要穴，故名膽兪。

定位：俯臥位，在第十胸椎棘突下，旁開 1.5 寸。

手法：揉、按、點、撥、推。

功能：瀉肝膽，清濕熱，寬胸膈，和脾胃。

主治：黃疸，口苦，肋痛，肺癆，潮熱，咽痛，臟躁，失眠，食不下，膽囊炎。

（12）脾兪：

名出自《靈樞·背兪》。本穴內應脾臟，為脾氣在背部輸注、轉輸之處，是治療脾疾患的要穴，故名脾兪。

定位：俯臥位，第十一胸椎棘突下，旁開 1.5 寸。

手法：點、按、揉擦、彈撥。

功能：健脾利濕，和胃降逆。

主治：腹脹，黃疸，嘔吐，泄瀉，痢疾，便血，水腫，背痛，胃潰瘍，胃下垂，神經性嘔吐，慢性出血性疾病。

（13）胃俞：

名出自《針灸甲乙經》。本穴內應胃府。為胃氣在背部輸注、轉輸之處，是治療胃疾患的要穴，故名胃俞。

定位：俯臥位，在第十二胸椎棘突下，旁開 1.5 寸。

手法：點、按、揉、撥、推擦。

功能：調中和胃，化濕消滯。

主治：胸脇痛，胃脘痛，嘔吐，腹脹，腸鳴，完穀不化，痢疾，胃下垂，胃痙攣，糖尿病。

（14）三焦俞：

名出自《針灸甲乙經》。本穴與人體上中下三焦相應，為三焦之氣在背部輸注、轉輸之處，是主治三焦疾患的要穴，故名三焦俞。

定位：俯臥位，第一腰椎棘突下旁開 1.5 寸。

手法：按、揉、撥、推。

功能：健脾利濕、通利三焦。

主治：腸鳴，腹脹，嘔吐，泄瀉，痢疾，水腫，腰背強痛。

（15）腎俞：

名出自《靈樞·背俞》。本穴內應腎臟，為腎氣在背部輸注、轉輸之處，是治療腎疾患的要穴，故名腎俞。《會元針灸學》：「腎俞者……其系於背，足太陽脈之所過，故名

腎腧。」

定位：俯臥位，在第二腰椎棘突下，旁開 1.5 寸。

手法：揉、按、撥、推、搓。

功能：壯元陽，補腰腎，祛水濕，充耳目。

主治：遺尿，遺精，陽痿，月經不調，白帶，水腫，耳鳴，耳聾，腰痛，夜盲；前列腺炎，腎炎，腎虛喘息。

（16）氣海俞：

名出自《聖惠方》。本穴與任脈之氣海穴相應，為人之生氣在背部輸注、轉輸之處，是治療元氣虛衰的要穴，故名氣海俞。

定位：俯臥位，於第三腰椎棘突下，旁開 1.5 寸。

手法：按、點、揉、撥、推。

功能：補腎氣，強腰脊。

主治：腸鳴腹脹，痔漏，痛經，腰痛，背痛，急性腰扭傷，月經不調，下肢癱瘓。

（17）大腸俞：

名出自《針灸甲乙經》。本穴內應大腸，為大腸之氣在背部輸注、轉輸之處，是治療大腸疾患的要穴，故名大腸俞。

定位：俯臥位，於第四腰椎棘突下，旁開 1.5 寸。

手法：按、揉、撥。

功能：通腑氣，化濕滯。

主治：腹脹，泄瀉，便秘，腰痛，痢疾，脫肛，坐骨神經痛。

（18）小腸俞：

名出自《針灸甲乙經》。本穴內應小腸，為小腸之氣背

部輸注、轉輸之處，是治療小腸疾患的要穴，故名小腸俞。

定位：俯臥位，平第一骶後孔，正中線旁開 1.5 寸，於髂後上棘內緣與骶骨之間凹陷處。

手法：撥、點、揉、按、推、搓。

功能：理下焦，通小腸，利膀胱。

主治：腹痛，泄瀉，痢疾，遺尿，尿血，痔疾，遺精，白帶，腰痛，消渴，慢性腸炎。

（19）膀胱俞：

名出自《針灸甲乙經》。本穴內應膀胱，為膀胱之氣在背部輸注、轉輸之處，是治療膀胱疾患的要穴，故名膀胱俞。

定位：俯臥位，於第二骶骨孔平行處，旁開正中線 1.5 寸。

手法：點、按、揉、推、撥、搓。

功能：清利下焦，調理氣血。

主治：小便不利，遺尿，泄瀉，便秘，腰脊強痛，陰部腫痛，生瘡，淋濁；坐骨神經痛，糖尿病，子宮內膜炎。

（20）委陽：

名出自《靈樞・本輸》。委，即曲之意。屈曲膝關節時，位於委中穴之外側寸許，外側為陽，故名委陽。本穴為三焦經下合穴。

定位：膕橫紋外側端，屈曲膝關節，抬腿取穴。

手法：按、揉、點、撥、推、搓。

功能：疏利膀胱，通經活絡。

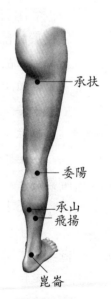

承扶

委陽

承山
飛揚

崑崙

膀胱經穴位 3

主治：腹滿，小便不利，腰脊強痛，腿足攣痛，淋濁，遺尿，痔疾。

（21）附分：

名出自《針灸甲乙經》。附即附屬；分為分界處。足太陽經氣自大杼分佈旁支，背部第二行名穴，為第一行之附屬，本穴為第二行的首穴，故名附分。本穴為手、足太陽經交會穴。

定位：正坐或俯伏位，於第二胸椎棘突下，旁開3寸。

手法：揉、按、點、拿、推、撥、彈。

功能：散風祛寒，強壯筋骨。

主治：頸項強痛，肩背拘急，肘臂麻木，頸部肌肉痙攣，肺炎，肋間神經痛。

（22）承扶：

名出自《針灸甲乙經》。承即承受，扶是扶、佐助。本穴位於臀部橫紋正中，軀幹下方，具有承受上身而佐助下肢之作用，故名承扶。

定位：俯臥位，於臀部橫紋正中。

手法：點、按、揉。

功能：舒筋，活血、止痛。

主治：腰骶臀股部疼痛，痔疾，背痛，下肢癱瘓，坐骨神經痛，小兒麻痹後遺症，尿瀦留。

（23）承山：

名出自《針灸甲乙經》。因其可承受全身如山之重，當挺身用力時，穴處肌肉特徵尤為明顯，故名承山。

定位：俯臥伸足，於腓腸肌肌腹下，人字紋凹陷處。

手法：按、壓、揉、推、搓、叩擊。

功能：舒筋活絡，通腸療痔。

主治：痔疾，腳氣，便秘，腰腿拘急疼痛。

（24）飛揚：

名出自《靈樞・經脈》。飛，翔也，揚，舉也。本穴為足太陽經之絡穴，針之可急速如飛堤防加固通至足少陰經；又溝通陽蹻與陰蹻，使人矯健，舉步如翔，故名飛揚。本穴為足太陽經絡穴。

定位：正坐或側臥位，崑崙上7寸，承山斜下外開1寸。

手法：點、擦、揉、撥彈。

功能：散風解表，通絡止痛。

主治：頭痛，目眩，鼽衄，腰腿疼痛，痔疾，下肢癱瘓，坐骨神經痛，癲疾。

（25）崑崙：

名出自《靈樞・本輸》。本穴位於外踝與跟腱之間凹陷中，外踝骨，跟骨高大如山似崑崙，故名崑崙。本穴為足太陽膀胱經「經穴」。

定位：正坐或側臥，在外踝後方，外踝與跟腱之中央凹陷部。

手法：揉、點、按、撥彈。

功能：解肌通絡，強腰補腎。

主治：頭痛，項強，目眩，鼻出血，癲癇，難產，腰骶疼痛，腳跟腫痛。

（26）金門：

名出自《針灸甲乙經》。本穴位於申脈前下方，尤申脈之門戶，申支屬金，足太陽經氣血申時注於此戶，故名金門。別名關梁、梁關。本穴為足太陽經郄穴。

定位：在申脈前下方，當骰骨外側凹陷處。

手法：點、按、揉、拿。

功能：舒筋活絡，蘇厥安神。

主治：頭痛，癲癇，小兒驚風，腰痛，下肢痿痹，外踝痛，腓腸肌痙攣。

（27）申脈：

名出自《針灸甲乙經》。申即伸展。本穴位於外踝之下，為陽蹺脈所生，直接關係足關節及全身的筋脈伸展，故名申脈。別名陽蹺、鬼路。本穴為八脈交會穴之一，通陽蹺脈。

定位：外踝正下縫隙處。

手法：按、揉、點。

功能：疏風解表，寧心安神，舒筋通絡。

主治：頭痛，眩暈，癲狂癇，腰腿酸痛，目赤痛，失眠，坐骨神經痛，內耳性眩暈，精神分裂症。

（28）京骨：

名出自《靈樞・本輸》。京，作大解。本穴位於第五距骨粗隆（古稱大骨）之下，以骨取名。本穴為足太陽膀胱經「原穴」。

定位：於足跗外側，第五趾骨粗隆下，赤白肉際。

手法：掐、點、按。

功能：疏風熱，寧神志，通經絡。

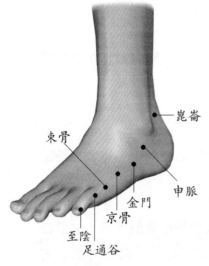

崑崙

束骨

申脈

金門

京骨

至陰

足通谷

膀胱經穴位 4

主治：頭痛，項強，目翳，癲癇，腰痛，腳攣膝痛，心悸，胸悶。

（29）束骨：

名出自《靈樞・本輸》。足小指本節，古稱束骨，本穴位於足小指外側本節後，以骨取名，故稱束骨。別名刺骨。本穴為足太陽膀胱經「輸穴」。

定位：於第五趾骨小頭後下方，赤白肉際。

手法：點、揉。

功能：散風邪，清頭目，瀉毒熱，舒筋脈。

主治：頭痛，項強，目眩，癲狂，腰腿痛，癰疽，疔瘡，小腿痛。

（30）足通谷：

名出自《靈樞・本輸》。本穴位於第五跖趾關節前緣，赤白肉際處，足太陽經氣自此通於足少陰的然谷穴，故名足通谷。本穴為足太陽膀胱經「滎穴」。

定位：第五跖趾關節外側，前下方凹陷處。

手法：揉、掐、點。

功能：散風清熱，鎮驚安神。

主治：頭痛，項強，目眩，鼻出血，癲狂，腹痛，腹瀉，瘧疾，口苦。

（31）至陰：

名出自《靈樞・本輸》。本穴為足太陽經之末穴而交至少陰，陽尺陰極，故名至陰。本穴為足太陽膀胱經「井穴」。

定位：足小趾外側，距爪甲角後 0.1 寸許。

手法：掐、按、點、揉。

功能：通血脈，袪風邪，理氣機，明頭目。

主治：頭痛，目痛，鼻塞，鼻出血，胎位不正，難產，足下熱，包衣不下，神經性頭痛，偏癱。

(十三)足少陽膽經

足少陽膽經的空間結構是一個袋子狀，膽經本身是流動的四維空間，流遍所有 11 維空間的數目 44 個點，所以，膽經的穴位數應該是 44 個。

1. 立體結構是具有凹面三角形開口圓球體。
2. 平面結構是圓面形狀。
3. 線狀結構是具有雙向發散的弧線收斂組合而成。
4. 功能是孕育陽剛性質的生命。
5. 常用穴位。

（1）瞳子髎：

名出自《針灸甲乙經》。髎即骨間隙。本穴為手太陽、足少陽經交會穴。

定位：閉目，於外眥角紋之終止處，眶骨外側。

手法：揉、按、點、掐。

功能：疏風散熱，清腦明目，消腫止痛。

主治：頭痛，目痛，目赤腫痛，目翳，青盲，視網膜出血，視神經萎縮，口眼歪斜，角膜炎，青少年近視，三叉神經痛，面神經麻痹。

（2）上關：

名出自《靈樞・本輸》。關，為開闔之樞機，本穴定位與牙關開闔關係密切，又以其在顴骨弓上緣，與下關相對，故名上關。本穴為足少陽、足陽明經交會穴。

定位：當顴弓上緣微上方之凹陷處。約當目外眥與耳屏之間的中點。

手法：掐、點。

功能：清肝膽熱，開竅益聰。

主治：偏頭痛，耳鳴，耳聾，口眼歪斜，視物不清，齒痛，口噤，中耳炎，面神經麻痹，面肌痙攣。

(3) 懸顱：

名出自《靈樞・寒熱病》。顱指額顱。《類經圖翼》：「髮際前為額顱。」本穴位於上不及髮際，下不及耳根，如懸在額顱，又可治療頭暈如身懸，故名懸顱。本穴為手足少陽、足陽明經交會穴。

定位：在鬢髮中，當頭維與曲鬢之間，沿鬢髮弧形連線之中點。

手法：按、揉、點、掐。

功能：疏風活絡，消腫止痛。

主治：偏頭痛，目赤腫痛，齒痛，鼻出血，三叉神經痛，角膜炎，神經衰弱。

(4) 頷厭：

名出自《針灸甲乙經》。

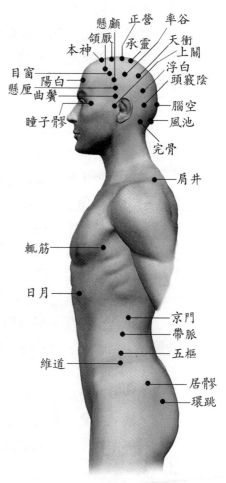

足少陽膽經穴位 1

頷，腮下也；厭有止之義。本穴位於額角髮際中，是頷部之邊緣所止之處，故穴名頷厭。本穴為手足少陽、足陽明經交會穴。

定位：鬢髮上，入髮際五分，頭維穴至曲鬢穴形成連線的上 1/2 的中點。

手法：掐、點。

功能：疏風清熱，鎮驚止痛。

主治：偏頭痛，目眩，耳鳴，齒痛，癲癇，目外眥痛，小兒驚風。

（5）懸厘：

名出自《針灸甲乙經》。懸指一面附著而四面懸空，厘為釐（同厘）的簡化字，釐同氂，乃牛馬尾之長毛；強屈之毛亦稱為氂，人的鬢髮之毛常強屈曲，懸而不直垂於下。本穴位於耳前曲角上，顳顬下廉，正當鬢毛強曲之上際，故名懸厘。本穴為手足少陽，足陽明經交會穴。

定位：當懸顱穴與曲鬢弧形連線的中點處。

手法：按、揉、點。

功能：疏風活絡，通竅利氣。

主治：偏頭痛，目赤腫痛，耳鳴，面腫，上齒痛，三叉神經痛，結膜炎，精神病，鼻炎。

（6）曲鬢：

名出自《針灸甲乙經》。本穴位於鬢髮之彎曲處，故名曲鬢。別名曲發。本穴為足少陽與足太陽經交會穴。

定位：當平齊耳尖之橫線與通過耳屏根之直線交點即取此穴。

手法：揉、點。

功能：清熱消腫，熄風止痙。

主治：頭痛，齒痛，牙關緊閉，暴喑，頷頰腫；顳肌痙攣，三叉神經痛，視網膜出血。

（7）率谷：

名出自《針灸甲乙經》。率即率領，此處為統率氣血運行之意。足少陽經脈起於目內眥，行至頷厭，上會足陽明經的頭維，折回向下又會於少陽經的角孫，然後率經氣直上，循至耳上入髮際 1.5 寸凹陷似谷的本穴部位，故此穴名率谷。本穴為足少陽與足太陽經交會穴。

定位：由耳尖直上入髮際 1.5 寸。

手法：揉、點。

功能：疏風活絡，鎮驚止搐。

主治：偏頭痛，眩暈，小兒急、慢驚風，目痛，結膜炎、角膜炎，面神經麻痺。

（8）天衝：

名出自《針灸甲乙經》。衝，通也，有衝要之義。本穴居人之天部；為足少陽、足太陽經交會穴，定位與通天穴相直，是二經經氣直通之衝要，故名天衝。

定位：率谷穴後 0.5 寸。

手法：點、按、揉、撥。

功能：清膽熱，寧神志。

主治：頭痛，癲疾，牙齦腫痛，癭氣，甲狀腺腫，痙症。

（9）頭竅陰：

名出自《針灸甲乙經》。五藏屬陰，而諸竅開於頭。心開竅於舌，肝開竅於目，腎開竅於耳，脾開竅於口，肺開竅於鼻。本穴位於頭部，能治耳目等陰竅之疾，故名頭竅陰。

本穴為足太陽、足少陽之會。

定位：前髮際額角，入髮際五分。

手法：點、按。

功能：清熱開竅，行氣止痛。

主治：頭痛，耳鳴，耳聾，舌強，喉痹，脇痛，四肢轉筋，手足重心煩熱。

（10）完骨：

名出自《素問·氣穴論》。完骨為耳後高骨，現稱乳突。本穴恰居乳突後下方，以骨取名，故名完骨。本穴為足少陽經與足太陽經交會穴。

定位：俯首，當乳突後下方陷中。

手法：點、按。

功能：清腦通竅，散風瀉熱。

主治：頭痛眩暈，頸項強痛，頰腫齒痛，口眼歪斜，癲癇，足痿軟無力。

（11）頭臨泣：

名出自《針灸甲乙經》。本穴為足少陽、足太陽經與陽維脈交會穴。

定位：正坐或仰臥。在頭部，當瞳孔直上入前髮際 0.5 寸神庭與頭維連線的中點處。

手法：按、揉。

功能：清利頭目。

主治：頭痛，目眩，癲癇，流淚，鼻塞，小兒驚癇。

（12）陽白：

名出自《針灸甲乙經》。穴居瞳孔直上方，上為陽；白即明。本穴主治風邪擾動之目疾，使目光明，故名陽白。本

穴為手足少陽經、手足陽明經與陽維脈交會穴。

定位：在額部，直對瞳子髎，眉上 1 寸處。

手法：點、按、揉。

功能：祛風清熱，益氣明目。

主治：頭痛，目痛，視物模糊，眼瞼瞤動，夜盲，面癱，頸項強急，眶上神經痛，眼瞼下垂，近視，夜盲症，面神經麻痺。

（13）本神：

名出自《針灸甲乙經》。腦為神府，本穴居於腦部，位於前額髮際處，內應於泥丸神府，可主治膽火亢盛之癲疾、驚癇等神志疾患，使神歸於本，故名本神。本穴為足少陽經與陽維脈交會穴。此穴不得深刺，為診治腦部神治病變之要穴。

定位：目外眥直上，入髮際五分處即為此穴。

手法：點、揉。

功能：瀉膽火，清頭目，甯神志。

主治：頭痛，目眩，癲癇，小兒驚風，頸項強痛，齒齲，胸脇痛，神經性頭痛，偏癱，大腦發育不全。

（14）目窗：

名出自《針灸甲乙經》。《銅人腧穴針灸圖經》：「三度刺，目大明。」喻其有開窗通明之功，故名目窗。別名至榮。本穴為足少陽經與陽維脈交會穴。

定位：於頭臨泣向後 1 寸，扣髮際處取此穴。

手法：點、按、揉、掐。

功能：清腦明目，息風通絡。

主治：頭痛，目赤腫痛，青盲，鼻塞，癲癇，面浮腫，近視，驚癇反視，重聽，神經性頭痛，結膜炎，視力減退。

（15）正營：

名出自《針灸甲乙經》。營，作橫線解。古有「南北為經，東西為營」之說。本穴位於頭頂正中，百會穴旁之橫線上，故名正營。這種命名，為本穴的臨床定位提供了方便。本穴為足少陽經與陽維脈交會穴。

定位：於頭臨泣與風池連線上，目窗後 1 寸處即為此穴。

手法：點、按、揉。

功能：清膽熱，通經絡。

主治：偏頭痛，目眩，噁心，嘔吐，齒痛。

（16）風池：

名出自《針灸甲乙經》。本穴為太陽經中風邪易於入腦之衝，又是治風之要穴，居胸鎖乳頭肌與斜方肌之間凹陷似池外，故名風池。本穴為足少陽經與陽維脈交會穴。

定位：在後頭部，枕骨之下，項部肌肉隆起外緣凹陷處，風府穴兩旁。

手法：拿、滾、按、揉。

功能：醒腦開竅，疏風清熱，活血通經，明目益聰。

主治：頭痛，眩暈，目赤腫痛，鼻淵，衄衊，耳鳴，頸項強痛，感冒，癲癇，肩周炎，中風，熱病，瘧疾，癭氣，高血壓，腦動脈硬化。

（17）腦空：

名出自《針灸甲乙經》。本穴功能清腦通竅，位於後頭部枕骨粗隆外側空凹之處，故名腦空。本穴為足少陽經與陽維脈交會穴。

定位：風池穴直上與腦戶（督脈）相平處取之。

手法：點、按、揉。

功能：疏風瀉火，清腦通竅。

主治：頭痛，目眩，癲狂癇，目黃，喑不能言，驚悸，頸項強痛。

（18）承靈：

名出自《針灸甲乙經》。人之靈居於腦，腦為神靈之室。本穴位於後頭部，乃承受腦神之所，故名承靈。本穴為足少陽經與陽維脈交會穴。

定位：於頭臨泣與風池連線上，正營後 1.5 寸。

手法：點、按、揉。

功能：瀉膽清熱，宣通鼻竅。

主治：頭痛，眩暈，目痛，鼻塞，衄衊，發熱，咳嗽，支氣管炎。

（19）肩井：

名出自《針灸甲乙經》。本穴位於肩上凹陷深似井之處，故名肩井。本穴為手、足少陽經與陽維脈交會穴。

定位：當第七頸椎棘突與肩峰連線中心。

手法：拿、滾、按、揉，點。

功能：通經活絡，豁痰開竅。

主治：頭項強痛，肩背疼痛，上肢不遂，難產，乳癰，乳汁不下，瘰癧，高血壓，腦血管意外，功能性子宮出血，小兒麻痹後遺症。

（20）日月：

名出自《針灸甲乙經》。本穴屬膽之募穴，是膽腑之氣和足少陽經氣集聚之處。膽為中正之官，主決斷，能明察秋毫，日月相照則能明，故穴名日月。別名神光、膽募。本穴為足少陽膽經「募穴」，又是足少陽、足太陰和陽維脈交會穴。

定位：乳頭直下，第七肋間。

手法：點、揉、按。

功能：疏肝利膽，化濕和中。

主治：嘔吐，吞酸，脇肋疼痛，嘔逆，黃疸，膽囊炎，急慢性肝炎，胃潰瘍。

（21）輒筋：

名出自《針灸甲乙經》。輒，又稱車耳。人之肋骨外觀如輒似筋，本穴位於腋中線前 1 寸，第四肋間隙，故名輒筋。本穴為足少陽、太陽交會穴。

定位：淵腋穴前下 1 寸，平乳頭。

手法：點、按、揉。

功能：疏肝和胃，平喘降逆。

主治：胸滿，脇痛，氣喘，嘔吐，吞酸，四肢不遂，語音不利，胸膜炎，肋間神經痛，腋下淋巴結炎。

（22）京門：

名出自《針灸甲乙經》。古稱數目一千萬為京；門，即門戶，有關鍵之義。本穴屬腎之募穴，是腎氣集聚之處，腎氣乃人身之原氣，其重要性，難以數千萬計，可見此穴之關鍵所在，故名京門。別名氣府，氣俞。本穴為腎的募穴。

定位：在第十二肋骨游離端下緣。

手法：點、揉。

功能：和胃溫腸，化氣利水。

主治：小便不利，水腫，腰痛，脇痛，腹脹，泄瀉；腎炎，肋間神經痛，高血壓。

（23）帶脈：

名出自《靈樞・癲狂》。本穴為足少陽、帶脈之交會

穴。帶脈環腰間一周，狀如束帶，有約束諸經之功能，本穴為帶脈之所過，又主治帶脈及婦人帶疾患，脈穴同名，故稱帶脈。本穴為足少陽經與帶脈交會穴。

定位：側臥位，在十一肋端與十二肋端連線之中點下，與臍相平。

手法：點、揉、拿。

功能：調經止帶，通經活絡，清熱利濕。

主治：腹痛，經閉，月經不調，帶下，疝氣，胸脇痛，陰挺，子宮脫垂，盆腔炎，附件炎，帶狀疱疹。

（24）五樞：

名出自《靈樞·癲狂》。五，在數居中；樞，為樞紐。本穴位於人身上下之中部，正當腰部轉折之樞紐，故名五樞。本穴為足少陽經與帶脈交會穴。

定位：髂前上棘前方腹側，平臍下3寸處。

手法：點、揉、撚。

功能：強腰益腎，疏肝調經。

主治：腹痛，疝氣，帶下，便秘，陰挺，月經不調，子宮內膜炎，睪丸炎。

（25）維道：

名出自《針灸甲乙經》。維，即維繫，保護之義；道指經氣循行之路，本穴為足少陽、帶脈之交會穴，具有維繫經脈之通路和通調膽經與帶脈之經氣的功能，故名維道。本穴為足少陽經與帶脈交會穴。

定位：髂前上棘前下方，五樞前下0.5寸處。

手法：點、按、揉。

功能：理腸化滯，維繫帶脈。

主治：腹痛，疝氣，帶下，陰挺，子宮內膜炎，睾丸炎，子宮下垂，便秘。

（26）居髎：

名出自《針灸甲乙經》。居，乃端坐，髎與窌同，即空穴。當人端坐時，則於穴位出現凹陷之空隙，以其居而成髎，故名居髎。本穴為足少陽經與陽蹻脈交會穴。

定位：在髂前上棘與大轉子最高點連線的中點。

手法：點、按。

功舷：舒筋活絡，強腰腎，利膀胱。

主治：腰痛，下肢痿痹，疝氣，水腫，腹水，嘔逆，腎炎，盆腔炎，附件炎，子宮脫垂。

（27）環跳：

名出自《針灸甲乙經》。本穴位於股骨轉子部，有環轉跳動，臨床取用本穴，需病人側臥，伸下足，屈上足，則於此位現出環形凹陷，似有環轉跳動之象，故本穴名為環跳。本穴為足少陽、太陽經交會穴。

定位：側臥伸下足，屈上足取之。

手法：點、按。

功舷：疏通經絡，強腰益腎，驅風散寒。

主治：下肢痿痹，腰痛，膝踝腫痛，遍身風疹，半身不遂，腳氣，坐骨神經痛。

（28）風市：

名出自《千金要方》。市，為集結之所。本穴為下肢部風邪出入之處，又是治療外風為患的要穴，故名風市。

定位：身體直立，手臂下垂，中指尖所到之處。

手法：按、揉、撥、點。

功骀：祛風寒，強筋骨。

主治：下肢痿痹，遍身瘙癢，腳氣，哮喘，胸背痛；流行性感冒，蕁麻疹，坐骨神經痛。

（29）陽陵泉：

名出自《針灸甲乙經》。本穴位於膝下外側隆起如陵的腓骨小頭前下方。穴深如泉，可與陰陵泉相透刺，故名陽陵泉。本穴為足少陽經「合穴」和八會穴之一（筋會陽陵泉）。

定位：屈膝，於腓骨小頭前下方凹陷處。

手法：點、拿、按、揉。

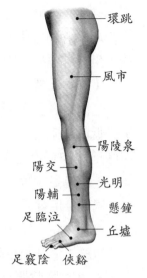

環跳
風市
陽陵泉
陽交
光明
陽輔
懸鐘
足臨泣
丘墟
足竅陰　俠谿

足少陽膽經穴位 2

功骀：疏肝清膽，泄熱利濕，舒筋活絡。

主治：脅痛，口苦，嘔吐，下肢痿痹，腳氣，黃疸，小兒驚風，坐骨神經痛，肝炎，膽囊炎，膽道蛔蟲症，小兒舞蹈症。

（30）陽交：

名出自《針灸甲乙經》。此穴在下肢部，足陽明經行前，足太陽經行後，足少陽經前，前後兩經分肉之間，本穴屬足少陽經，又為陽維脈之郄，故穴當四條陽經依旁交錯處，而得名陽交。本穴為陽維脈郄穴。

定位：在外踝尖上 7 寸，腓骨前緣，當外踝尖與陽陵泉的連線上。

手法：點、揉。

功飮：溫膽寧神，通經活血。

主治：胸脇脹滿，下肢痿痹，癲狂，面腫；腓淺神經疼痛，坐骨神經痛，胸膜炎，肝炎，精神病。

（31）丘墟：

名出自《針灸甲乙經》。丘，為小山包；墟，指四方高中央低的空虛之谷。本穴位於突起的外踝前下方，正當外踝與踝前跗肉慢凸之間的凹陷中，如山包中的陷谷，故名丘墟。本穴為足少陽經「原穴」。

定位：足背部，外踝前下方凹陷處（直對第四趾間隙）。

手法：點、揉。

功飮：清肝膽濕熱，通經脈，利關節。

主治：胸脇脹痛，下肢痿痹，瘧疾，偏頭痛，腋下腫痛，轉筋，濕痹流注，足跟痛，足內翻。

（32）光明：

名出自《靈樞・經脈》。此因其功用而得名。肝開竅於目，本穴屬足少陽經之絡穴，通於足厥陰肝經，膽與肝為表裏；古稱「左目神，字英明；右目神，字玄光。」本穴具有疏肝利膽的功能，為治療目疾，令目光明之要穴，故穴名光明。本穴為足少陽經絡穴。

定位：外踝上5寸，當腓骨前緣處。

手法：按、揉。

功飮：清肝明目，通經絡，祛風濕。

主治：目痛，夜盲，下肢痿痹，乳房脹痛，頰腫；視神經萎縮，白內障。

（33）陽輔：

名出自《靈樞・本輸》。輔，指輔骨，亦稱外輔骨，現

稱腓骨。本穴位於下肢外側，腓骨前緣，故名陽輔。本穴為足少陽經「經穴」。

定位：外踝尖上4寸，臨近腓骨前緣處。

手法：點、揉。

功能：疏肝調氣，通經活絡。

主治：偏頭痛，目外眥痛，瘰癧，腳氣，腋下腫痛，咽喉腫痛，胸脇脹痛，下肢痿痹，頸淋巴結炎，坐骨神經痛，膝關節炎。

（34）懸鐘：

名出自《針灸甲乙經》。此乃因其象形而得名。本穴位於足外踝上3寸，腓骨前緣，正當脛腓骨下端韌帶相連處，有脛前動脈及腓動脈支搏動，穴處隆起而似鐘懸掛，又穴居腓骨下端，猶鐘而懸之，故名懸鐘。別名絕骨。本穴為八會穴之一（髓會絕骨）。

定位：足外踝上三寸，動者脈中。

手法：點、撥。

功能：泄膽火，清髓熱，通經絡，祛風濕。

主治：項強，胸脇脹痛，下肢痿痹，咽喉腫痛，腳氣，痔疾，中風半身不遂，不欲飲食，傷寒大熱不退，鼻出血；坐骨神經痛，小兒舞蹈症，動脈硬化症。

（35）俠谿：

名出自《靈樞·本輸》。本穴位於足背，第四、五趾間的縫紋端，經氣行於兩趾相夾之間，猶如谿水；本穴又屬足少陽經之滎穴，五行亦屬水，故名俠谿。本穴為足少陽經「滎穴」。

定位：第四、五趾縫間，於本節前陷中。

手法：點、按、掐。

功能：清熱息風，消腫止痛。

主治：頭痛，目眩，耳鳴，耳聾，目赤腫痛，脇肋疼痛，熱病，乳癰，周身竄痛，四肢浮腫，足背疼痛。

（36）足臨泣：

名出自《靈樞・本輸》。本穴屬足少陽之輸穴，「所注為輸」，足少陽經起於目外眥，其經氣下注於本穴，穴臨足部，氣通於目，為治療目外眥紅腫，泣出等目疾的要穴，故名足臨泣。本穴為足少陽經「輸穴」。又是八脈交會穴之一，通於帶脈。

定位：足背部，於第四、五跖骨結合部之前凹陷處。

手法：掐、點、按。

功能：疏肝息風，清火化痰，明目益聰。

主治：目赤腫痛，脇肋疼痛，月經不調，遺溺，乳癰，瘰癧，瘧疾，足跗疼痛，頸漏，腋下腫，耳鳴，耳聾。

（37）足竅陰：

名出自《靈樞・本輸》。本穴主治耳聾、耳鳴、喉痹、舌強等陰臟竅閉諸症，即足少陽經與陰經相通於竅。又足三陽經從頭走足，其末穴皆取陰象，是謂陽經之終陰經之始，故本穴名為足竅陰。本穴為足少陽經「井穴」。

定位：在足第四趾末節外側，距趾甲角一分。

手法：點、按、掐。

功能：疏肝氣，清膽火，息風熱。

主治：頭痛，目赤腫痛，耳聾，咽喉腫痛，熱病，失眠，脇痛，咳逆，月經不調，高血壓，肋間神經痛。

（十四）足陽明胃經

　　足陽明胃經是一個圓球形空間的單向收斂運動，是一個簡易的運動方向，簡單點說就是像一個香蕉一樣。因為最大的圓球空間中存在四個圓球，最終構成五球相容的向心收斂功能，所以五個球體的穴位數目應該是 45 個，代表向心的收斂單方向作用。

　　1. 立體結構是圓球形，正中內切橢圓球剩餘部分。

　　2. 平面結構是圓球形，正中內切橢圓部分。

　　3. 線狀結構是一條弧線。

　　4. 功能是聯繫臟腑器官，主治本經循行部位的病症。

　　5. 常用穴位。

　　（1）承泣：

　　名出自《針灸甲乙經》。本穴位於瞳孔直下，目眶與眼珠之間，泣時淚下，恰能承受，故名承泣。本穴為足陽明經、陽蹺、任脈交會穴。

　　定位：仰臥合眼，眼球正下方，眶下孔邊緣處，以手避開眼球取之。

　　手法：揉、點。

　　功能：散風熱，明眼目。

　　主治：目赤腫痛，流淚，夜盲，眼瞼瞤動，口眼歪斜，近視，遠視，青光眼，白內障，視神經萎縮，視神經炎，面神經麻痹。

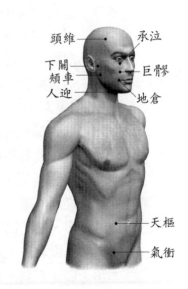

足陽明胃經穴位1

（2）巨髎：

名出自《針灸甲乙經》。巨，大也；髎同窌，空穴之義。本穴居鼻翼旁，顴骨之下大的凹陷中，屬足陽明之空穴，故名巨髎。本穴為足陽明胃經與陽蹺脈交會穴。

定位：正坐或仰靠，在面部，瞳孔直下，平鼻翼下緣處，當鼻唇溝外側。

手法：揉、按。

功能：疏風通絡，消腫止痛。

主治：口眼歪斜，眼瞼瞤動，鼻出血，齒痛，唇頰腫，面神經麻痺，三叉神經痛，鼻炎，角膜炎。

（3）地倉：

名出自《針灸甲乙經》。本穴為手足陽明經，陽蹺脈交會穴。

定位：口角旁開 0.4 寸，上直對瞳孔。

手法：提、捏、掐。

功能：散風邪，通經絡。

主治：口歪眼斜，流涎，眼瞼瞤動。

（4）頰車：

名出自《靈樞·經脈》。耳前顴側面為頰，穴當牙車骨（下頜骨）上，故名頰車。

定位：在面頰部，下頜角前下方約 1 橫指，當咀嚼時咬肌隆起，按之凹陷處。

手法：撥、點、揉。

功能：散風活絡，通關調氣。

主治：口歪眼斜，齒痛，頰腫，口噤不語；腮腺炎，三叉神經痛，咬肌痙攣，面神經麻痺。

（5）下關：

名出自《靈樞・本輸》。關是開闔之樞機。本穴近下頜關節處，與牙關之開闔關係密切，與上關相對，故名下關。本穴為足陽明、足少陽經交會穴。

定位：於耳前顴骨弓下緣陷中，閉口取之。

手法：撥、點。

功能：散風通竅，消炎止痛。

主治：耳聾，耳鳴，聤耳，齒痛，口噤，口眼喎斜。

（6）頭維：

名出自《針灸甲乙經》。本穴為足陽明、足少陽經與陽維脈交會穴。

定位：前髮際額角，入髮際五分。

手法：揉、點。

功能：散風邪，清頭目。

主治：頭痛，目眩，口痛，流淚，精神分裂。

（7）人迎：

名出自《靈樞・本輸》。本穴居頸部動脈應手處，為古法診脈三部九候之一，稱人迎脈，故穴名人迎。本穴為足陽明、足少陽經交會穴。

定位：平喉結旁 1.5 寸，頸動脈內緣。

手法：點、揉。

功能：通經絡，調氣血，利咽喉。

主治：咽喉腫痛，氣喘，瘰癧，癭氣，高血壓。

（8）天樞：

名出自《針灸甲乙經》。樞即樞紐。本穴為大腸的募穴。

定位：平臍，距任脈2寸。

手法：按、壓、揉、拿。

功能：調中和胃，健脾化濕，調經理氣。

主治：腹脹腸鳴，繞臍痛，便秘，泄瀉，痢疾，月經不調，癥瘕。

（9）氣衝：

名出自《針灸甲乙經》。衝為要衝，通行的大道。本穴為沖脈所起，沖脈受十二經之氣血，其氣壯盛；足陽明、足少陽經脈之氣亦出入於此，堪稱脈氣之衝要，故名氣衝。本穴為沖脈所起。

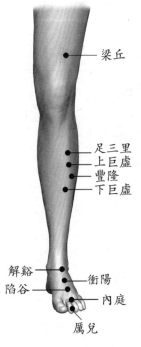

梁丘

足三里
上巨虛
豐隆
下巨虛

解谿
陷谷
衝陽
內庭
厲兌

足陽明胃經穴位2

定位：歸來下1寸，距任脈2寸，增行脈之曲骨穴，平掌捫脈，以應手有力為該穴。

手法：按、壓。

功能：舒宗筋，散厥氣，調血室，理胞宮。

主治：腸鳴腹痛，疝氣，月經不調，不孕，陽痿，陰腫。

（10）梁丘：

名出自《針灸甲乙經》。本穴居股直肌與股外側肌之間，其處肌肉隆起似梁丘，故名梁丘。本穴為足陽明經郄穴。

定位：髕骨外上緣上2寸凹陷處。

手法：點、按、撥。

功能：調氣血，疏經絡，和胃氣。

主治：膝腫痛，下肢不遂，胃痛，乳

癃,血尿;急性胃炎,胃痙攣,乳腺炎。

(11)足三里:

名出自《靈樞・本輸》。楊上善:「一寸一里也。」位於外膝眼下 3 寸處,屬足陽明經,故名足三里。本穴為足陽明胃經「合穴」。

定位:屈膝或平臥,自犢鼻下 3 寸,脛骨嵴外開一橫指。

手法:揉、點、撥。

功能:補益脾胃,和腸化滯,調和氣血,疏通經絡,扶正培元,祛邪防病。

主治:胃痛,嘔吐,噎膈,腹脹,泄瀉,痢疾,便秘,乳癃,下肢痺痛,水腫,癲狂,腳氣,虛勞羸瘦,痛經,高血壓,糖尿病,小兒疳積,蕁麻疹。

(12)上巨虛:

名出自《靈樞・本輸》。本穴為大腸經「下合穴」。

定位:足三里下 3 寸,脛骨嵴外開一橫指。

手法:揉、點。

功能:理腸胃,清濕熱,疏經絡,活氣血。

主治:腸鳴,腹痛,泄瀉,便秘,腸癃,下肢痿痺,腳氣。

(13)下巨虛:

名出自《靈樞・本輸》。本穴為小腸經「下合穴」。

定位:條口下 1 寸。脛骨嵴外開一橫指。

手法:揉、點、撥。

功能:通腸化滯,疏經調氣。

主治:小腹痛,泄瀉,痢疾,足痿,乳癃,下肢痿痺、腰脊痛引睪丸。

（14）豐隆：

名出自《靈樞・經脈》。豐即豐滿，隆乃起。足陽明經多氣多血，氣血於本穴位聚而隆起，肉漸豐厚，故穴名為豐隆。本穴為足陽明經絡穴。

定位：仰臥，在小腿前外側，當外踝尖上 8 寸，條口外，距脛骨前緣二橫指。

手法：揉、點、撥。

功範：外踝尖上八寸，條口外開一橫指，即脛骨脊外開二橫指。

主治：頭痛，眩暈，痰多咳嗽，嘔吐，便秘，水腫，癲狂癇，下肢痿痹。

（15）解谿：

名出自《靈樞・本輸》。本穴位於足背踝關節橫紋中央凹陷如谿處，亦當解鞋帶處，故名解谿，又稱鞋帶。本穴為足陽明胃經「經穴」。

定位：足腕橫紋中央，兩筋間。

手法：點、撥、掐。

功範：健脾化濕，清胃降逆。

主治：頭痛，眩暈，癲狂，腹脹，便秘，下肢痿痹，足下垂，足跟痛。

（16）衝陽：

名出自《針灸甲乙經》。衝，通道也。足陽明經多氣多血，本穴位於足背最高點，又屬原穴，乃陽氣必由之要衝，又為趺陽脈之所在，故名衝陽。別名會原、趺陽、會骨、會湧。本穴為足陽明經「原穴」。

定位：解谿穴直下方，足背最高點，動脈應手處。

手法：點、壓。

功能：扶土化濕，清胃寧神。

主治：口眼歪斜，面腫，齒痛，癲狂癇，胃痛，足萎無力，腳背紅腫，脈管炎。

（17）內庭：

名出自《靈樞‧本輸》。內，指深處；庭即門內或居室，位於足背第二、三趾間的縫紋端，其下為屬兌穴，考「兌」有門之意，比擬本穴在門庭內庭。本穴為足陽明胃經「滎穴」。

定位：第二、三趾縫間，本節前赤白肉際處。

手法：點、揉。

功能：清胃腸濕熱，通陽明腑氣。

主治：齒痛，咽喉腫痛，口眼歪斜，鼻出血，胃痛吐酸，腹脹，泄瀉，痢疾，便秘，熱病，足背腫痛，急慢性胃炎，齒齦炎，扁桃體炎，跖趾關節痛。

（18）陷谷：

名出自《靈樞‧本輸》。此穴因其位於骨節隆起後陷處而得名。本穴為足陽明胃經「輸穴」。

定位：在第二、三跖骨結合前方陷中。

手法：點、壓。

功能：健脾消水，和胃降逆。

主治：面浮身腫，目赤腫痛，腸鳴腹痛，熱病，足背腫痛。

（19）厲兌：

名出自《靈樞‧本輸》。因能抵禦天地癘氣而得名。本穴為足陽明胃經「井穴」。

定位：足第二中趾趾甲外角直上 0.1 寸。坐式彎腰縮足取此穴。

手法：掐、點。

功能：通經氣，蘇厥逆，清陽明，定神志。

主治：鼽衄，齒前，咽喉腫痛，腹脹，熱病，多夢，癲狂，精神分裂症，神經衰弱，消化不良，齒齦炎，扁桃體炎。

(十五)沖 脈

沖脈代表兩個運動方向的相沖，一種結果是衝擊過頭，造成分別向兩個方向衝擊運動，另外一種結果是相對衝擊，也就是向空間的內部衝擊。完整的五行空間相沖最終組成第三種五行空間，所以共同構成 15 個點位，所以沖脈經的穴位是 15 個。

1. 立體結構是含有凹面三角立方體的圓球（雌性）和含有圓球的凹面三角立方體（雄性）兩套組成。

2. 平面結構是含有凹面三角形的圓（雌性）和含有圓的凹面三角形（雄性）兩套組成。

3. 線狀結構是外圓內方（雌性）和外方內圓（雄

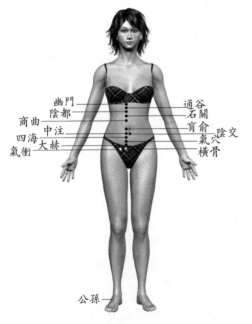

幽門　陰都　商曲　中注　四海　大赫　氣衝

通谷　石關　肓俞　陰交　氣穴　橫骨

公孫

沖脈穴位

性）。

4. 功能是不同的本質結構孕育不同的生命。

5. 穴位名稱：會陰（任脈）、氣衝（足陽明）、橫骨、大赫、氣穴、四滿、中注（足少陰）、陰交（任脈）、盲俞、商曲、石關、陰都、通谷、幽門（足少陰）、公孫（足太陰）。

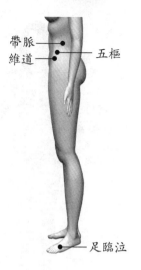

帶脈穴位

（十六）帶　脈

帶脈經的穴位是半環的數目，一般半環的斜線數目應該是 3 個，正反兩面一共 6 個穴位。

1.立體結構由外凸內凹的環狀立方體（雌性）和外凹內凸的反向環狀立方體（雄性）組成。

2.平面結構由外凸內凹的環（雌性）和外凹內凸的反向環（雄性）組成。

3.線狀結構是正反兩條環形線。

4.功能是連接生命的神秘姻緣線。

5.穴位名稱：帶脈、五樞、維道（足少陽）、足臨泣（足少陽）。

（十七）陰維脈

陰維脈是維護空間外部形成度由空間的一個完整空間形

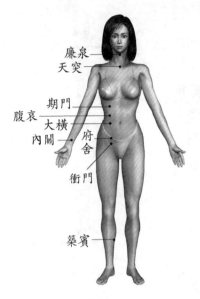

廉泉
天突
期門
腹哀
大橫
內關
府舍
衝門

築賓

陰維脈穴位

象，所以它的穴位數目應該是從外向內的 9 個層次，一共 9 個穴位。

1. 立體結構是兩個凹面四分之一球體相合組成橢球狀。

2. 平面結構是兩個凹面四分之一球面相合組成橢圓狀。

3. 線狀結構是兩條相互交叉的弧線。

4. 功能是維護三維的空間不向外部洩漏發散。

5. 穴位名稱：築賓（足少陰）、衝門、府舍、大橫、腹哀（足太陰）、期門（足厥陰）、天突、廉泉（任脈）、骨關（手厥陰）。

（十八）陽維脈

陽維脈是維護內部空間的空間結構。由於最小的空間是由四個內凹型面狀空間，四分之一圓球面的點數是 16 個，所以陽維脈的穴位數目是 16 個。

1. 立體結構是凹面四分之一球體。

2. 平面結構是凹面四分之一球面。

3. 線狀結構是一條四分之一圓弧線。

4. 功能是維護三維的空間不向外部洩漏收斂。

5. 穴位名稱：金門（足太陽）、陽交（足少陽）、臑俞（手太陽）、天髎（手少陽）；肩井（足少陽）、本神、陽

白、頭臨泣、目窗、正營、承靈、腦空、風池（足少陽）、風府、啞門（督脈）、外關（手少陽）。

（十九）陽蹻脈

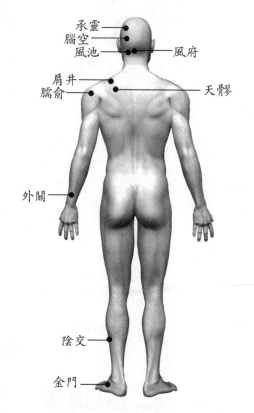

陽維脈穴位

陽蹻脈是一個圓球內部的靜態固定空間結構，一般來說一個圓球形空間中的點數應該是地支數目或者地支數目的 2 倍，在八卦中的 12 消息卦就是它的最好注腳。陰蹻脈的穴位數目就是 12 個。

1.立體結構是含有動態凹面三角立方體面又相對靜止的一個圓球。

2.平面結構是含有動態凹面三角形而又相對靜止的一個圓，類似於鐘錶。

3.線狀結構是圓內有三條運動射線。

4.功能是計算生命的時鐘。

5.穴位名稱：申脈、僕參（足太陽）、跗陽（足太陽）、居髎（足少陽）、臑俞（手太陽）、巨骨、肩髃（手陽明）、地倉、巨髎、承泣（足陽明）、睛明（足太陽）、風池（足少陽）。

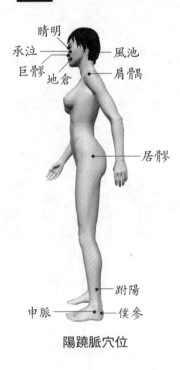

晴明
承泣　　　風池
巨髎　　　肩髃
地倉
居髎
跗陽
申脈　　　僕參

陽蹻脈穴位

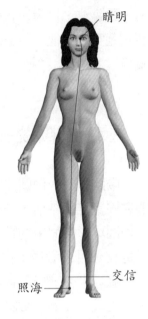

晴明
照海　　　交信

陰蹻脈穴位

(二十)陰蹻脈

陰蹻脈是內部空間向外發散結構，由於最小的空間是內凹型面狀空間，所以，三點就是陽蹻脈的穴位數目，也是全身所有穴位中最少的一條經，就像鐘錶的內部三個錶針。打個比方：「秒針」類似運動神經、「分針」類似感覺神經、「時針」類似植物神經。

1.立體結構是含有動態圓球而又相對靜止凹面三角立方體。

2.平面結構是含有動態圓而又相對靜止凹面三角形。

3. 線狀結構是三條射線交叉於動態的圓弧線。

4. 功能是計算相對靜止的時間（宇宙全息）。

5. 穴位名稱：照海（足少陰）、交信（郄，足少陰）、睛明（足太陽）。

（二十一）經外奇穴

經外奇穴是運行在正經絡之外的特殊穴位，這些穴位具有 12 正經穴位所不具有的奇特功能，它的數位是一個無理數，但最常用的經外奇穴大致應該在 50 個左右，至於經驗特效穴則不計其數。

常用穴位：

（1）印堂：

名出自《玉龍經》。

定位：兩眉中間陷中，對準鼻頭。

手法：點、揉、推、按。

功能：清熱解毒、祛風止疼、消腫止痛。

主治：頭痛，眩暈，鼻淵，小兒驚風，失眠，顏面瘡疔及三叉神經痛。

（2）太陽：

名出自《聖惠》。

定位：正坐或側伏，於眉梢與目外眥連線中點外開 1 寸的凹陷中取穴。

手法：點、揉、按。

功能：清熱止痛、祛風止痙、消腫。

主治：頭痛，目疾，口眼喎斜，牙痛，三叉神經痛。

（3）魚腰：

名出自《醫經小學》。

定位：正坐或仰臥，兩目平視，於眉毛中間與瞳孔直對處取穴。

手法：點、揉。

功能：明目消翳，祛風通絡，清熱解毒，消腫止痛。

主治：眉棱骨痛，眼瞼瞤動，眼瞼下垂，目赤腫痛，目翳，口眼歪斜，眶上神經痛。

（4）夾脊：

名出自《中國針灸學》。

定位：俯伏或俯臥，於脊椎脊突間兩側，背正中線外側五分處。自第一胸椎至第五腰椎，每側 17 個穴位。

手法：點、揉、擊。

功能：通利關節。

主治：適應範圍較廣，其中上胸部的穴位治療心肺、上

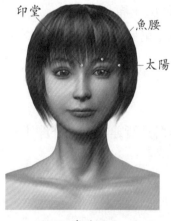

奇穴1

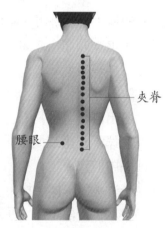

奇穴2

肢疾病，下胸部的穴位胃腸疾病，腰部的穴位治療腰、腹及下肢疾病。

（5）腰眼：

名出自《醫說》。

定位：俯臥取穴，於第四腰椎棘突下間旁開 3.5 寸到 4寸之凹陷中取穴。

手法：點、揉、撥、揉。

功能：補肺益氣，止咳平喘，祛邪扶正。

主治：腰痛，月經不調，帶下。

（6）四縫

定位：仰掌伸指，第二、三、四、五指掌面近端指骨關節橫紋中點處。

手法：點、揉、掐。

功能：補脾胃、除疳積，止咳不喘，止瀉。

主治：小兒疳積，百日咳。

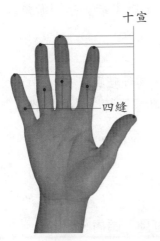

奇穴 3

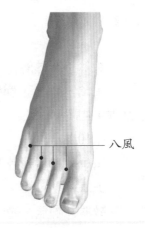

奇穴 4

（7）八邪：

名出自《景岳全書》。

定位：握手取穴，手背相鄰兩掌骨小頭之間點是穴，左右共八個穴。

手法：點、掐。

功能：清熱解毒，瀉火通經。

主治：手指麻木，眼痛，齒痛，煩熱，目痛，毒蛇咬傷手背腫痛。

（8）膝眼

定位：屈膝抬腿取穴。

手法：點、壓。

功能：祛風除濕，通經活絡。

主治：膝痛，腿腳疼痛，腳氣。

（9）十宣：

名出自《千金方》。

定位：仰掌，十指微屈，於十指尖端去指甲游離緣 0.1 寸處取穴。

手法：掐。

功能：清熱解毒，消腫止痛，通經祛風。

主治：昏迷，癲癇，高熱，咽喉腫痛，小兒驚厥，肢端麻木，中暑。

（10）八風

定位：屈腿翹趾取穴。

手法：點、揉。

功能：腳氣，蛇咬傷，腳背紅腫，頭痛，牙痛。

主治：腳氣、趾痛，毒蛇咬傷足跗腫痛。

下篇

各論

一 按摩特殊技法

(一)複式按摩手法

複式手法：又稱複合手法，是指兩種或兩種以上不同類型的手法同時運用的方法。

1. 拔托法

又稱牽提法。是牽拔和提托兩種手法結合運用的方法。

操作要領：操作者先固定其患部一端，再牽拔患部另一端，當關節間隙被拔開，筋腱、韌帶被伸展時，再將移位的關節肌腱進行提托、推按、按壓等手法。牽拔時要有力，提托力量應適宜，切忌暴力。

功能：理筋整復，拿正扭錯，正骨復位。

2. 拔旋法

又稱牽旋法。是拔伸和旋轉兩種手法結合運用的方法。

操作要領：操作者固定患者患部一端，拔伸其另一端，當骨間隙經拔伸加大後，再行旋轉復位。拔伸時要持續有力，旋轉時要輕巧緩慢，不可用猛力。

功能：消除嵌頓，整骨復

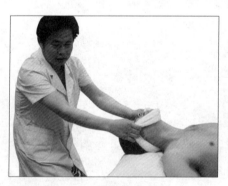

拔托法

位，糾正移位。

3. 牽壓法

又稱拉壓法。是牽、壓兩種手法結合運用的方法。

操作要領：患者俯臥位，固定其上背部，一人或兩人牽拉其兩踝部，當腰椎關節間隙增寬後按壓所治部位。牽拔要持續有力，按壓時部位要準確，角度適宜，牽壓配合得當。

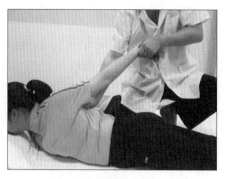

牽壓法

功能：滑利關節，消除滑膜嵌頓，擴大椎間隙，整復關節小錯位。

4. 屈腰法

選用特定的屈腰姿勢（仰臥或側臥），逐漸加大患者腰、髖被動屈曲的操作方法。

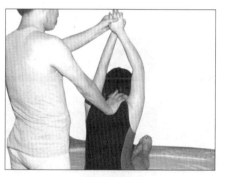

拉手推背法

操作要領：患者仰臥位，屈膝屈髖，操作者一手及前臂放於兩膝髕骨下，扶攏其兩膝，使之併攏，向下按壓，另一手托扶其兩足跟，兩手協調推按，使患者兩膝盡力靠近胸部，臀部離開床面，使腰部屈曲，反覆數次。用力要均勻緩慢，先輕後重，逐漸加大幅度，以患者能忍受為度。

功能：引伸、舒展筋骨、肌肉。

5. 拉手推背法

又稱掌壓推背法。

　　操作要領：患者坐位，雙手十指交叉，上舉過頭，掌心向上。操作者站在患者背後，一手拉持患者交叉的手，另一手掌放於頸及胸椎交結處，上拉下推，交錯用力，反覆多次。操作者兩手配合要協調，上拉之力較輕，下推之力較重。

　　功能：矯正頸、胸椎關節，消除頸、背肌痙攣。

6. 抱肘提擠法

　　操作要領：患者坐位，兩手交叉於頸部，頭稍前屈，操作者立於其後，兩手交叉緊摟抱患者兩肘，用力向後摟擠，可聽到患者胸椎響聲。摟擠肘，操作者胸部應緊貼患者胸椎，雙手向上向後用力。

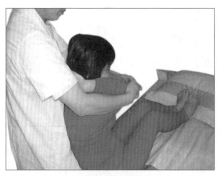

抱肘提擠法

　　功能：可糾正胸椎關節扭挫，滑利關節，消除頸背肌痙攣。

7. 屈膝分腿法

　　操作要領：患者仰臥位，兩膝屈曲外展，兩足心相對，操作者用兩手分別按於兩膝內側向下按壓，力量由輕到重振顫性下壓。患者髖、膝關節要放鬆，操作者下壓幅度以患者能耐受為度。

8. 屈伸法

　　操作要領：操作者一手按住患關節部，另一手持住患肢遠端，緩緩用力屈伸，使關節增加

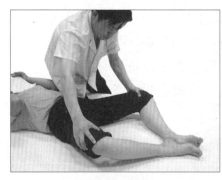

屈膝分腿法

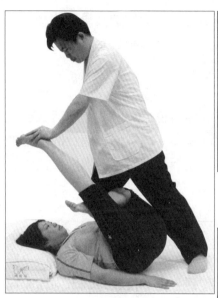

屈伸法

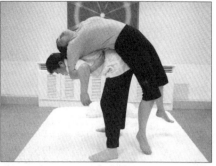

牽引抖腰法

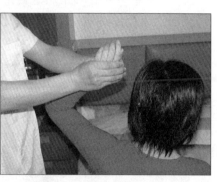

旋臂抬舉法

屈伸度。操作者先在患關節部位進行揉拔等手法，使之放鬆，然後再採用屈伸法。

功能：滑利關節，剝離粘連，解痙止疼。

9. 牽引抖腰法

在一定牽引力下，將患者腰提起抖顫的方法。

操作要領：牽引力不宜過大，上提高度要適宜，抖顫頻率應先慢後快。

功能：剝離粘連，擴大椎間隙，增加韌帶張力。

10. 旋臂抬舉法

操作要領：患者坐位，操作者位於患者側後方，一手前

臂托起患者上肢做旋轉抬舉活動，逐漸增加其舉臂的高度，同時操作者另一手於患者肩部傷處做各種按摩手法。

功能：活血散淤，鬆解粘連。

11. 對肩法

操作要領：患者坐位，操作者位於患肢的側前方或側後方，並用同側手緊握患肢肘部關節，向對側肩進行間歇性推送，使患肢手指盡力探觸健側肩峰及肩肘至最大限度活動範圍；操作者另一手在患臂疼痛部位進行手法推拿。

功能：舒筋止痛，行氣活血。

12. 提端法

操作要領：患者坐位或站位，操作者站在患者身後，雙手從腋下抱住患者，將患者輕輕上提，按順時針方向環轉搖晃數次，在上提的同時，令患者吸氣，使其胸廓隆起，再令患者身體前屈，同時操作者之胸壓擠患者之背，並以雙手戳按患處。

功能：調整關節錯位，解除滑膜嵌頓，緩解肌肉痙攣。

13. 牽抖法

操作要領：患者俯臥位，雙手抓住床邊，助手站在患者前方，拉住肩部，操作者站在患者下方，雙手握住患者踝部，操作者與助手對抗牽引，同時操作者雙手上下抖動。

功能：放鬆肌肉，鬆解小關節的交鎖、粘連。

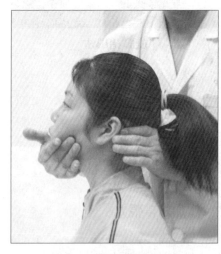

提端法

14. 晃腰屈髖法

操作要領：患者仰臥位，操作者站在患者側方，囑患者屈膝屈髖。操作者雙手按於小腿部做環轉搖晃，然後用力按壓小腿，使之極度屈膝屈髖，最後伸直下肢。

功骹：緩解肌肉痙攣，活血止痛。

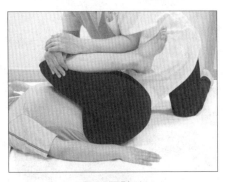

晃腰屈髖法

15. 屈膝引伸法

操作要領：患者仰臥位，操作者以一手臂托扶小腿，另一手放於膝上保護膝部，令患者屈膝屈髖，醫患配合，使小腿在向上提拔的力量大於伸膝動作，幅度由小到大，以患者能忍受為限。

功骹：舒筋活血，理氣通絡止痛，滑利關節。

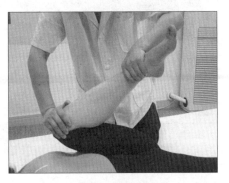

屈膝引伸法

16. 坐位搖晃法

操作要領：患者坐位，操作者站立於患者身後，雙手從腋下抱住患者，在牽引力下搖晃腰部數次，將患者向後上方提起，在保持牽引力下向斜後方作左右旋轉，同時用單膝頂住腰部患處，然後囑患者將雙腿伸直。

操作者站於患者側方，一手按住背部儘量使患者前屈腰部，另一手掌由上到下沿脊旁推之，最後按背之手從腋下抱著軀幹使腰部挺直，另一手掌同時在傷處戳按。

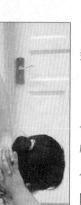

坐位搖晃法

功能：疏通經絡，緩解痙攣。

17. 屈膝壓髖法

操作要領：患者俯臥位，操作者先以按揉，彈撥手法放鬆其臀部肌肉，再令患者仰臥位，操作者一手握踝，一手扶膝，在屈膝屈髖內旋位按壓髖關節，以牽拉梨狀肌。

功能：舒筋理順，活血止痛。

18. 顫抵法

操作者足掌抵住患者體表並稍顫的方法。

操作要領：操作者足掌抵到一定深度後稍等片刻，掌心顫動。

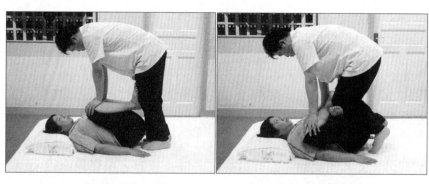

屈膝壓髖法　　　　　　顫抵法

功能：行氣活血，開閉散結，消腫止痛。

19. 彈壓法

操作者以肢體在患者體表某部，以寸勁向下壓的方法。

操作要領：雙手掌重疊，與施治部位貼實，垂直施力，吸氣抬手，呼氣時用巧勁下壓，下壓時勿滑移。

功能：祛風散寒，舒筋活血，解淤止痛，通經活絡，順理肌筋。

20. 牽引顫壓法

患者腰部在牽引條件下，操作者用掌顫壓施術部位的方法。

操作要領：患者俯臥，在髂前上棘上墊一薄枕，助手2人。助手1站在患者頭頂端，雙手分別插入患者腋部，向上牽拉；助手2握患者足踝部牽引。操作者站患者一旁，雙掌疊壓在患者壓痛點進行震顫，宜壓緊貼實，發力要快，收力更速，輕巧靈活，柔和深透。

功能：舒筋活血，解淤止痛，理順肌筋。

21. 揉點法

操作者施點法片刻，而後指力不放鬆，在患者體表腧穴上輕輕揉動的方法。

操作要領：操作者手指點按患者腧穴片刻，患者感覺有酸、

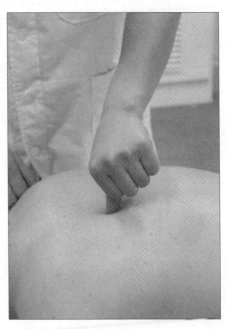

揉點法

麻、脹、痛後微微揉動，柔和深透，平穩舒緩，指不鬆力，點中有揉，以點為主。

功能：調和陰陽，理氣和中，活血止痛，疏通淤滯，溫裏散寒。

22. 揉點法（搖點）

操作者指端點壓患者經絡穴位片刻，指端在穴位上來回滾動點壓的方法。

操作要領：揉點法有兩種，即單指、多指滾點法。操作者單指或多指點按患者穴位片刻，垂直點壓，患者有麻、脹感後，指力不鬆，腕關節作連續橈側、尺側屈，使指端逆經或順經方向。多指揉點與多指連續點穴相近，腕部側屈的方向與經絡走向平行，力量平穩、柔和、深透。

功能：逆經方向時，點按重則有清熱瀉火，消滿除煩等作用；順經方向時深透用力，有補益經氣，通經活絡，溫散寒邪等作用；若逆經順經用力相等，則平補平瀉、調和陰陽。

23. 撥點法

操作者指點患者穴位片刻後輕輕撥動的方法。

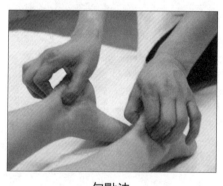

勾點法

操作要領：操作者單指或多指點按患者穴位片刻，有空穴感即可，穴內有結節，輕輕撥動，撥動要輕，點按要重。

功能：本法為瀉法，有開結啟閉，通經活血等作用。

24. 勾點法

操作者手指彎曲如鉤，勾點患者體表某穴的方法。

操作要領：操作者中指或食指屈曲如鉤狀，用指端點患者體表某穴。

功能：疏經通絡，解痙止痛，散風祛寒，活血行氣。

25. 叩搗法

操作者用指間關節背面突起處輕叩患者體表某部的方法。

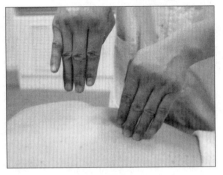

叩搗法

操作要領：操作者屈曲右手食指或中指，用近節指間關節背面突起處，輕輕叩擊患者體表某部的穴位，如叩門狀。

功能：通經活絡，解鬱化淤，醒神，鎮定，調和氣血運行，調和臟腑功能。

26. 揉撥法

操作者在患者施治部位肌腱上施大幅度揉法，揉動中患者肌腱自然被撥動的方法。

操作要領：操作者單指或多指指腹置於施術部位肌腱上並按壓揉動，使筋在指腹下滑滾撥動，揉要有力，按住壓實，揉動幅度較大。

功能：調和陰陽，調理臟腑，柔軟肌筋，解除粘連。

27. 擰撥法

操作者兩手手指按壓患者體表某部或穴位擰，拇指同時撥動的方法。

操作要領：操作者左手在施術部位固定按壓不動，用右手食、中、拇三指壓在施術部位肌肉上，食、中指向左擰動旋轉同時，拇指乘勢挑動推送。

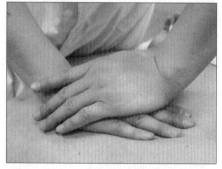

揉振法

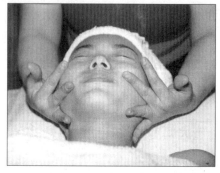

彈拂法

功能：調和陰陽，補瀉經氣，解除粘連，緩解疼痛。

28. 切撥法

操作者用甲床邊緣在患者肌腱一側一切一撥的方法。

操作要領：操作者拇指甲床橈側切壓入患者肌筋縫中，切壓分離，而後指勁稍鬆，向對側撥動，再切再撥，反覆操作，切重撥輕。

功能：本法除有撥法作用外，分離相鄰兩筋粘連有效。

29. 揉振法

操作者用掌、指在患者施術部位及穴位上進行揉振的操作方法。

操作要領：蓄力於前臂，發力於掌、指，揉中帶振，振中有揉，輕柔快速，深透有力。

功能：理氣導滯，軟堅散結，溫通經絡，活血化淤。

30. 彈拂法

操作者用手掌在患者的施術部位進行彈拂施術方法。

操作要領：精神集中，呼吸自然，肩、肘、腕、手放鬆，操作技巧，如彈似拂，起伏飄灑有序。

功能：開痰順氣，寬胸利膈，散風驅寒，溫經止痛等。

31. 指旋法

操作者用拇指指峰在患者施術部位向同一個方向旋轉操作的方法。

操作要領：運氣於拇指指峰，屏住呼吸，於疼痛部位施術，力度要強。

功能：緩痙鎮痛，療效迅速。

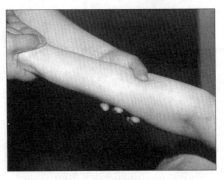

抓扼法

32. 抓扼法

操作者用指掌抓夾患者體表某部肌肉皮膚並切壓片刻的方法。

操作要領：操作者用雙手輕壓在施術部位上，而後用兩手掌側面，攏住一塊肌肉，切壓片刻，或拇指與四指相對用力，狀如抓拿，扼止在某塊肌肉上或某器官相應體表皮膚上，停留片刻。

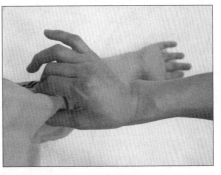

捏拿法

功能：平衡氣血，濡養經筋，調和氣血，平衡陰陽，引邪外出，溫中散寒，行滯理氣。

　　附：拿法複合變化

　（1）**捏拿法**：操作者用雙手（或單手），在患者施術部位進行捏拿的方法。

操作要領：柔和深透，捏中有拿，拿中有捏，手法連貫，以酸脹感為宜。

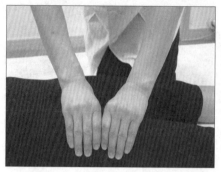

握拿法

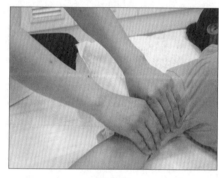

抓拿法

功能：宣通理肺，化痰止嗽，消食導滯，活血止痛，鎮靜解痙。

（2）握拿法：操作者用多指在患者施術部位同時進行握拿相結合的方法。

操作要領：五指微屈，全掌著力，握住拿起，一張一握，以頓力施術，速度均勻，不快不慢。

功能：疏風散寒，溫通經絡，散淤解痙，活血定痛。

（3）抓拿法：操作者用單手或雙手在患者施術部位進行抓與拿的操作方法。

操作要領：屏住呼吸，運氣於手指，手形如爪，抓住並拿起，五指著力，掌心空虛，一鬆一抓，頓挫施術。

功能：活血祛風，溫經散寒，除濕利水，緩痙止痛。

（4）掐拿法：操作者用單手或雙手五指，在患者施術部位進行掐拿的操作方法。

操作要領：掐中有拿，拿中有掐，不可掐拿分開，要自然協調，深透有力，不宜太快，以麻木酸脹感為佳。

功能：散寒祛風，疏通經絡，舒筋活血，滑利關節。

（5）提拿法：操作者用雙手在患者施術部位進行提拿的

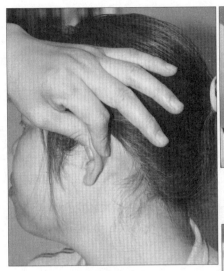

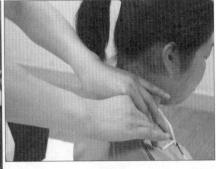

提拿法

掐拿法

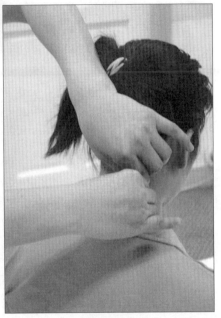

方法。

　操作要領：雙手用力相同，拿住，提出，搓動，速度不宜過快，以有熱感為宜。

　功能：鎮痙止痛，開通閉塞，舒肝理氣，調和脾胃。

　（6）**扳拿法**：操作者用雙手在患者施術部位，以扳拿相結合的操作方法。

　操作要領：兩種手法密切配合，靈活技巧，扳中帶拿，先扳

扳拿法

後拿或先拿後扳，部位角度準確，快慢適宜，切忌強扳硬拿。

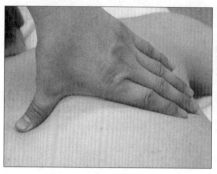

揉拿法

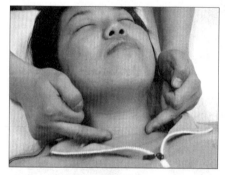

拿揉喉結法

功飭：舒理筋肌，緩解痙攣，整骨復位，滑利關節，活血消腫，散淤止痛。

（7）揉拿法：操作者用單手或雙手掌指在患者施術部位進行揉拿的方法。

操作要領：揉中加拿，拿中加揉，兩法密切配合，柔和深透，掌心著膚，指腹著力。

功飭：散風濕，祛寒邪，舒肌腱，活血脈，通經絡，止疼痛。

（8）拿揉喉結法：又稱擎拿法。用拇，食指相對，輕輕拿揉咽喉部的方法。

操作要領：患者頭稍後仰，操作者食、拇指指腹分別於喉結左右側進行拿揉，拇、食指指腹著力，手心向下傾斜，要輕而不浮，用力不可過大。

功飭：疏通氣血，活血化淤，消炎止痛。

（二）踩蹻按摩技法

踩蹻法，是指施術者運用雙腳的動作，作用在患者肢體的治療部位或經絡穴位上，施以一定量的刺激方法，從而達到理氣活血，疏通經絡，治療疾病的目的。古醫學稱之「踩

蹺」。

1. 踩蹺常用腳法

（1）一般直推法：操作者以足掌或足跟在被施術部位上進行直線推動的方法。

操作要領：操作時用力要均勻、緩和、深透，使患者局部有溫熱、酸脹、舒適感為宜。

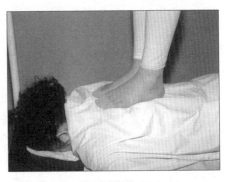

直推法

功能：理筋順氣，活血祛淤，解除疲勞。

（2）足分推法：操作者用雙足在患者肩背、腰臀等部，沿中線自上而下做左右分推的方法。

操作要領：雙足力量均勻一致。

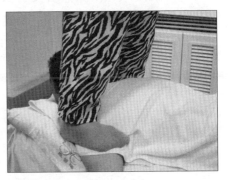

足分推法

功能：疏經通絡，調和氣血，理氣止痛，活血散淤。

（3）足滑推法：操作者以雙足足掌自項部，沿背部、下肢之膀胱中線緩緩推至踝部的方法。

操作要領：患者俯臥，操作者雙足站於患者項下部，半蹲，面向患者足部，身體略前傾，雙手抓穩扶手，沿背部、下肢、膀

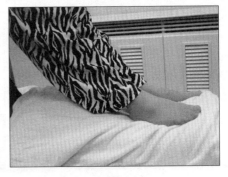

足滑推法

胱經路線下推至踝部。下推時，操作者要掌握好自身重心位置及足掌與足跟在滑推至不同部位的力量關係的變化。動作要均勻、緩和、自如。

功能：疏通經絡，調和氣血，解除疲勞。

（4）足掌直推法：操作者用單足掌或雙足掌面著力患者的施治部位上，做單方向的直線滑動的方法。

操作要領：應先囑患者做好充分準備，排空大小便，俯臥位時髂前和膝下，仰臥時窩下輔加棉枕，以防止踩空，受力不均，然後操作者雙手扶住踩床的橫木，自然調節自身的重心，控制好操作者足部推動時的力量，患者宜配合彈壓的起落，張口一呼一吸，切忌屏氣等。

操作者用單足掌面或雙足掌面著力於患者的施治部位，做單方向直線或弧線推動。本法適用於體格健壯，感覺稍遲鈍的患者，動作要和緩，用力穩實，速度不宜過快，儘量使患者感到舒適，肢體熱感強烈為好。

功能：舒通氣血，解除重濁，緩解深在部位的壓痛。

（5）足跟直推法：操作者應用單足或雙足的跟部，著力

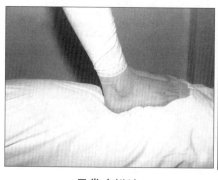

足掌直推法

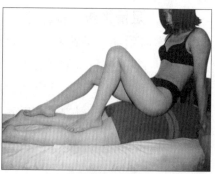

足跟直推法

於患者的施治部位，沿肌肉走向或循環經絡的走向，做單方向的直線滑動的方法。

操作要領：操作者站立於踩床的一側，囑患者俯臥，可依據病人的體位適當設墊子。操作者雙手握住踩床的橫木，提氣輕身，控制自重，雙足踩壓在施治部位上，再用雙足或單足的足跟部沿腰部，背部，循經或沿肌肉的走向，從患者身體的上部向下部及四肢推動。要求踝部靈活，下踩時需囑患者呼氣，抬足要吸氣，不可憋氣，過度緊張。

功能：疏理氣血，祛風散寒，舒筋活絡，解痙止痛，開通閉塞，復節整形。

（6）足掌合推法：操作者用雙足掌在患者臀、腰、背、肩等部，左右足掌由下而上，沿中線做合推的方法。

操作要領：與足分推法相反。

功能：與足掌分推法相同。

（7）足跟合推法：操作者用雙足根在患者臀、腰、背、肩等部，左右足根由下而上，沿中線做合推的方法。

操作要領：本法是與足跟分推法相反的方法。

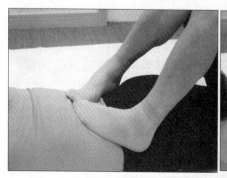
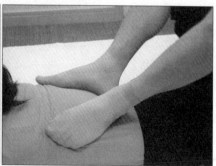

足掌合推法　　　　　　　　　　足跟合推法

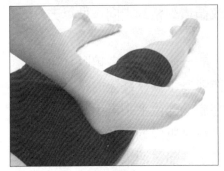

足跟擊法

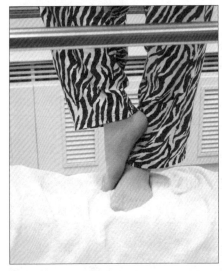

踩壓法

功能：同足跟分推法。

（8）足跟擊法：操作者應用單足或雙足部擊打患者施治部位的方法。

操作要領：患者仰臥或俯臥位，操作者立於踩床上，用單足或雙足跟部有力地擊施治部位，以膝關節為中心放鬆小腿、踝關節。用足跟部，以適當的力量擊打患者的施治部。

功能：放鬆肌肉，通透毛孔，驅邪於外，疏通經絡，祛風散寒，解除疲勞。

（9）踩壓法：操作者利用腳掌或腳跟在施術部位上進行持續性踩壓，可定點踩壓，也可交替性走動踩壓，使作用力達於深層的方法。

操作要領：患者俯臥位或仰臥位，操作者站於患者被施術部位上，雙手扶持踩床兩側的欄杆上，以支持體重，穩定身軀，然後根據需要，進行定點，或交替走動踩壓，使患者肌肉深層產生酸脹麻串的感覺，有的甚至有沿經絡放散的感覺。

操作者動作要柔和均勻，由輕到重，重壓時，身軀要靈活，重心放在扶持欄杆的雙手上，力度以患者能耐受為度，

切忌用力過猛、過急，以免造成肌肉組織或骨骼的損傷。

功能：舒經活絡，行氣消腫，散寒解痙。

（10）腳搓法：操作者用足掌或足心在患者被施術部位上進行有節奏摺往返搓、滾，其力可滲至皮下組織，使被搓部位有明顯發熱感覺的方法。

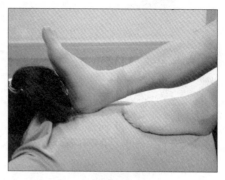

腳搓法

操作要領：患者仰臥或俯臥位，操作者腳掌或掌心置於所施術部位往返搓勁，搓勁時，雖著力較重，但用力要均勻和緩，使患者既有沉重的壓迫感又有輕鬆舒適感。

（11）腳揉法：操作者以足掌或足跟，在被施術部位上做順時針或逆時針揉動，使作用力達

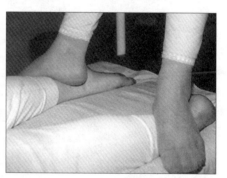

腳揉法

到深層，患者局部有酸脹、微熱感覺的方法。

操作要領：患者取俯臥或側臥位，操作者一腳站於患體之上或床上，以另一腳掌自上而下，由淺入深，由輕到重，有節律地揉動，不可忽快忽慢，忽輕忽重，更不可以施以暴力，使患者難以忍受，甚至造成新的軟組織損傷，結束時更宜由重到輕，使患者有輕鬆舒適感。

功能：舒筋活血，消腫止痛，理氣通絡，散風祛濕，調和氣血。

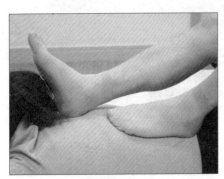

腳撥法

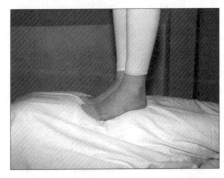

足擊法

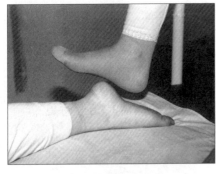

足顫法

（12）**腳撥法**：操作者將腳緊貼患者一定部位的皮膚作直線往返運動，運動路線與肌纖維走行方向呈直角的方法。

操作要領：操作者腳部與患者受術部位的皮膚相對位置不變，動作幅度不可過大。

功能：緩解痙攣，活血止痛。

（13）**足擊法**：操作者以足趾、足背或足跟，在被施術部位或穴位上進行觸擊，使受術部位產生酸脹麻串感的方法。

操作要領：患者俯臥或仰臥位，操作者一足站於患體之上或床上，以穩定身軀，亦可踩在肢體末端，以穩定被施術的肢體，另一足可進行正擊、側擊及叩擊，此法多用於肌肉豐厚處，操作時力求著力準確，用力均勻，先輕後重，以患者能耐受為度。

功能：通經活絡，祛淤止痛。

（14）**足顫法**：操作者雙足平放於被施術部位，其力達於深層肌肉組織或臟腑的辦法。

操作要領：患者俯臥或仰臥位，操作者雙足由上至下或由下至上，進行有節律地顫動，亦可固定某一施術部位進行較長時間地顫動，動作要均勻柔和，由輕到重，由慢到快，再由快到慢，切忌開始用力過猛，或於較快的振顫時突然停止。

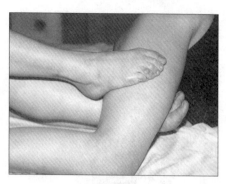

足彈壓法

功能：疏鬆關節肌肉，通經活絡，寬胸理氣，溫陽散寒。

（15）足彈壓法：操作者將雙足跟置於患者腰骶椎部，逐漸下壓，然後隨腰椎彈性抬起足跟的方法。

操作要領：足跟下壓力及彈跳幅度逐漸加大，並隨患者呼吸一起一伏，操作者足跟不得離開患者腰骶椎，動作協調，對類風濕性脊椎炎、骨折患者禁用。

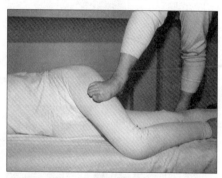

足頓壓法

功能：舒筋通絡，矯正畸形，止痛。

（16）足頓壓法：操作者以一足跟在患者腰椎或骶骼部位垂直下壓，進行上下左右顫動或擺動，待關節放鬆後，突然用力下壓的方法。

操作要領：動作要協調和緩，待充分放鬆後方可頓壓，用力不可過猛，足跟所頓壓部位必須準確，下壓後顫動的擺動幅度不可太大。

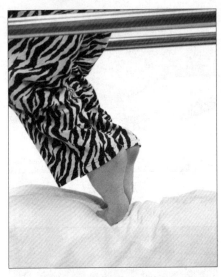

足鬆展法

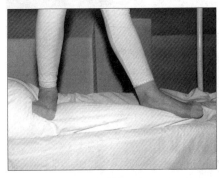

足跟蹬法

功飲：通經止痛，分離粘連，矯正畸形。

（17）足鬆展法：操作者雙足分別站於被施術部位的兩端，兩足同時下壓，並向遠離施術中心方向做有節奏地顫壓伸展，使患者有筋被拉長感覺的方法。

操作要領：操作時動作要協調，顫壓力量的幅度不宜過長，用力要均勻持久。

功飲：通經活絡，剝離粘連，滑利關節，行氣活血，解除痙攣。

（18）足跟蹬法：操作者以足跟在患者被施術部位上用力做與水平方向成一定角度的斜向深壓，使作用力達到深層，局部肌筋有酸脹麻串感的方法。

操作要領：患者俯臥、仰臥或側臥位，操作者在被施術部位上做斜向蹬壓，多在肌肉豐厚處進行。

功飲：疏經活絡，通經止痛，鬆解關節。

（19）足拍法：操作者以足掌在患者被施術部位上輕力拍打，使作用力達到肌肉層，局部肌肉有振動感的方法。

操作要領：患者俯臥，操作者坐在按摩床上雙足在被施

術部位上做快速上下的拍打，多
在肌肉豐厚處進行。

功能：疏經活絡，通經止
痛，解除疼痛。

2.足踩法腳法分類

腳法特點是用足平行均勻踩
腰背及下肢。

（1）足順踩法：用雙足底
交替踩於治療部位之上，腳尖向
下方，由上向下反覆踩數遍。

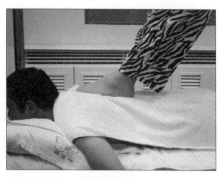
足順踩法

（2）足逆踩法：用雙足底
交替踩於治療部位上，腳尖向上
方，由下向上反覆踩踏數遍。

（3）足橫順踩法：用雙足
底橫行交替橫踩於治療部位上，
由上向下順序交替踩動。

（4）足橫逆踩法：用雙足

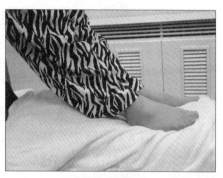
足逆踩法

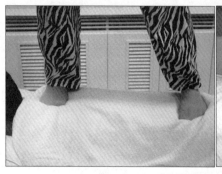
足橫順踩法

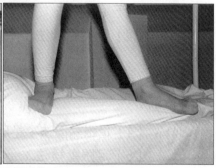
足橫逆踩法

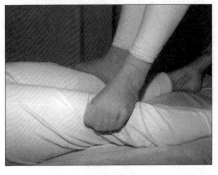

足分踩法

底橫行交替橫踩於治療部位上，由下向上逆行踩動。

（5）**足分踩法**：用雙足底分別踩於脊柱兩側，或兩肩胛、兩上肢、兩骶髂、兩下肢。反覆分踩。或者足掌沿背部或雙下肢推滑，身體傾斜。

3. 足壓法腳法分類

足壓法，是指施術者運用足掌、足心或足跟著力，踩壓於患者肢體的治療部位或穴位之上，持續用力踩壓，使之產生相應的感應，稱為「足壓法」。

（1）**足掌壓法**：是用足掌踩壓於治療部位上。

（2）**足心壓法**：是用足心踩壓於治療部位上。

（3）**足跟壓法**：是用足跟踩壓於治療部位上。

（4）**壓腱法**：是用足按壓跟腱。

4. 足點法腳法分類

踩蹻之點法，與推拿之點法不同。推拿用手，踩蹻用足，故踩蹻之點法，稱為「足點法」。

（1）**足尖點法**：是用足尖（即拇趾）點於穴位上。

（2）**足尖點揉法**：是用足尖點於穴位上，反覆點而揉之。

（3）**足尖點撥法**：是用足尖點於穴位上，反覆進行往返撥動。

（4）**足跟點撥法**：是用足跟點於穴位上。

（5）**足跟點揉法**：是用足跟點於穴位上，反覆旋轉揉之。

（6）**足跟點壓法**：是用足跟點於穴位上，並持續加大用力按壓。

（7）**足跟點碾法**：是用足跟點於穴位上，並用力緣跟之縱軸碾轉。

（8）**趾切法**：是用趾立起向背肌或腰部切壓。

5.足抹法腳法分類

足抹法是指施術者用足掌或足底著力，按於患者肢體的治療部位或穴位上，進行反覆抹擦，稱為「足抹法」。

（1）**足掌抹法**：是用足掌（足底前半部）按於穴位上，向回拉抹摩擦皮膚。

（2）**足底抹法**：是用足底按於治療部位上，反覆向回拉抹摩擦皮膚。

6.碾法腳法分類

是指施術者用足掌或足跟著力，踏於患者肢體的治療部位或穴位上，緣足及小腿縱軸，進行順時針方向或逆時針方向的旋轉碾動，以加重其刺激作用及滲透能力，稱為「碾法」。碾法具有刺激穴位，鎮靜止痛，疏通經絡，理氣活血，緩解肌肉痙攣等保健作用。

（1）**足掌碾法**：是用足掌（足底前半部跖趾關節處）踏於穴位上，反覆進行旋轉碾動。

（2）**足跟碾法**：足跟碾法，必先點後再碾之，故與足掌碾法相似。

7.搓法腳法分類

搓法，是施術者用足底著力，踩於患者肢體治療部位或穴位上，反覆進行往返搓動，稱為「搓法」。

（1）**腰背搓法**：是用足底踩於腰背脊柱兩側，反覆進行往返搓動。

（2）**上肢搓法**：是用足底踩於患者上肢部，反覆進行往返搓動。

（3）**下肢搓法**：是用足底踩於患者下肢部，反覆進行往返搓動。

8. 揉法腳法分類

揉法，是指施術者運用足尖、足掌或足跟著力，在患者肢體的治療部位或穴位上，反覆進行順時針方向，或逆時針方向的旋轉踩動。

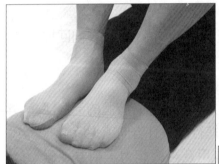

（1）**足尖揉法**：用足尖點於治療部位或穴位之上，而後踩之，故與足尖點揉法相似。

腰背搓法

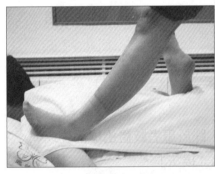

上肢搓法

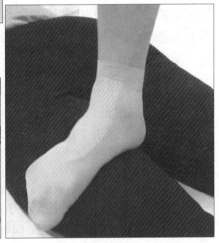

下肢搓法

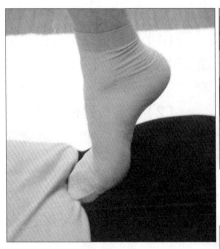

足尖揉法

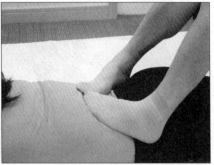

足掌揉法

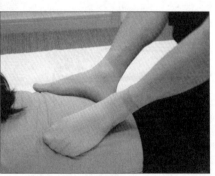

足跟揉法

（2）**足掌揉法**：用足掌按於穴位上，反覆進行旋轉揉動。

（3）**足跟揉法**：點於治療部位或穴位之上，而後揉之，故與足跟點揉法相似。

（4）**搓撚法**：是用足底橫踩於治療部位上，反覆往返搓而滾動之。

9.足分法腳法分類

足分法，是指施術者用兩足底著力，用足跟或足掌以前「八」後「八」狀分背肌或下肢肌肉，即向兩側相反方向同時或交替用力，使之分離的方法，稱

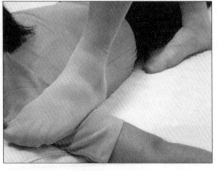

搓撚法

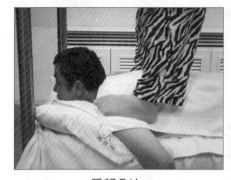

肩部分法

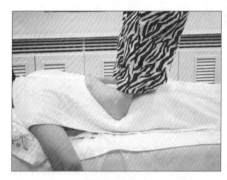

腰背分蹬法

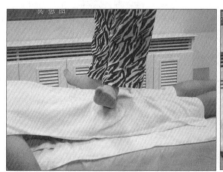

骶髂分蹬法

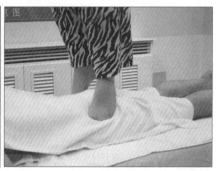

足掌分抿法

為「足分法」。

（1）**肩部分法**：是用雙足底同時或交替反覆分患者兩肩胛部。

（2）**腰背分蹬法**：是用雙足底同時或交替反覆分患者腰背部兩側。

（3）**骶髂分蹬法**：是用雙足底同時或交替反覆分蹬患者兩骶髂關節部。

（4）**足掌分抿法**：是用雙足並踩於治療部位上，以雙足跟為軸，用拇趾或足掌著力，向兩側呈扇形分抿。

（5）**足跟分法**：是用雙足並踩於治療部位上，以雙足尖為軸，以兩足跟著力，同時向兩側呈扇形分。

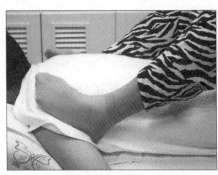

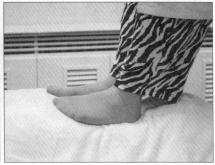

足跟分法　　　　　　　　　　足合法

（6）足合法：用足掌（雙）向中心合併用力的反分法。

10. 蹬法腳法分類

蹬法是指施術者運用足跟著力，從側方或斜方，蹬於患者肢體的治療部位或穴位上，而達到治療疾病或損傷之目的，稱為「蹬法」。

（1）足跟蹬法：是用足跟蹬於治療部位上，反覆向前用力蹬動。

（2）蹬胯牽踝法：是用雙

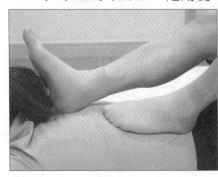

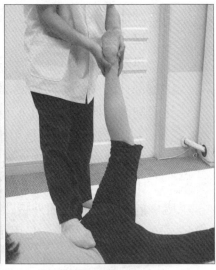

足跟蹬法　　　　　　　　　　蹬胯牽踝法

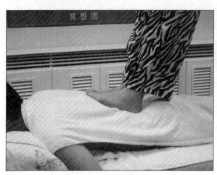

腰背順滑法

手握住患側踝部,用一足伸入胯下,蹬住會陰部,手足協同用於蹬而牽引。

11. 足滑法腳法分類

足滑法,是指施術者運用足底著力,踩於患者身體的治療部位或穴位上,向趾尖方向推而滑動,勢如手掌之推法,用於足則稱為「足滑法」。

(1) **腰背順滑法**:是用足底踩於患者脊柱兩側腰背部,反覆由上向下滑動。

(2) **上肢順滑法**:是用足底踩於患者上肢肩部向下反覆順行滑動。

(3) **下肢順滑法**:是用足底踩於患者下肢近端,向下順滑至踝部。

12. 足溜法腳法分類

足溜法,是指施術者用雙足底著力,同時或交替由患者治療部位的高處,向低處溜滑而下;或一足踏於高處,另一足底向側方低處溜滑而下,稱為「足溜法」。

(1) **肩部溜法**:是用單足或雙足底踩於患者兩肩胛處,同時或交替向肩頭或側方溜滑而下。

(2) **臀部溜法**:是用雙足底踩於患者兩臀部骶髂關節處,同時或交替向前外腰四五椎兩側方溜滑而下。

(3) **上肢溜法**:是用足底踩於患者上肢近端,緣上肢斜形溜滑而下。

(4) **下肢溜法**:是用足底踩於患者下肢近端,緣下肢斜

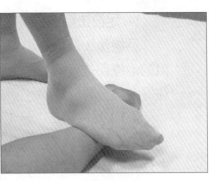

足底顫法

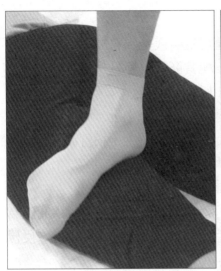

足掌顫法

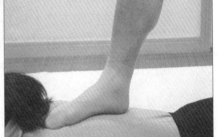

足跟撥法

形溜滑而下。

13. 足顫法腳法分類

足顫法，是指施術者運用足掌、足底或足跟著力，踩於患者肢體的治療部位或穴位上，並進行快速的反覆顫動，稱為「足顫法」。

（1）**足掌顫法**：是用足掌（足底前部）踩於治療部位上，進行快速的反覆顫動。用踝關節的上下顫動帶動足掌之顫動，稱為「足掌顫法」。

（2）**足跟顫法**：是用足跟踩於治療部位上，進行快速的反覆顫動。

（3）**足底顫法**：是用全足底踩於治療部位上，反覆進行快速的上下顫動。

14. 足撥法腳法分類

足撥法，是指施術者運用足尖或足跟著力，點於患者肢體的治療部位或穴位之上，與其筋絡或經脈相橫行交叉進行往返彈撥，則稱為「足撥法」。

（1）**足尖撥法**：足尖撥法點於穴位之上，而後撥之。

（2）**足跟撥法**：是用足跟點於穴位上，橫行於經絡筋腱走行方向，反覆進行往返彈撥。

15. 足掌拍打法腳法分類

足掌拍打法，是指施術者，以足跟為支點，以踝關節為軸，運用足掌著力，在患者肢體的治療部位或穴位上，反覆進行快速拍打的方法，稱為「足掌拍打法」。

（1）**單足掌拍打法**：是用右足跟為支點，點於治療部位或穴位的下方，用足掌反覆快速拍打治療部位。

（2）**雙足掌拍打法**：是用雙足掌反覆快速進行拍打。

16. 踩法腳法分類

踩法，是指施術者運用單足或雙足足底著力，反覆快速踩踏於患者肢體的治療部位或穴位上，使其產生比較強烈的振盪，稱為「踩法」。

（1）**單足踩法**：是用單足反覆踩踩於治療部位上。

（2）**雙足踩法**：是用雙足底交替踩踩於治療部位上。

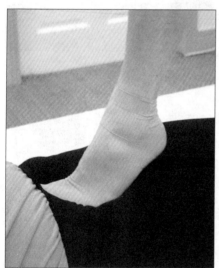

單足掌拍打法

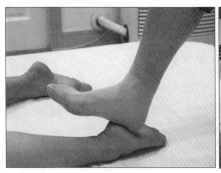

單足踩法

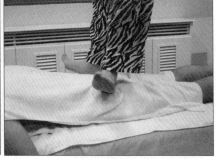

雙足踩法

17. 足跟顛法腳法分類

足跟顛法，是指施術者用單足跟或雙足跟著力，先提起之後再快速落下，顛落於患者肢體的治療部位上，稱為「足跟顛法」。

（1）**單足跟顛法**：是用單足跟提起，再快速地顛落於治療部位上。

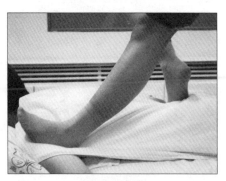

單足跟顛法

（2）**雙足跟顛法**：是用雙足跟同時提起，再快速同時顛落於治療部位上。

（3）**磕法**：是指施術者運用足跟後側著力，從側方磕擊患者肢體的治療部位或穴位，稱為「磕法」，亦稱「足跟磕法」。是用雙足跟用力，力度適中。

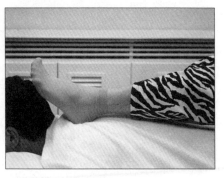

磕法

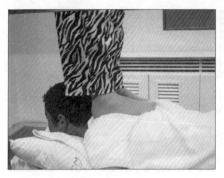

雙足踏肩法

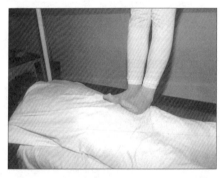

骶髂雙踏法

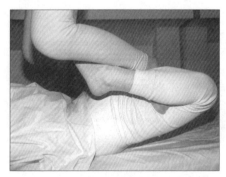

足拉法

18. 踏法腳法分類

踏法，是指施術者運用雙足掌（足底前半部）著力，反覆交替踏於患者肢體的治療部位及穴位上，勢如原地踏步，稱為「踏法」，亦稱為「雙足踏法」。

（1）**雙足踏肩法**：是用雙足掌交替分別踏於患者兩肩胛骨上，反覆進行踏動。

（2）**雙足踏脊法**：是用雙足掌交替反覆踏於患者脊柱兩側。

（3）**骶髂雙踏法**：是用雙足掌交替分別踏於患者兩側骶髂關節上，反覆踏動之。

19. 足運法腳法分類

（1）**足曲法**：是用足踩膝窩向前反帶患者下肢。

（2）**足拉法**：是用足踩膝窩向上方拉患者下肢。

（3）**足旋法**：是用雙腳踩在患者肩和臀部，寸勁發力，旋轉患者脊柱。

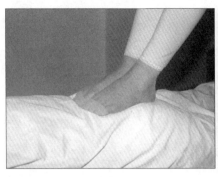

大路通天法

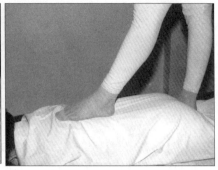

仙人過橋法

20. 踩蹺特定腳法

（1）**大路通天法**：是用雙
足底交替從患者尾骶處開始，一
腳挨一腳的足跟與足尖相連接，
沿脊柱向上踩，經腰椎、胸椎至
頸椎（頸椎古稱天柱）。

（2）**仙人過橋法**：是用枕
頭分別墊於患者的上胸部和下腹
部。術者用雙足緣脊柱上下，反
覆踩踏。

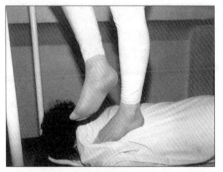

金雞獨立法

（3）**金雞獨立法**：是用單
足掌或足跟踏踩於穴位上，並持
續用力點壓之。

（4）**老牛耕田法**：是用右
足底踏於患者腰背之上，向足尖
方向，反覆用力推移。

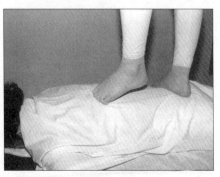

老牛耕田法

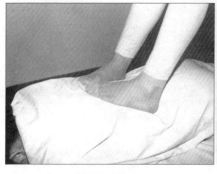 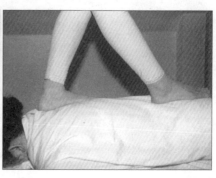

雙鏵犁地法　　　　　　　　蹬踏水車法

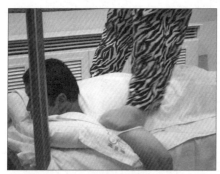

踏風火輪法

（5）雙鏵犁地法：是用雙足底駢開形踩踏於患者脊柱兩側，從上向下或從下向上，向足尖前方推而滑之。

（6）蹬踏水車法：是用一足蹬於患者肩前方，另一足踏於患者臀後方，兩足同時相反用力，蹬肩向後，踏臀向前，而使腰椎扭轉，勢如側扳。

（7）踏風火輪法：是用雙足跟分別踩踏於患者兩上肢內側的天府穴，青靈穴處，持續踩壓約兩分鐘後放開。

（8）足下生風法：是用雙足底循經按穴踩揉兩側衝門穴處。再用雙足跟點壓兩衝門穴，約兩分鐘後放開。

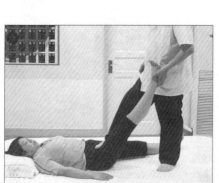

足下生風法

（9）兩頭翹和一頭翹踩法。

21. 踩蹺注意事項

（1）（用力法）術者用雙手扶杆或架（俯杆）或拉（高杆），用肘關節的屈伸調節下壓的重量，用足尖、足掌、足跟適當的腳法，用膝關節一屈一伸使身體一起一落對背部進行一彈一壓的連續踩壓。

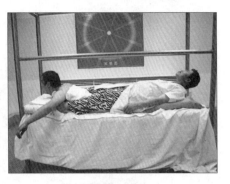

兩頭翹踩法

（2）（起始法）用雙上肢拉起身體，將雙足放於術者雙大腿根部進行滑推臀部，並經長強穴處滑推至背部各部開始做分、壓、點、揉、振、顫、切等足法（以背部華佗夾脊穴和足太陽經穴點揉為主）。

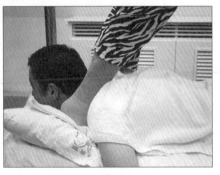

一頭翹踩法

（3）（站立法）一般將人體分為：腰部以上為背部，臀部以下為下肢部。分別平立於其上做相應的腳法。上肢用單腳踩法。

（4）跪背法基本同足踩法。用雙膝關節施術。

（5）踩背或跪背結束後可反掌輪拍，患者休息片刻方可離開。

踩蹺療法，充分利用足部著力，節省體力，利用重力，達到與手法相似甚至超越手法之目的。踩蹺過程中應讓患者感覺到輕微疼痛、酸、麻、脹、壓迫感。

22. 踩蹺用具

由於踩蹺之法是站在患者身上施術，為了站穩和方便施術以及掌握施術之力度，需要設置踩蹺治療床和一些攀扶設施，即踩蹺架。可依據具體情況和條件靈活選用。

（1）踩蹺床：踩蹺治療床應比一般推拿按摩床要寬大和堅固一些。為了便於施術者上下，踩蹺治療床以較矮些為好。外加兩個按摩單子，一條毛巾。

（2）踩蹺架子

①屋頂加槓法：在屋頂安裝兩根直徑在 5 公分左右，約2公尺長的木槓。吊槓與踩蹺治療床的位置平行，距離地面的距離是 2.5 公尺，上下相對應的屋頂上的高度也有 50 公分，固定牢固，其高度以施術者站於床上，舉手可以握住為宜。

②靠牆加槓法：當踩蹺治療床放置於靠近牆壁時，可採用靠牆加槓法。即當施術者站於踩蹺治療床上，在其相當於頭頂高度的牆壁上，用一約兩公尺長一把粗的木槓，採取與踩蹺治療床相平行，並上下相呼應的位置上，安裝固定牢固。

③床邊加槓法：在踩蹺治療床的兩側，牢固的固定床形木架（似雙槓）。木架橫槓的高度，一般在距離地面 1.7 公尺左右。以便於施術者在進行踩蹺治療之時，用雙手扶持支撐，便於掌握平衡和調節施術力度之用。

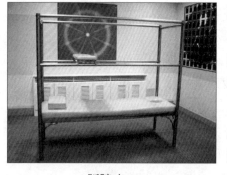

踩蹺床

附：踩蹺程式簡介

俯臥位：①踩足心。②踢足跟。③踩跟腱。④踩壓小腿。⑤分大腿。⑥分臀。⑦揉臀。⑧切

點腰眼。⑨分腰。⑩分背。⑪壓臂。⑫單足踩臀、推背。⑬單足趾點背部腧穴。⑭單足推背推肩。⑮分肩。⑯振顫臀肌。⑰溜滑雙下肢。⑱搓足心。⑲踢腳跟。

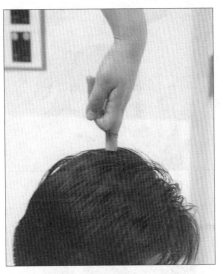

一字沖天法

(三)特定按摩手法

特定治療手法，簡稱「特定手法」。是指施術者運用某種或某幾種手法，作用於某些特定部位或特定穴位上。或採用某些特定姿勢，而達到某種特殊作用或療效，從而治療某些疾病或損傷的多種複合性手法。稱為「特定治療手法」。

1. 一字沖天法

用左手中指按於患者印堂穴處，用力旋搖振顫，並使其逐漸向上滑動，至神庭上星穴處。

2. 五龍轟頂法

用雙手呈龍爪掌，以十指尖從頭前後左右髮際邊反覆推向頭頂百會穴處。反覆推拉抓撓。

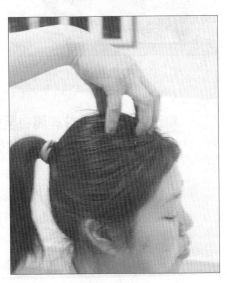

五龍轟頂法

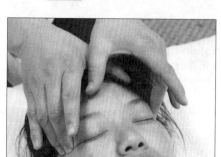

雙運太陽法

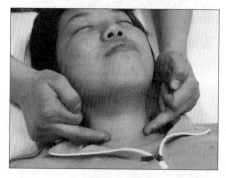

二龍戲珠法

3. 雙摳睛明法

用右手食、中二指尖著力，摳於雙眼睛明穴，同時拇指尖點於上星穴。左手拇指點於百會穴。並持續用力點揉。

4. 雙運太陽法

用雙手拇指按於兩太陽穴處，反覆用力推揉運動。或相對擠壓。

5. 雙摳風池法

用雙手中指反覆摳揉雙風池穴，並持續用力按壓。

6. 抵抹理額法

先用雙手拇指交替反覆從印堂穴抵至神庭上星直至前頂穴處，再從魚腰穴抵至陽白直至曲差穴處。然後從印堂穴向兩側分抹緣眉弓至兩太陽穴處；再從前額正中向兩側分抹經陽白至兩耳尖角孫穴處；再自前髮際中央神庭穴向兩側分抹，緣前髮際邊抹至兩頭維穴。

7. 摳捋眶緣法

用雙手中指腹摳捋兩眼眶上緣，自睛明穴捋至瞳子髎穴。

8. 二龍戲珠法

用拇、食二指腹相對捏於患者結喉兩側，反覆進行撚揉。

9. 猿猴摘果法

用一手托住頭枕，另一手勾住下頜，兩足蹬住雙肩，協同用力拔伸頸椎，並反覆進行左右旋轉。

10. 麻姑獻壽法

用雙手掌捧住患者兩腮，兩拇指按於耳後，向上用力端提頭頸，在端提牽引情況下，再做前屈、後仰，左右側屈和左右旋轉活動。

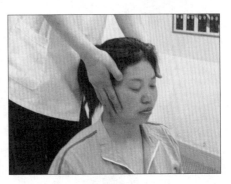

猿猴摘果法

11. 惡馬回頭法

用一手及肘窩環抱摟住患者下頜及頭部，使其後頭抵於術者胸部，另一手扶於頸部，先左右搖動，再突然用寸勁巧勁，扭轉其頭頸轉向健側。

12. 順藤摘瓜法

用一手握住患者手腕向外展方向牽拉。另一手環抱頭部，以肘窩兜住下頜，兩手同時相反用寸勁巧勁，牽拉上肢和扭轉頭頸。

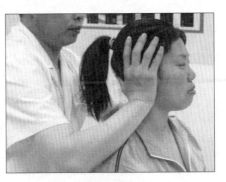

麻姑獻壽法

13. 金龍盤玉柱法

患者雙手十指交叉，合抱於頸項部，施術者用雙手由患者腋

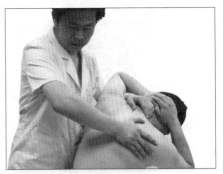

金龍盤玉柱法

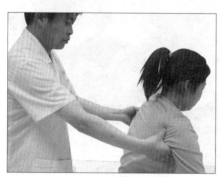

雙抓拿翅法

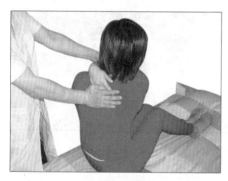

懷中抱月法

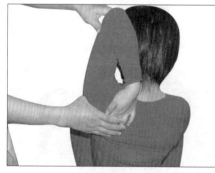

反彈琵琶法

下穿過握住患者兩手腕部，用雙手及前臂的力量反覆進行搖、擺、顛簸。

14. 雙抓拿翅法

用雙手拇指與其餘四指相對著力，用雙手四指伸入患者兩腋窩中，用兩拇指相對著力，捏抓拿提兩肩胛外下方之肌肉。

15. 懷中抱月法

用手扶住患者肩頭，另一手握住患者肘尖，用力向對側肩部抱攏。

16. 反彈琵琶法

用一手握住患肢腕部，另一手中指反覆彈扳患肢的極泉穴、青靈穴。然後交換雙手，另一手握腕，一手中指端再彈撥少海穴及其上下各 1 寸處，再用其拇指端彈撥肘髎穴，曲池穴，手三里穴。最後用拇、中二指端對掐內、外關穴，合谷穴。

17. 金鳳擺尾法

用一手托住肘部，另一手握住手腕部，先使患肢做屈伸活動。再做前臂的旋前旋後活動。最後以肘關節為軸心，做前臂的

向內旋搖和向外旋搖活動。

18. 旱地拔蔥法

用左手握住腕部固定，右手
握住手指，逐個用力牽拉拔伸掌
指關節及每個手指。

19. 捏拿八邪法

用拇、食二指分別捏拿每個
掌指關節之間的八邪穴。

20. 喜鵲搭橋法

用右手拇、食二指，逐個掐
點患者指（趾）甲根兩側的經絡

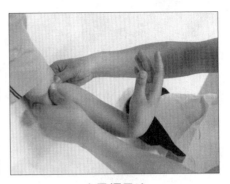

金鳳擺尾法

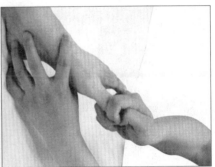

旱地拔蔥法

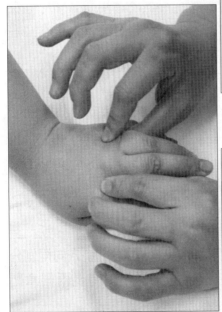

捏拿八邪法

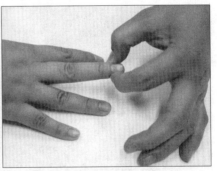

喜鵲搭橋法

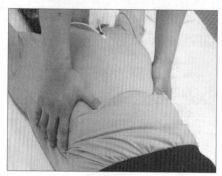

開胸順氣法

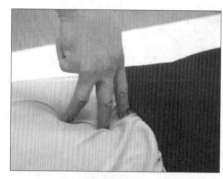

顫點三脘法

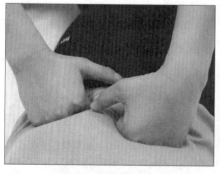

獅子滾繡球法

起止點。

21. 開胸順氣法

用兩手掌自胸部正線向兩側沿肋間隙分推梳理。

22. 搓揉四心法

用麵團放於手中，反覆用於搓揉患者的前心、後心、手心、腳心、肘窩、膕窩等。

23. 顫點三脘法

先用右手食、中、環三指分別按於上脘、中脘、下脘三穴處，反覆進行顫點。再用右手掌按揉三脘穴，並反覆顫動，繼而揉而運之。

24. 獅子滾繡球法

雙手呈空心掌，以四指端小魚際及掌根分別按於肚臍上下方，左推右抹或右推左抹，往返運轉。

25. 五門大開法

用雙手拇指按於鳩尾穴，向兩側斜向分推，經幽門、期門至章門穴處。再從中脘穴向兩側分推，經梁門、關門至兩側章門穴。

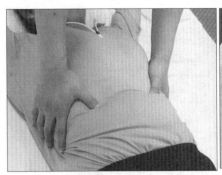
解甲歸田法

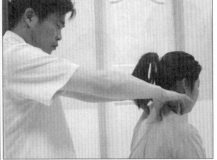
開鎖解鬱法

26. 解甲歸田法

先用拇指腹按於患者璇璣穴、華蓋穴緣任脈向下推至丹田穴。再用兩拇指按於兩側俞府穴，向下直推至天樞穴，再合於丹田處。再用兩拇指按於兩氣戶穴，向下直推至大橫穴，再合於丹田穴處。

27. 開鎖解鬱法

用雙手拇指分別按壓於兩鎖骨中內的 1/3 連接處（相當於胃經經過處），持續按壓 2～3 分鐘。

28. 扳肩膝頂法

用雙手扳住患者兩肩頭，提起右膝頂住患者胸椎，膝及兩手協同用力扳頂。

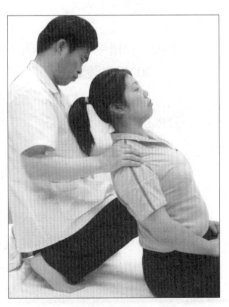
扳肩膝頂法

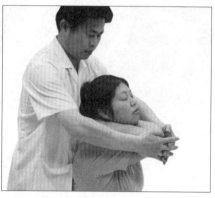

抱胸膝頂法

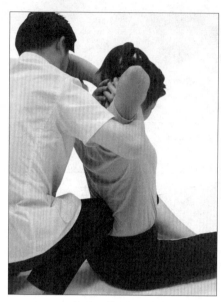

抱頸膝頂法

29. 抱頸膝頂法

患者雙手十指交叉，合抱於頸項部。施術者用雙手從患者腋下穿過，握住患者兩手腕部，並提起一膝頂住患者胸椎部，協同用力扳頂。

30. 抱胸膝頂法

用一膝頂住胸椎部。雙手十指交叉合患者胸部。協同用力扳頂。

31. 金蟬脫殼法

先將拇指按於大椎穴、陶道穴處，緣督脈向下直推至腰陽關穴處，再至骶尾部。再用兩拇指分別按於兩側大杼穴，緣足太陽膀胱經第一側線向下直推至腎俞穴，斜向腰陽關，再分推八髎穴，合併骶尾處。再用兩拇指分別按於兩側附分穴處，緣足太陽膀胱經第二側線向下直推至志室穴，斜向腰陽關穴，再分推八髎穴，合至骶尾處。兩手掌也隨之在脊柱兩側上下推移。

32. 蝴蝶雙飛法

用雙手拇指緣脊柱兩側上下，反覆點揉。

33. 順藤摸瓜法

用右手掌從頸項部起，緣脊柱兩側足太陽膀胱經，向下直推至下肢後側直達足跟部。

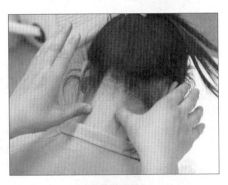

蝴蝶雙飛法

34. 金蛙游水法

先將患者兩下肢屈膝屈髖，兩腿外展，兩足心相對。再握其雙踝引導兩下肢屈伸。

35. 降龍伏虎法

用一手扶膝，一手握踝，使下肢屈膝屈髖，並用力向前推至大腿貼胸。再做小腿的內收外展和旋搖活動數次。再做髖關節的向內和向外旋轉活動數次。最後

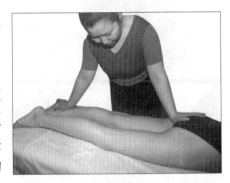

順藤摸瓜法

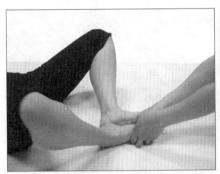

金蛙游水法

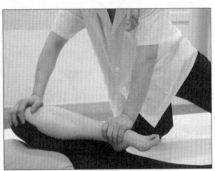

降龍伏虎法

用力牽拉拔伸下肢。

36. 摳膝八卦法

用手拇、食指尖，反覆交替摳、刮、掐、點膝八卦。臏骨周圍的上、下、內、外、內上、外上、內下、外下的八個點，統稱膝八卦。

37. 陰陽抱膝法

用雙手掌相對合抱於膝關節內外兩側，反覆進行旋轉揉按活動。

38. 提拿雙筋法

用雙手拇、食二指分別捏拿兩側跟腱，向下提拉。再捏揉撚轉局部及崑崙、太谿兩穴。

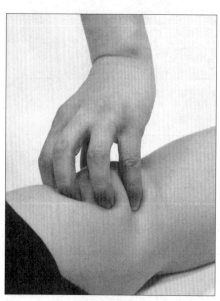

摳膝八卦法

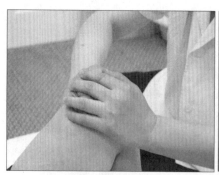

陰陽抱膝法

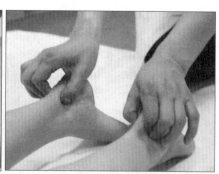

提拿雙筋法

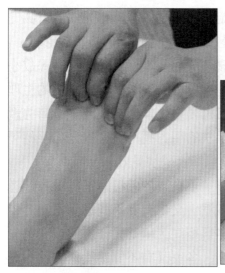 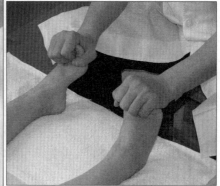

捏拿八風法　　　　　　　　五龍探爪法

39. 捏拿八風法

用拇、食二指逐個捏拿兩足的跖趾關節之間的八風穴。

40. 五龍探爪法

用拇指及大魚際與其餘四指相對握住患者足之五趾，並用力使其屈曲牽拉捏提。

(四)小兒按摩技法

1. 小兒按摩簡介

小兒按摩，始稱「小兒推拿」。也是中華傳統醫學的一個重要組成部分，是在明代後期開始興起的一個學科，它以中國醫學基礎理論為指導，以辨證論治的原則為依據，運用各種手法，刺激兒童的肢體部位或穴位，由疏通經絡，行氣

和血，調合營衛，調節臟腑等作用，以調整小兒機體陰陽的偏盛偏衰，提高小兒抗病能力，從而達到治病防病的目的。

由於小兒按摩手法無痛苦，而且其保健效果顯著，故小兒及家屬均樂於接受。但是小兒臟腑嬌嫩、肌膚柔弱的生理特點，再加患病痛苦，哭啼嬉鬧變化無常，故而施術時強調慎重輕快柔和為主，要求手法的用力輕巧持久，均勻平穩，爽快柔和，著實深透，適達病所，儘快見效。

小兒按摩手法名目繁多，不只限於「按摩掐揉、推運搓捏」八大手法。而且各家各派，又都有其不同的手法。其中有些手法，雖與成人手法名目相同，但其操作方法或姿勢未必一致。況且同一手法名稱，各家又有不同的操作方法，既可相近相似，也可相差甚遠。

小兒按摩方法，可分為常用基本手法、特定保健手法和複式操作手法三大類。小兒按摩基本手法歌訣「推拿按摩，捏揉運搓，掐搖搗擠，擦捻撮挪，刮扯彈打」。

2. 小兒按摩論

小兒的經脈接近於先天奇經八脈的運行規律，所以小兒按摩手法常於 5 歲以下的嬰幼兒，其年齡越小，越易奏效。特別是小兒的疾病特點是以呼吸道與腸道為主，所以，在治療小兒疾病時，要注重人體的奇經八脈總樞紐神闕穴的按摩保健，能夠起到神奇的效果。

在小兒按摩手法中，有旋推為補，直推為瀉；左揉為補，右揉為瀉；左運止吐，右運止瀉；緩摩為補，急摩為瀉等說法。是按手法的順逆和輕重緩急而定。

3. 小兒保健按摩經典手法

（1）開天門法：以雙手拇指從兩眉頭之間，反覆交替推

向前髮際沿，從兩眉之間經印
堂、天庭至囟門一線，稱為天
門，也稱攢天門，攢竹，故開天
門也稱推攢竹。《保赤按摩
法》：「先從眉心向額上，推二
十四數，謂之開天門。」《小兒
按摩廣意》：「推攢竹，醫用兩
大指，自兒眉心交替往上直推是
也。」

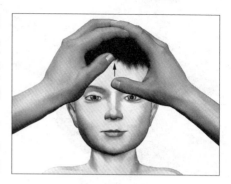

開天門法

（2）推坎宮法：以兩拇指
從兩眉之間，向兩側眉梢反覆分
推。《小兒按摩廣意》：「推坎
宮，醫用兩大指自小兒眉心分過
兩旁是也。」

（3）揉耳搖頭法：用雙手
拇、食二指，捏於小兒兩耳垂，
反覆捻揉。再用雙手掌捧住小兒
頭及雙耳，反覆搖動之。《保赤

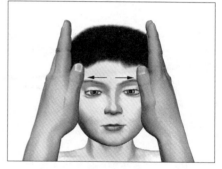

推坎宮法

按摩法》：「揉耳搖頭法：手掐天廷名穴後，將兩手捻小兒
兩耳下垂揉之，再將兩手捧兒頭搖之。」《幼科鐵鏡》：
「將兩耳下垂捻而揉之，再將兩手捧頭而搖之，以順其
氣。」

（4）雙龍擺尾法：施術者用左手托住小兒肘部，用右手
拇、食、中三指相對著力，捏拿住小兒食、小二指末端，反
覆向下扯搖 20～40 次，稱為「雙龍擺尾法」。若只捏拿住小
兒小指末節搖之，則稱為「烏龍擺尾法」。

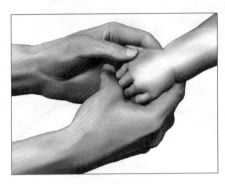

龍入虎口法

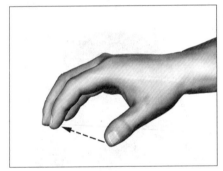

拇指推法

（5）**龍入虎口法**：用左手托住小兒手背，用右手虎口與小兒虎口交叉，用拇指反覆推按板門穴。

（6）**水底撈月法**：用左手托持小兒四指，用右手食、中指固定小兒拇指，用右拇指自小兒手掌小指側，推至小天心處，再轉入內勞宮。操作要領是拇指指腹著力，均勻施動，邊推邊吹氣反覆操作 3～5 分鐘，推時宜輕柔和緩。具有清心，退熱，瀉火的作用。

（7）**黃蜂出洞法**：先用拇指尖掐內勞宮，掐總筋穴，再用雙手拇指分陰陽。然後用雙拇指在陰陽穴處，一撮一上至內關處，最後掐坎宮、離宮。

（8）**老虎吞食法**：是用絹帕包住小兒足，用口咬僕參穴。《小兒按摩方脈活嬰秘旨全書》：「僕參穴：治小兒吼喘，將此上推下掐，必然蘇醒。如小兒急死，將口咬之，則回生，名曰：老虎吞食。」

4. 小兒保健常用手法

（1）**推法**：用拇指在保健部位上進行反覆推動。

A. 直推法：施術者用拇指指腹著力，在小兒保健部位或穴位上，反覆做直線向前推動，稱為「拇指直推法」。若用

食、中二指指腹著力，在小兒保健部位或穴位上，反覆向前直推，稱為「劍指直推法」。

B. 旋推法：施術者用拇指指腹著力，在小兒肢體的保健部位或穴位上，反覆順時針方向，逆時針方向的螺旋形向前旋轉推動，稱為「旋推法」。

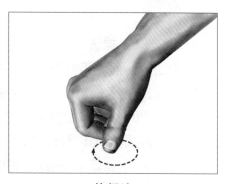

旋推法

C. 分推法：施術者用雙手拇指指腹著力，自穴位中央反覆向兩側分推；或做「八」字形分推，稱為「分推法」。簡稱「分法」。

D. 小兒旋推法：操作者以拇指指腹在穴位上作順時針方向的旋轉推動的方法。

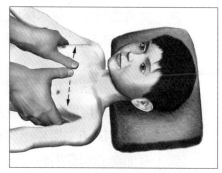

分推法

（2）拿法：是拇指指腹與其餘指腹相對夾持於保健部位或穴位上。詳見成人的手法介紹。

（3）按法：用手指（拇指或中指）或手掌按壓於保健部位或穴位上。詳見成人的手法介紹。

（4）摩法：用手指或手掌按於保健部位上，反覆進行大幅度旋轉撫摩。詳見成人的手法介

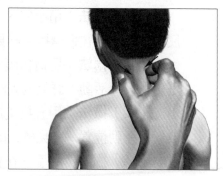

拿法

紹。

（5）**捏法**：以雙手拇指指腹與食、中指指腹（或與食指中節橈側面）相對著力，夾持於保健部位上，邊捏邊放邊向上推移位置。詳見成人的手法介紹。

（6）**揉法**：以手指指腹及手掌按於保健部位上，反覆進行旋轉揉動。詳見成人的手法介紹。

（7）**運法**：用拇指或中指指腹在穴位上做由此及彼的弧形或環形運動。詳見成人的手法介紹。

（8）**搓法**：用雙手掌（或兩手指）相對夾於小兒肢體兩側，反覆進行交互往返搓動。詳見成人的手法介紹。

（9）**掐法**：以拇指甲尖著力，垂直刺激於穴位之上。詳見成人的手法介紹。

（10）**搖法**：用一手托拿住關節，另一手握其遠端，反覆進行較大幅度的旋轉或擺動。詳見成人的手法介紹。

（11）**搗法**：用中指尖端，或作食、中指屈曲後的關節突，有節奏的叩擊搗動穴位。詳見成人的手法介紹。

（12）**擠法**：用雙手拇指與食指相對，捏於保健部位或穴位上，一齊用力擠壓。詳見成人的手法介紹。

（13）**擦法**：用手掌、大魚際或小魚際在保健部位上，反覆進行直線往返摩擦。詳見成人的手法介紹。

（14）**捻法**：用拇指腹與食指腹相對，捏住保健部位，反覆做捻轉活動。詳見成人的手法介紹。

（15）**撮法**：用五指尖將皮膚肌肉抓捏起，邊抓邊捏邊放鬆邊移動位置。詳見成人的手法介紹。

（16）**挪法**：用手掌在保健部位上，自上而下，或自左至右，往返緩慢挪動。詳見成人的手法介紹。

（17）**刮法**：用拇指尖或其偏峰，或以湯匙、銅錢幣之光滑邊緣，貼緊保健部位之皮膚由上向下，或向兩旁刮動。詳見成人的手法介紹。

（18）**扯法**：用右手拇指腹與食指中節橈側相對，或用右手握成鉗形拳，用食、中指中節相對，夾持住保健部位之皮膚，一拉一放的反覆扯動。

（19）**彈法**：用右手中、食指，輕彈在小兒保健部位或穴位上，反覆進行快速而有節奏的彈打。詳見成人的手法介紹。

（20）**打法**：用右手掌或用食、中二指，或用三指、四指，在小兒保健部位或穴位上，反覆進行快速而有節奏的拍打。詳見成人的手法介紹。

5. 小兒保健定位手法

（1）**掐總筋**：操作者用拇指指尖掐小兒掌後腕橫紋中點3～5遍。具有通調氣血，鎮驚，散風的作用。

（2）**掐十宣**：操作者用拇指指甲掐小兒十指指尖，指甲內赤白內際處，各掐5遍的方法。具有清熱，醒神，開竅的

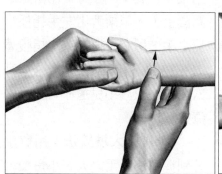

掐總筋

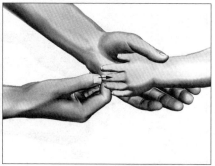

掐十宣

作用。

（3）**揉二扇門**：操作者用指端偏峰按揉小兒掌背中指根本節兩側的凹陷，揉時要稍用力，速度宜快，每次揉 100～300遍。具有解表，平喘，止驚。

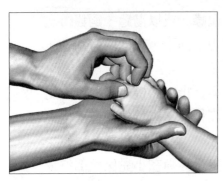

揉二扇門

（4）**推三關法**：用拇指或食、中二指腹按於小兒橈側掌橫紋處，緣前臂橈側反覆直推至肘橫紋處，反覆約 300 次，稱為「推三關法」。可治療小兒高熱、驚風等病。

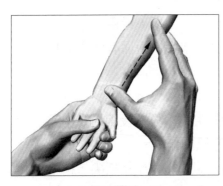

推三關法

（5）**運八卦法**：用拇指按於小兒手掌內八卦穴（或手背外八卦穴），反覆進行順方向或逆方向的運轉（注：內八卦穴，在以手掌中心為圓心，以圓心至中指根橫紋約 2/3 處為半徑所畫之圓圈上）。施術者用左手托住小兒之手，用右手拇指或中指腹著力，反覆運轉小兒手掌內八卦穴。該法對於小兒遺尿有較好的療效。

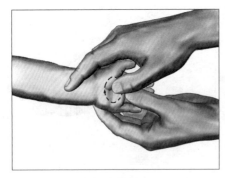

運八卦法

（6）**推大橫紋法**：用雙手分別握住小兒手之大、小魚際，兩拇指腹並按於小兒掌根大橫紋

中央，反覆向兩側分推至陰穴和陽穴處。或反覆自陰穴陽穴處向中央合推。施術者用雙手握住小兒的手部大、小魚際，用兩拇指著力，按於小兒掌根大橫紋中央，反覆向兩側陰穴、陽穴處分推約 30 次以上，稱為「分推大橫紋法」，也稱為「分陰陽法」。若用拇指腹著力，分別按於小兒陰穴、陽穴處，反覆向掌根橫紋中央合推，約 30 次以上，稱為「合推大橫紋法」，也稱為「合陰陽法」。也可用拇指尖著力，掐陰穴、陽穴，反覆 3～5 次，稱為「掐陰陽法」。以上統稱「推大橫紋法」。

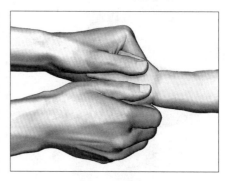

推大橫紋法

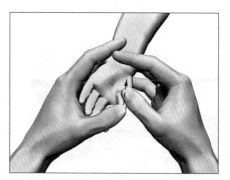

揉板門

掐四橫紋：操作者拇指指甲掐揉小兒食、中、無名、小指的第一指間關節橫紋處，掐揉各 5 遍的方法，以掐為主，忌粗暴。具有清熱除煩，散淤結、止驚的作用。

（7）**揉板門**：操作者用拇指指端揉按小兒手掌大魚際處，反覆按揉 100～200 遍的方法。具有健脾和胃，消食化滯的作用。

（8）**扯大椎**：操作者用屈曲的食、中二指蘸清水在穴位上提捏，至局部皮膚出現輕度淤血為止的方法。具有清熱解毒的作用。

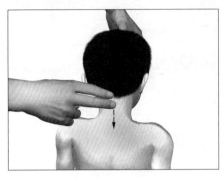

推天柱

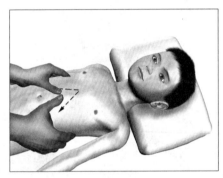

分腹陰陽

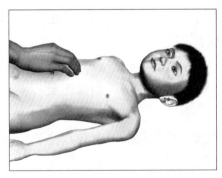

摩揉丹田

（9）推天柱：操作者用右手拇、食二指自上而下直推天柱穴的方法，推時用力柔和，避免擦破皮膚。具有順氣降逆的作用。

（10）拿肚角：小兒仰臥，操作者雙手拇、食、中指，分別在臍兩旁大筋處做拿法3～5次的方法。操作時力量適中，動作乾脆，時間宜短。具有散寒，止痛，止瀉的作用。

（11）分腹陰陽：操作者以雙手拇指自劍突下沿脇弓邊緣向兩旁分推或從中脘穴至臍，再向兩旁分推50～100次的方法。雙手配合，動作輕柔有節律。具有健脾和胃，理氣消食的作用。

（12）摩揉丹田：小兒仰臥，操作者用四指在丹田處做摩法1分鐘左右。操作時動作輕柔和緩，不宜過快。具有補腎固本，溫補下元，分清泌濁的作用。

（13）抖神闕：小兒仰臥，操作者用拇指和食、中二指抓肚臍並抖動臍部數次的方法。操作

時力量不宜過大，抖動要有節律。具有溫陽散寒，補益氣血的作用。

（14）**推揉臍中法**：用拇指或食、中指腹，或用掌根按於小兒臍中，向下反覆直推至丹田穴，或向上直推至鳩尾穴，具有助消化，通便的作用。

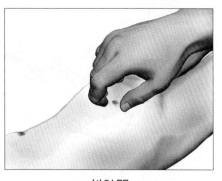

抖神闕

（15）**掐撚五指節法**：是用拇、食二指合力，掐捏於小兒手指的近指間關節上，並逐個手指依次進行反覆掐捏，或反覆捻轉揉動之。施術者用左手托住小兒之手，用右手拇、食二指合力，掐捏於小兒手指的背側近掌指間關節上，並逐個手指依次進行反覆掐捏或捻轉揉動，各約 30次，稱為「掐捻五指節法」。

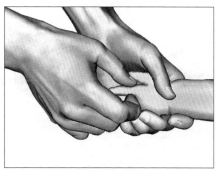

掐捻五指節法

（16）**掐推四橫紋法**：用拇指尖逐個掐揉小兒手的食、中、環、小四指的第一指間關節的橫紋。或將其四指併攏，從食指橫紋推向小指橫紋。可增強小兒腎的功能。

（17）**推揉膻中法**：用雙拇指按於膻中穴處，向兩側反覆分

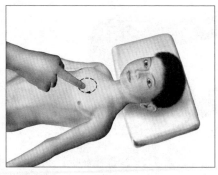

推揉膻中法

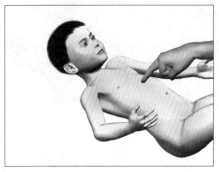

推揉中脘法

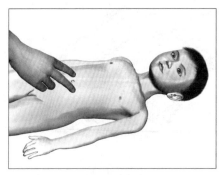

揉天樞法

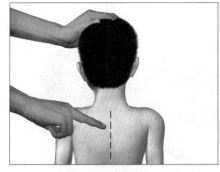

揉風門法

推至乳頭等。或用中指按於膻中穴反覆揉之。可提高小兒免疫力。

（18）**推揉中脘法**：用拇指或食、中指按於小兒中脘穴，直推至喉下，或自喉下直推至中脘、或自中脘推至鳩尾、或按於中脘反覆揉之。具有補益氣血的作用。

（19）**揉天樞法**：用拇、中二指或食、中二指分別按於小兒肚臍兩旁各 2 寸許（天樞穴），反覆進行揉按。或用雙手捏而擠之。具有通便的作用

（20）**揉風門法**：用食、中二指按於小兒背部兩風門穴。施術者用食、中二指腹著力，按於小兒兩風門穴處，反覆揉按約 20～30 次，稱為「揉風門法」。若用食、中二指反覆揉按兩肺俞穴約 20～100 次，則稱為「揉肺俞法」。具有抗感冒的作用。

（21）**捏脊法**：用雙手拇、食、中三指或用雙手拇指與食指中節橈側相對之合力，反覆交替

捏住小兒脊柱兩側之皮肉。施術者用雙手拇指與食指中節相對之合力，交替捏住小兒脊柱兩側皮肉；邊捏邊提邊放鬆，邊由下向上移動（或三捏一提再放鬆，稱捏三提一法），反覆 3～5 遍，稱為捏脊法。

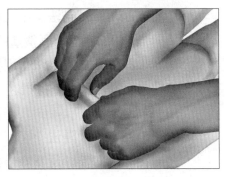

捏脊法

或用雙手食、中指在前，拇指在後的合力，捏住小兒脊柱兩側皮肉，反覆交替邊捏邊提邊放鬆，邊由下向上移動的方法，亦稱為捏脊法。或用食、中二指腹著力，按於小兒脊柱兩側，自下向上或自上向下反覆直推，約100 次以上，稱為推脊法。常為兒童捏脊，可調節免疫功能，達到治百病的作用。

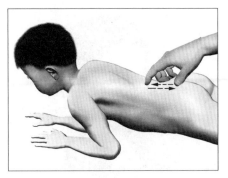

推七節骨法

（22）**推七節骨法**：用拇指自小兒第四腰椎反覆向下直推至龜尾處；或自尾骨處反覆直推至第四腰椎。具有溫腸固腸的作用。

（23）**揉龜尾法**：用拇指或中指按於小兒尾骨端龜尾穴處，反覆揉之。對於小兒腹瀉有較好的療效。

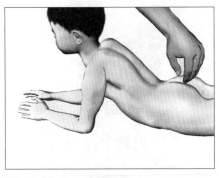

揉龜尾法

（24）**拿百蟲法**：用拇指與其餘四指相對，拿於小兒髖骨內上方 2.5 寸處，反覆進行拿按揉之。

（25）**推揉湧泉法**：用拇指按於小兒足掌心人字紋頭湧泉穴處，反覆進行推搓揉之，每次 30 下。具有健脾和胃的功能。

（26）**運太陽法**：用兩手拇指橈側（或用兩中指腹）著力，在太陽穴處，反覆旋轉揉動，稱為揉太陽或運太陽。若自前向後反覆直推，稱為推太陽。向耳後側方向揉運，為涼為瀉；向眼側方向揉運，為熱為補。

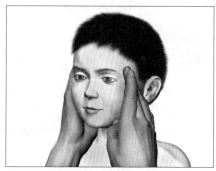

運太陽法

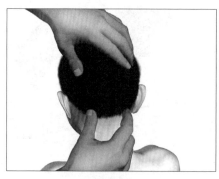

拿風池法

（27）**掐山根法**：用拇指尖甲掐於兩眼內眥之間鼻梁處。

（28）**掐迎香法**：用拇、食二指尖或食、中二指尖掐於兩側迎香穴。

（29）**揉牙關法**：用拇指或中指按於兩側牙關穴處，反覆進行揉動。

（30）**按百會法**：用拇指或中指按於百會穴處，反覆進行按揉。

（31）**拿風池法**：用右手拇指與中指腹相對拿於小兒兩風池穴處，並反覆拿而揉之。

（32）**推天柱法**：用拇指或食、中指腹著力，沿頸椎棘突自

上而下，反覆直推。施術者用拇
指或食、中指腹著力，按於小兒
後髮際中央，沿頸椎棘突自上向
下反覆直推至大椎處，約 50～
100 次，稱為推天柱法。

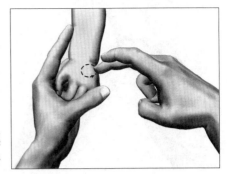

揉外勞宮法

（33）揉勞宮法：用食指或
中指按於小兒手掌中心（或手背
中心），反覆進行揉運。內勞宮
在手掌中心，一說屈中指指尖點
到處，另一說屈無名指指尖點到處。外勞宮在手背正中，與
內勞宮相對。

施術者用左手托住小兒手，用右手食指或中指腹著力，
按於小兒掌心內勞宮穴處，反覆進行揉而運之，約 100 次
以上，稱為揉內勞宮法。反覆進行揉而運之，稱為揉外勞宮
法。統稱為揉勞宮法或運勞宮法。若用拇指尖掐之，反覆
3～5 次，則稱為掐勞宮法。

6. 小兒按摩的經絡作用

（1）推五經：是用左手四
指托小兒手背，大指捏小兒掌
心，右手食指曲指托住小兒指
尖，用拇指依次由指尖向指根直
推小兒的五個手指，往左運為
補，往右運為瀉，先直推，再看
寒熱虛實，在肝、心、脾、肺、
腎穴上或補或瀉。操作時明確方
向，動作輕柔。具有除熱祛風的

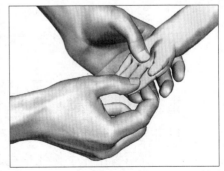

推五經

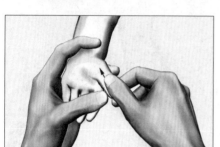

推脾經法

作用。

（2）推脾經法：是用拇指按於小兒拇指腹螺紋面或橈側面，反覆用力推或旋推。施術者用左手托住小兒手部，用右手拇指腹著力，按於小兒拇指螺紋面或橈側，反覆進行旋轉推動，約 300 次，稱為旋推脾經法。若從指尖反覆直推至指根，稱為直推脾經法，亦稱為補脾經法。若往返推動，則稱為清補脾經法，是為平補平瀉。也有以旋推為補，直推為瀉之說。

操作時用力要輕，速度要均勻，頻率在每分鐘 100～300 次。具有健脾胃，補氣血的作用。

（3）推肝經法：是用拇指按於小兒食指末節橫紋面上，向指尖方向反覆直推。推肝經又稱推肝木，肝經以清為主，只清不補。施術者用左手托住小兒之手食指末節，用右手拇指按於小兒食指末節橫紋上，向指尖方向反覆直推，約 100 次以上，稱為推肝經法，亦稱清肝經。

操作時要明確推的方向和方法，動作輕柔，頻率在 100～300 次每分鐘，速度均勻。具有平肝瀉火，息風鎮驚，解鬱除煩的作用。

（4）推心經法：是用拇指按於小兒中指末節橫紋上，向指尖方向反覆直推。推心經，又稱推心火，或清心火，心經以清為主，若補也在補後加清。

施術者用左手托住小兒之手，用右手拇指著力，按於小兒中指末節橫紋上，向指尖方向反覆直推，約 100 次以上，

稱為推心經法，也稱為清心火法。若由指尖推向橫紋，則為補心經法。也可用拇指尖掐 3～5 次，稱為掐心經法。

（5）**推肺經法**，是用拇指按於小兒第四指腹羅紋面，反覆進行旋推，或從末節橫紋推向指尖。推肺經又稱推肺金。

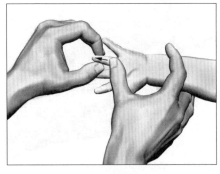

推肺經法

施術者用左手托住小兒之手，用右手拇指腹著力，按於小兒無名指腹上，反覆進行旋推，或從末節橫紋向指尖直推，約 100 次以上，稱為推肺經法。旋推為補，直推為清，故又有清肺經之說。或用拇指尖著力，反覆掐 3～5 次，稱為掐肺經法。

操作時動作輕柔，速度均勻，方向明確。具有補益肺氣，

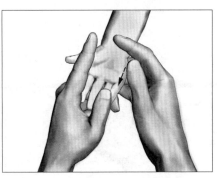

推腎經法

宣肺清熱，疏風解表，化痰止咳的作用。

（6）**推腎經法**：是用拇指指腹按於小兒小指腹上，反覆進行旋推，或從末節橫紋推向指尖。推腎經又稱推腎水。施術者用左手托住小兒之手，用右手拇指著力，按於小兒小指指腹反覆進行旋推，或從小指末節橫紋，反覆向指尖直推，約 100 次以上，稱為推腎經法。有自掌根推向小指尖補，反之為清，也有腎經可補不可清，若清則以後谿穴代之之說。也可用拇指尖掐 3～5 次，稱為掐腎經法。

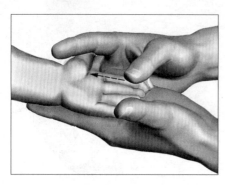

推大腸法

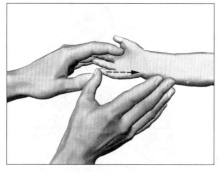

推小腸法

操作時動作輕柔、速度均勻。具有補腎益腦，溫養下元，清利下焦濕熱的作用。

（7）**退六腑法**：是用拇指或食、中二指腹按於小兒肘內側處，緣前臂尺側，反覆直推至掌根橫紋尺側端處。

施術者用左手握住小兒之手，用右手拇指腹或食、中二指腹著力，按於小兒肘部內側（少海穴）處，緣前臂尺側直推至掌根橫紋尺側端，反覆直推約300次，稱為「退六腑法」。

（8）**推大腸法**：是用拇指按於小兒食指橈側，反覆進行從食指尖橈側直推至虎口處。推大腸又稱推小三關，或推指三關。施術者用左手托住小兒之手，用右手拇指腹，按於小兒食指橈側，從食指尖橈側直推至虎口處，反覆100次以上，稱為推大腸法。變稱為推補大腸法；反之，從虎口直推至食指尖，稱為瀉大腸法。

（9）**推小腸法**，是用拇指按於小兒小指尺側，反覆從指尖直推向指根。施術者用左手托住小兒手指，用右手拇指腹著力，按於小兒小指尺側，從小指尖直推至指根，反覆100次以上，稱為推小腸法。也稱為推補小腸法。反之，從小指根推向小指尖，稱為清小腸法。

（10）**推胃經法**，是用拇指反覆推或直推小兒拇指根節。施術者用左手托住小兒之手，用右手拇指指腹著力，按於小兒拇指根節掌側，反覆旋推，稱為補胃經法。若向指根方向直推為清，稱為清胃經法，統稱為推胃經法。

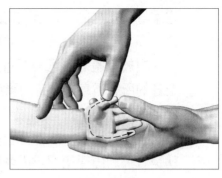

運土入水法

7. 臟腑經絡手法變化

（1）**運土入水法**：是用左手握住小兒四指，用右手拇指自小兒拇指端緣手掌邊緣推至小指端，反覆操作 50～100 次的方法。操作時去而不返，柔緩施術。具有利尿，清濕熱，滋補腎水的作用。

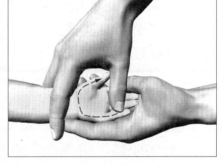

運水入土法

（2）**運水入土法**：是用左手握住小兒四指，用右手拇指自小兒小指端緣手掌邊緣推繞至拇指端，反覆操作 50～100 遍的方法。操作時去而不返，柔緩施術。具有健脾助運，潤燥通便的作用。

（五）臟腑按摩技法

1. 臟腑按摩簡介

（1）人體的器官是有形的物質空間在人體的表現，儘管

它本身是孤立的，但是它可以由經絡系統與它相關的臟腑相通，所以說人體的每一個器官都是人的信息發散和收斂空間，對於人體的隨意一個組織器官進行按摩保健，都會對人全身的所有信息有一定的調節作用。

（2）從人體的空間結構中可以得出以下幾點結論，就是人是由「天地人」三部分組成。天就是無形的氣體空間，地就是有形的固態空間，人就是流動的空間，這正是物質空間運動形式的三種表現，當空間最小或最大時，空間的形態都是要有三角形空間或近似圓球的空間，中間的部分就是流動的部分，就是人的存在之處，所以，人是生活在太陽系的厥陰經或少陽經空間，對於人調節最好的辦法就是在中間空間的調節。

因為人的中間空間是最有靈氣的空間，最能夠起到事半功倍的作用。故在進行器官按摩的時候，就要十分重視經絡的作用，特別是人體的奇經八脈，因為奇經八脈是人體先天而來的經脈，在進行器官按摩的時候，若注重先天之本，保健按摩就定會得到巨大的成功。

（3）器官按摩的手法要使用十道的手法，外加十方的方法，在進行人體的保健按摩時，要注意力度與技巧相結合，要掌握十道十方的精髓，按照從無到有，從有到陰陽空間，再到五運六氣的空間變化，掌握三玄的空間運動規律，假以時日，按摩的技術必然會得到突飛猛進的提高。

（4）局部按摩也會達到保健全身的效果，人體的規律就是上肢像火向上伸展，下肢像水向內收斂，向上發散的手卻具有停滯的功能，向內收斂的下肢卻具有運動的特點，上肢是靈巧的象徵，下肢是力量的象徵。經常對手足進行保健就

會出現意想不到的效果，針對人的頭部進行按摩同樣會起到非常好的助陽效果，使人的精神為之一振，這就是為什麼在全國有那麼多家美容院都在進行頭部按摩，每天全世界就有無數的人接受頭部按摩的原因。

（5）器官按摩可以單獨挑選一個人體的臟器或組織，專業性比較強，容易大集團作業，這樣學習起來相對比較容易，所以好的按摩師，並不是將人的全身上下全部按摩一遍，而是有重點地按摩一部分，來調節臟腑組織器官，手法簡單，舒適、省力、套路清晰、受術者基本沒有痛苦，治療效果比較明顯。

2.腹診

（1）腹診概述：由腹部按摩進行臟腑疾病診斷，簡稱腹診，腹診是中國傳統醫學中一種診斷疾病的獨特方法，究其根源為切診的一種，但也有部分內容包括在望診、聞診、問診之內，它在臨床中多應用於慢性疾患及部分急性病的診斷，在傳統推拿、臨證中起著相當重要的作用。

（2）腹診總論：

①術式：診腹時，要求患者仰臥硬床之上，雙下肢平伸，上肢放於體側，自然呼吸，安定心神，全身放鬆（此為常法，若遇特殊情況，可取其變法）。操作者立於患者側，以一手手掌或雙手四指（除拇指外），前後或左右排列緊密接觸患者腹壁。

②要領：隨著患者呼吸，手隨其腹壁起伏，吸則抬手，呼則落手，以浮、中、沉三步力，分層診察體表腠理、肌膚經脈、筋骨臟腑等不同深度的人體組織氣血，瞭解其病情狀況。

（3）**腹診要點**：首先，以單手手掌循序接觸按全腹，力分浮、中、沉三部，一方面綜觀全腹形勢，對病症有一總體印象；另一方面，起到按摩全腹，放鬆腹部肌肉，消除患者自我保護意識，為下步局部探查創造有利條件，具體順序如下：

①**兩側季肋** 手掌及四指沿肋骨下緣由任脈開始，徐徐向兩側外、下方撫按，藉以得知腹壁抵抗力的強弱，肌肉有無病態之虛軟或緊張，以瞭解肝膽經脈氣血盛衰的總勢。

②**上腹部** 以手掌觸按於鳩尾中脘的左右區域，應注意有無振水聲，腹壁有無緊張，有無積聚硬塊，其深淺、大小、形態，以候中焦脾胃之氣。

③**中腹部** 手掌按於以臍為中心的腹部區域，觸其肌肉緊張或弛緩的程度，有無硬塊及異常反應點，以及反應點的大小、性質、深淺、疼痛程度，有無寒氣上沖，臍下有無動氣，以候腸胃之氣。

④**下腹部** 以手掌及四指觸按於以關元為中心至恥骨聯合上的腹部區域，探查有無隆起，有無腫塊及反應點，以候腎及命門之氣，明確寒熱。再以單手或雙手四指重疊，沿任脈由上而下，重點探查上脘、中脘、臍中及關元穴部位，尋找局部反應點，明確反應點的性質。

（4）**正常腹部表現及變異**：正常腹部如陳飛霞所述：「腹者水穀之海，腹皮寬厚，水穀盈也。」宜為軟硬適度，浮中沉三部應手和緩，立手有彈性，且腹臍飽滿，沉取力撫按臍之上下時，應感搏動應手，和緩有力，為腎氣充實的表現。因人稟賦強弱、年齡大小、性別男女、居住環境以及四時季節之不同，正常腹部的表現略有差異，如年齡較輕腹部

應柔軟，中年應微硬，老年應鬆軟；重體力勞動者及運動員則較從事腦力勞動者為硬，女性腹壁較男性為軟，經產婦腹壁較未生育婦女為軟；體胖者腹壁應豐滿而微軟；體瘦者腹壁應較下陷而微硬；春夏季腹壁較軟，秋冬季腹壁較硬；晨起時左下腹出現硬塊，觸之不痛，為腸中待排之糞塊。

（5）反應點的種類：

①團塊狀多屬寒濕、痰濁積聚於局部而形成，力中取可得，重按則致。如上脘觸之團塊，中取片刻後可聞腹中水聲轆轆，為水飲積聚，氣滯不行所致。關元穴處的反應點呈團塊狀，中取即得，久按則軟，並有搏動應手的感覺，為氣血痰濁凝滯之候。

②條索狀多屬積聚日久或寒邪直中。如在經筋循行，多為病熱急驟，浮取不立，中取觸之應手繃緊，重馭按之如牽繩轉索，時有寒氣的感覺，疼痛明顯，多沿累病經筋縱行傳導。

③網結狀多屬積聚日久，正虛邪戀。浮取皆不可得，中馭隱隱可見，沉取重按，手下方可觸及，形如片網狀，邊隙不清，按之隱痛，向四周放散，寒氣襲人。

④動氣多屬氣血壅滯。健康人體沿腹部任脈循行部位重按均可感搏動應手，但如中馭甚至浮馭即可觸得搏動，而且搏動洪大，沉取重按、搏動幅度增強或變弱則為異常表現，前者為實，後者為虛中夾實。

⑤停水多為胃失和降，水停腸胃所致，浮取摸腹軟而微脹，中、沉取亦明顯抵抗，片刻後可感手下如溪水潺潺下行，有聲。

⑥氣脹多為六腑失降，氣滯腸中，取之如按蔥營，浮大

中空，按之片刻後腸鳴轆轆。

⑦蟲積多為蟲體聚於腸中，阻礙氣機，中、沉取應手如筋結，久按起伏聚散，往來不定，細心診察，可覺指下如蚯蚓蠕動。

（6）**腹診的主要部位和意義：**腹診在推拿臨證診治中起著重要的作用，而對腹部神闕、任脈、沖脈等重要部位的探查，則是發揮腹診作用的關鍵性環節。

①神闕即腹部的臍窩，為臍帶與胎兒機體連結的位置，因其內聯五臟六腑，故古人認為：神闕是神氣之穴，為保生之根；又臍通五臟，其神往來之門也，故名神闕，與腎附於脊之十四椎相對，如南北極是也。

神闕所處位置相當重要，因此，對神闕的診察便成為腹診的重要內容，古人云：診腹之要，以臍為先，人身之臍，猶天之有北辰也，故名曰天樞。

具體地講，操作者以單手四指，或左右手四指前後重疊，力分浮、中、沉取，由臍周圍逐步向中央探查，正如駱俊昌老大夫所說：「神闕居腹之中央，腹診之指其所上、下、左、右者，多以距臍1寸為準。」診「神闕」時重點探查臍的牢固程度、臍旁動氣的強弱，以明確氣血盛衰情況。神闕的外候應以「凡臍以深大而堅固，左右上下推之不動，輪廓約束者，為真神安全」為佳，若年世已高，臍窩推之移於一方，尚無害處，為正常變異。

神闕的異常表現則預示著機體氣血陰陽的失調。古人謂：「凡診腎間動氣一息五、六屬熱；手下虛冷，其動細數，上支中脘者，陰虛也；按之分散，一息一至者，為原氣虛敗之候。」又如吳伸安所謂：「動氣者築築然動於臍旁上

下左右，甚則連及虛裏心肋而渾渾振動，此病由於妄汗妄下，血氣大虧，以致腎氣不納，鼓動於下而作也」。在《傷寒論》中亦有關於診神闕的內容：「動氣在臍之上、下、左、右不可下。」

②任脈為奇經之一。任，有擔任、任受的意思，其脈多與手足三陰及陰維脈交會，能總任一身之陰經，故有「陰脈之海」之稱；任，又與「妊」意義相通，故「任主胞胎」與婦科關係相當密切。

診任脈，是探查與劍突之下的「鳩尾」穴至恥骨上緣的「曲骨」為止的部分。臍上部分主要觸知脾胃中焦之氣，如古人所述：「上中下三脘，以指撫之，平而無澀滯者，胃中平和而無宿滯也，按中脘雖硬而不如石者，飲癖也。」若觸及反應點，則根據具體表現判斷脾胃病的情況；臍下部分主要觸知下焦之氣，辨別寒熱虛實，如關元穴處反應點呈團塊狀，甚者成網結狀，多伴少腹切痛，帶下瘕聚，女於經行腹痛，為埋頭凝下焦之候；臍下動氣，浮取即得，重按細弱，伴盜汗，手足心熱，男子遺精早洩，為真陰不足，相火妄動之候。

③沖脈為奇經八脈之一。沖，有要衝的意思，沖脈上至於頭，下至於足。貫穿全身，成為氣血之要衝，能調節十二經氣血，故有「十二經脈之海」及「血海」之稱。如在其腹部臍上行路線處捫及動氣，患者出現逆氣上沖等症狀，則為氣血逆亂，臟腑經絡氣血運行不暢。

在推拿臨證過程中，運用「運沖門法」時，患者自覺熱氣由足底沿大腿，上沖於腹部，為氣血沖和，寒卻脈通，技法施用得當的表現。

（7）**腹診各論**：本節將對臨床較常見的 24 種變異腹型詳細論述，使讀者較為清晰地瞭解腹診的具體應用，但由於臨證腹型受各種因素影響表現多種多樣，在此僅能示其梗概，至於相互交雜，錯綜變化，仍應遵循腹診總則，即探查反應點形態、大小、位置（包括在腹部的區域及深度）、性狀及隨治療的反應等四維變化的情況，結合全身表現，孰勝孰衰，是熱是寒，細知於指下，明瞭於胸中，通於「神明」，直接指導於技法施用，達到「診治一體化」這一按摩的最高境界。

①**全腹脹硬**。腹型特徵：浮取觸之，全腹肌肉肥厚緊張脹硬，中取摸之，腹壁充實，張力較大，壓痛明顯；沉取按之，張力為減，疼痛加重。全腹具體局部反應點不明顯。

常見伴隨症：胸悶，頭暈，喘憋，不大便或急性吐瀉，癲狂。

體會：此腹型多為急性病期表現，為實證。正如《醫宗必讀》中所云：「痛而脹閉者多實。」辨證為邪氣亢盛而正氣不衰，正邪相搏，氣血壅盛。臨床上可見於「從心下至少腹，硬滿而痛，不可近者」的結胸證，以及霍亂吐瀉，哮喘，癲狂等病症。若出現發熱，寒戰，疼痛劇烈等症，首先應排除瘍病，急性闌尾炎穿孔以及宮外孕等急腹症。

②**全腹軟弱**。腹型特徵：浮、中、沉取之，全腹軟弱，缺乏彈性，如手入棉絮，舉之無力，按之空虛。隱隱作痛，常伴有反應點，如動氣，網結等。

常見伴隨症：眩暈，乏力，食慾不振，遺尿，遺精，脫肛，五更泄瀉。

體會：此腹型多為慢性虛損期表現，屬虛證。如《醫宗

必讀》所述「不脹不硬者多虛」。又如《湯本求真》描述中氣大虛的腹型特點時說：「大建中之證，腹壁軟如棉，用拳壓腹壁，可直達後腹壁。」辨證為中氣不足，脾胃虛弱，肝腎虧損，命門火衰。臨床上可見於眩暈、痹瘁、喘證、虛性腹痛、陽痿、早洩、宮冷不孕、五更泄瀉等證。

③腹部膨脹。腹型特徵：浮取腹部膨隆，脹滿；中、沉取凹陷不能即起，如觸囊水之狀，腹痛隱隱，叩之聲濁，有波動感，常可在肋下觸及團塊，臍的左右動氣較明顯。

常伴隨以下症狀：面部、四肢浮腫，腹壁青筋暴露，喘滿，心悸，飲少，食慾不振，小便少。

體會：此腹型多為膨脹水腫表現，屬虛實夾雜之證。如《靈樞·水脹》所述：「腹乃大，其水已成矣，以下按其脂，隨手而起，如裹水之狀，此其候也。」辨證為脾腎氣虛或陽虛，肝脾血淤。臨床上可見於臌脹、水腫等證，西醫中的肝硬化腹水及腫瘤晚期壓迫等疾病可有此表現。

④全腹氣脹。腹型特徵：浮取膨隆，脹滿，疼痛，叩之如鼓，皮色光亮；中、沉取，抵抗力弱，抬手即起，按壓片刻，常有腹鳴漉漉，氣頻發，隨之疼痛緩解。

常見伴隨症：胸肋脹滿，性情急躁或鬱悶，納食不香，噯氣逆，氣多。

體會：此腹型多為氣鬱表現，屬虛實夾雜之證。如《證治匯補》中所云：「氣脹者，七情鬱結，胸腹脹滿，四肢多瘦。」辨證為肝氣不舒，肝胃不和。臨床多見於肝旺脾虛之腹脹。鬱證、喘證、小兒疳積等證。

⑤網布全腹。腹型特徵：浮取虛軟，中、沉取全腹觸及均有網結狀反應點，無邊隙，常有動氣表現。

常見伴隨症：食穀不入，消瘦，乏力，便秘，雙下肢活動不利。

體會：此腹型為慢性消耗性疾病極期的表現，為至虛有羸候之謂，治療難度較大。《內經知要》中謂：足太陰氣絕，則脈不榮肌肉。辨證為脾胃氣絕。臨床常見於癌症晚期、小兒疳積日久、高位截癱等病證。

⑥腹肌拘急。腹型特徵：浮取較為脹滿，中、沉取可觸及足陽明經筋呈條索狀，壓痛，常可有動氣表現。

常見伴隨症：耳鳴，胃中嘈雜，消穀善饑，便秘，消瘦。

體會：此腹型多為虛損的表現。如《漢方診療實際》中所謂：「左右腹直肌拘攣，如兩木棒浮於腹表者，常在體質虛弱人有之。」辨證為胃陰不足日久，陽明經筋失養。臨床可見於胃脘痛、小兒疳積初期、耳鳴等證，包括西醫的胃潰瘍、慢性萎縮性胃炎、甲狀腺功能亢進、頑固性耳鳴等疾病。

⑦任脈特徵。腹型特徵：臍之上下任脈過腹的部位，中、沉取應手粗硬如著。

常見伴隨症：腹瀉，食慾不振，消化不良，腰膝軟弱。

體會：此腹型亦多為虛損表現。古人謂：「臍之上下任脈見者，脹大如著，為脾腎虛，此見於平人則發病，病人則難治，臍下之任脈堅脹者，腎虛，上下皆如橫著者，脾腎之虛，此亦難治之症。」辨證為脾腎兩虧，陰經氣血不足。臨床可見於胃脘痛、腰痛、眩暈等證。

⑧上滿下軟。腹型特徵：臍以上部分，浮、中取皆為硬滿，臍下部分浮、中、沉取均為虛軟，可有動氣及團塊。

常見伴隨症：噁心、胸悶、咳喘、腰膝酸軟、腹氣不通。

體會：此腹型為脾實腎虛之候。古人曰：「胃之上、中、下三脘脹滿，臍下虛軟無力，此乃綿軟無力之腹，多係脾實腎虛也。」辨證為下實下虛，肝腎不足，脾氣不升，胃不得降。臨床可見於頭痛、眩暈、喘證、小兒疳積、小兒癱瘓。西醫慢性膽囊炎、肝硬化多有此表現。

⑨上軟下硬。腹型特徵：臍上部分浮、中應手需軟，沉軟抵抗力增加或無力；臍旁及臍下部分浮、中取應手硬實，沉取可觸及條索狀或網狀反應點，常有動氣表現。

常見伴隨症：腰痛，小便不利，大便秘結，痛經帶下，陽痿早洩。

體會：此腹型為邪在下焦。如《傷寒論》中指出：太陽病，其人發狂，以熱在下焦，小腹當硬滿，臨症時，一則為至虛有盛候，陰寒凝聚於下焦，命門火衰，此時臍上部分沉馭無力，二則為邪入下焦，正氣尚存，臍上部分沉馭有力。此腹型多見於太陽腑證，及痛經、帶下、陽痿、惱氣等證。

⑩左滿右軟或右滿左軟。腹型特徵：全腹之左或右半側腹部滿硬，而對側虛軟。

常見伴隨症：半身不遂，半側肩、背、腰痛，半身汗出。

體會：此腹型為蹺脈失司，左右經脈被隔，臨床表現多為側血脈經筋受累。有人報導：「五十肩」患者的腹診，腹直肌上的天樞穴、大巨穴和其外側附近以及從心窩到巨闕穴、中脘等處出現壓痛和硬結，右側肩周炎的患者出現在左側，左側累病出現在右側，腹診陽性占70%。

⑪肋下硬滿。腹型特徵：腹診時從肋弓下緣向胸廓內推壓，浮、中、沉取均可觸及硬滿，按壓片刻後，可有噯氣頻發。

常見伴隨症：胸悶憋氣，雙肋脹滿，噯氣吞酸，急躁易怒，大便溏瀉或秘結。

體會：上腹型為少陽及陽明經證的表現。如《傷寒論》中云：「陽明病，肋下硬滿，不大便而嘔，舌上白膩者，可與小柴胡湯，上焦得通，津液得下，胃氣因和，身然汗出而解。」又「陽明病，發潮熱，大便溏，小便自可，胸肋滿不雲者，與小柴胡湯。」另外，兩肋為上下表裏的樞紐，機體其他部門的病變亦可表現於此，故《經絡治療講話》中說：「在章門一寸之上，按之痛者，為手痛，失眠，頭痛等證，下一寸者，為足痛之病。」此型辨證為中焦氣滯，肝脾不和，氣機不暢。臨床多見於頭痛、眩暈、脅痛、痺證等疾病。

⑫肋下綿軟。腹型特徵：肋下兩季脅浮、中、沉取均感空虛無力者。

常見伴隨症：乏力，納食不香，默欲寡歡，少氣懶言，眩暈耳鳴，肢體麻木，肌肉抽動，婦女常見月經量少，色淡。

體會：此腹型多為虛證表現，季肋為肝、膽、脾經所循行之路線，且為肝、膽、脾之府。古人有「兩脅空虛無力者為肝虛及中風一切筋病之候」之說，又云：「左右之肋下期門，腹哀穴附近柔軟，以指按之即隨手而陷，并無力者，乃為之氣虛也，亦乃肺氣極虛之證候，大概並有呼吸迫促之症。」此型辨證為肝血不足，脾胃虛弱，臨床常見於肝血

虛，筋肉失榮之萎證、經閉、虛勞、虛喘等證。

⑬心下硬。腹型特徵：正在劍突之下，浮、中取硬滿應手；沉取片刻抵抗力減弱，隱隱作痛。

常見伴隨症：噯氣，飲食不下，腹中雷鳴，下利，心煩。

體會：此腹型多為虛實夾雜之候。古人云：「夫人身，膈以下屬陰，膈以上屬陽，少陽居清道而介乎膈之間，亦為半表半裏。」故知心下亦為半表半裏之位，少陽病過下，邪氣乘虛而入裏，形成滿，故《傷寒論》中設「半夏瀉心湯」、「附子瀉心湯」、「生薑瀉心湯」等以除寒熱錯雜、虛實相間之證。臨床常見於小兒消化不良、胃腸型感冒、嘔吐、瀉泄等證。

⑭胃內停水。腹型特徵：浮取軟；中取脹滿；沉取片刻後腹鳴轆轆。

常見伴隨症：渴不欲飲，小便少，大便溏，頭暈目眩，嘔吐清水。

體會：此腹型多為氣滯水停之候。《醫宗必讀》中云：「有停飲，則噁心煩悶，時吐黃水，甚則搖之作水聲。」辨證為被濕困，水飲溢於胃腸，積而不運。臨床上常見於痰飲證，西醫中的神經官能症、幽門痙攣疾病多有此種表現。

⑮胃中宿食。腹型特徵：劍突下中取可及團塊或澀而不平；沉取虛軟，脹痛，噯腐吞酸。

常見伴隨症：饑不欲食，胃脘脹悶不適，噯氣，吞酸，大便不通。

體會：此為暴飲暴食，超過了脾胃的消化、吸收和運化能力，導致飲食壅滯於胃腸。正如《素問‧痹論》中所述：

「飲食自倍，脾胃乃傷。」如若食滯日久，又可聚濕生痰，小兒可形成疳積。

⑯臍上虛滿。腹型特徵：臍上部分，視之外形脹滿，浮取張力較大；中、沉取虛軟，無彈性。

常見伴隨症：胃脘不適，腸鳴轆轆，消化不良，四肢乏力，消瘦。

體會：此腹型為胃氣虛弱的表現。古人曰：「臍上隆起，如盛水之袋，虛滿而無彈力，此乃胃之氣虛也。」有人報導：「臍上虛滿，如按水囊者，為胃下垂。」「心下部軟弱者為虛證軟弱易兼胃內停水」。此型多為脾胃氣虛。胃氣不降，水飲停滯之候。臨床多見於胃下垂、嘔吐等證。

⑰下腹團塊。腹型特徵：臍旁帶脈循行部位及下任脈部中取可及大小不等的團塊狀反應點，壓痛；沉取多為可觸及動氣沉實。

常見伴隨症：下腹墜痛，月經不調，帶下，經行和腹痛，或有肌膚甲錯。

體會：此腹型多為婦科諸症表現。古人云：「小腹左右常結者，皆蓄血也，其痛者，非食積、蟲積之候，是蓄血而成有如疝者。」又「淤血不通所致。臨床常見於婦科痛經、帶下、崩漏、不孕等證」。

⑱網布下腹。腹型特徵：下腹部中取微硬滿，沉馭可觸及網結狀反應點，多伴動氣沉緩，壓痛隱隱。

常見伴隨症：頭昏乏力、消瘦、盜汗、夜熱早冷、陽痿、早洩。

體會：此腹型多為邪入下焦，積聚日久，下虛邪戀。腹為陰，少腹為陰中之陰，肝、腎之府，邪氣深屬至陰，治療

較大。如古人曰：「婦人有帶下之，其小腹宛如回袋中裝有蛇者，此乃不治之症也。」臨床多為慢性消耗性疾病的終末期表現。

⑲臍周硬滿。腹型特徵：臍部周圍中，沉取滿硬而有壓痛，沉以動氣實大，甚或有延及全腹脹滿之趨勢。

常見伴隨症：少腹冷痛，月經不調，喜食熱飲，小兒疳積，呃逆上氣。

體會：此腹型為氣血痰食因寒而相裹之證，多為實寒證。臍為天樞，腹部循行諸經均過於臍旁；又為少陰之地，寒氣易留，故諸經之虛，均現於此處。如《醫宗必讀》所述：「若陽明之經，假臍而居，飽則大，饑則小。」臨床常見於多種疾病，如胃脘痛、寒瀉、傷食、少女痛經、小兒腹瀉、急性腰扭傷均可有此表現。

⑳關元硬滿團塊。腹型特徵：任脈「關元」穴周圍中、沉取硬滿，可觸及團塊狀反應點，動氣應手沉緩。

常見伴隨症：形寒肢冷，少腹陰寒，喜溫畏寒，帶下清冷，小便清長，月經量多，色淡而暗。

體會：此型為虛寒之候。古人云：「手下虛冷，其動沉微者，命門不足也。」本人認為：「關元為治寒之穴，卻又為聚寒之處。」辨證為命門火衰，下焦陰寒。臨床多見於五更泄瀉、宮冷不孕、痛經、陽痿等證。

㉑腰肌硬滿。腹型特徵：兩側或一側腰部肌肉中、沉取均硬滿，或肌肉肥厚。

常見伴隨症：腰痛，痛經、咳喘。

體會：此腹型主腰部脹痛，或僵硬而欠靈活之證，如硬滿延及小腹，多可出現月經不調，小便頻數之症。古人云：

「內裏之脈，令人腰痛，不可咳，咳則筋攣急刺。」臨床表現硬滿為主者多為急症，肥厚而韌者為慢性病表現。

㉒小腹燥便。腹型特徵：小腹左側中取有長條、柱狀等團塊狀反應點表現；沉取隱痛，片刻後矢氣頻發。

常見伴隨症：大便秘結，腹脹。

體會：此腹型為燥屎結於腸中，或熱，或寒，或津虧，或血燥，或氣虛。古人云：「小腹有燥屎者，必迫及橫骨，左邊累累成塊，其狀稍長，按之不痛，左邊充滿則及右邊。」臨症時，應注意與其他小腹反應點相鑒別。臨床多見於熱迫病急期、便秘等證。

㉓肝症三動。腹型特徵：切腹時，季肋下、所衝穴、三陰交穴等處，中、沉取，可觸及動氣應手實大。

常見伴隨症：脅肋脹滿，性情急躁易怒，頭暈目眩，面紅目赤。

體會：此腹型主肝經諸病。如古人云：「肝病者，兩肋下痛引小腹，故肝病須診兩脅，兩脅皮肉滿實而有力者，肝平也。」又「左肋有動氣者，乃肝之相火旺也」。「氣從左邊起者，肝火也，氣從湧泉起者，虛之甚也，要知上升之氣，自肝而出，中相火，自覺冷者，非真冷也，乃火極似水耳。」雖古有「左主肝，右主肺」之說，臨症時不必拘泥，不論左右，如若此三處動氣應手，均為肝病表現，辨證多屬熱，屬實。常見於鬱證、狂證、頭暈、脅痛等病症。

㉔蟲證。腹型特徵：以手掌中、沉取腹部，停留數分鐘後，手下硬結移動，沉浮出沒，上下往來。

常見伴隨症：腹脹、消瘦、面色萎黃、臍周疼痛。

體會：此腹型為小兒蟲積之候。如李士材所說：「蟲

積，心腹懊惱，往來上下，痛有休止，或有塊耕起。」俞氏更詳細地論述：「蟲病有三候，腹有凝結，如筋而硬者，以指久按移他處，又就所移者，按之其硬又移他處，或大腹，或臍旁，或後腹，無定處是一候也；右手輕輕按腹為時稍久，潛心候之，有物如蚯蚓蠢動，隱然應手，是二也；高低凹凸條索狀，然按起伏聚散，上下往來，沉浮出沒，三候也。」

（8）神闕腹腦的中心

中國醫學中，採用藥物外敷臍部和推拿按摩腹部治療疾病已超過兩千年，日本漢方醫學使用腹診也有數百年的歷史，本節僅從臍的形成與中醫經絡的角度對神闕為核心的樞紐系統疏布氣血的功能進行剖析，以期闡明腹部診治與臟腑推拿的原理。《理瀹駢文》認為，中焦之病，以藥切粗末炒香，布包敷臍上為第一捷法「此法可以運轉陰陽之氣」，因此，「此法論何病，論何方，皆可照用」這就是吳師機對臍療的精闢見解。

①臍的形成與神闕的功能：神闕位於臍窩中央，臍窩是在新生兒時臍帶殘端變乾後，臍帶與腹壁表皮相連出現裂開，逐漸與腹壁脫離，遺留創面癒合後形成。因人體在母體內是由臍帶獲得營養逐漸形成的，所以臍是稟受先天的最早形式，因此，神闕具有向四周疏布氣血的功能。

臍帶是胎兒從母體攝入氧氣、營養物質的通道，臍帶的一

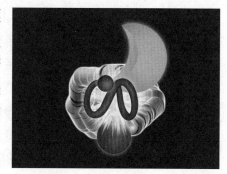

六府圖示

端和胎兒腹壁的臍輪相連，另一端附著於胎盤的體表面上，
內含兩條臍動脈及一條臍靜脈。其間充以臍狀物，它具有保
護臍帶血管和推動血循環的作用。

　　母體的氣血則由臍帶中的血管向胎兒全身提供，並隨著
胎兒在母體逐漸發育，以臍為中心向胎兒全身疏布氣血的網
路不斷得到完善，最後形成了一個完善的給養系統。因此，
神闕向四周及全身疏布氣血的功能在先天即已形成。

　　臍是前腹壁皮膚一個內陷的瘢痕，由緻密的瘢痕組織構
成，上皮的深面即與臍筋膜、腹膜相連。臍位於前腹壁正中
線上，其高度大約在劍突和恥骨聯合上緣之間的中點，相當
於第三與第四腰椎之間的高度或第四腰椎的高度。腹白線的
腹膜組織在臍的部位構成一個環狀開口，稱為臍環，臍帶即
通過臍環。胎兒娩出後，臍帶脫落，形成臍，臍環也即閉
鎖。在臍這個部位，既沒有皮下組織，也沒有腹膜外脂肪組
織，因此，臍和臍環是前腹壁的薄弱點，同時也為藥物的滲
入提供了一條較好的途徑。

　　胚胎時期通過臍環的結構有：卵黃柄、尿囊、臍尿管以
及兩條臍動脈和一條臍靜脈。在臍環的下半圈有兩條臍動脈
和一條臍尿管，在臍環的上半圈有臍靜脈。隨著胚胎的發
育，卵黃柄、尿囊口、臍尿管逐漸萎縮成纖維束，臍環逐漸
縮成一個小口。出生後，結紮剪斷臍帶，形成小臍儽，迅速
癒合，上皮形成，從而使臍環處形成內陷的疤痕。在疤痕形
成過程中臍動脈和臍尿管殘餘及其周圍纖維化程度高，充填
以緻密的纖維性組織，而臍靜脈纖維化較差，有時甚至沒有
閉鎖，因此，臍環上緣組織融合較差。

　　②中醫對臍周的認識：中醫認為，腹診具有審病因，析

病機，斷病位，定病症，立治法，測預後的作用，在診治疾病中有著極其重要的意義。因肚臍位於腹中央，又名神闕，係血脈之蒂，故腹診多與臍診與臍周相關。而針刺經絡時又與神闕具有一定的相關性，使腹部形成一個以神闕為核心的診治體系。

俞根初先生曰：「按腹之要，以臍為先。」說明了臍診在腹診中的重要性，中醫認為：因肚位於大腹中央，又名「神闕」，係血脈之蒂，為精、神、氣血往來之要，與沖任關係密切，並為人體上、下、左、右交匯之中心，乃生氣所繫，內通五臟而關係於腎。故觸臍上下任脈之硬堅，而知脾腎之虛。觸臍周硬滿壓病，知脾腎之不和。動氣臍上知下焦虛寒，陽氣浮越。臍上築動，知陰精虧損，虛陽浮越。臍上動氣知下虛以極，攝納無權。當臍動氣知脾腎虛寒，命門火衰。當臍築築跳動，來脈滑數，知腸熱蘊結，陽明氣逆、臍跳。當臍或左旁，或上沖脘中，其勢如新張弓弦，按之弦勁搏指，知木虧水旺，沖陽上冒。動氣在臍下，臍跳弦緊或弦細，知寒邪內鬱，寒傷沖脈。從上述的論述，我們不難看出臟腑與神闕的相關性。

如果把任脈與天樞穴聯結成一個以神闕為軸心的座標的話，我們可以驚奇地發現許多重要的穴位集中在縱軸座標與橫軸座標上。因此，可能與神闕輸布氣血的功能有關。

天樞穴位於臍旁的橫軸座標上，從解剖投影角度來看與大腸並不貼近，但卻能反應治療大腸的疾病。關元是縱軸上的一個點，而小腸在腹腔內佔有很大的體積，但小腸的疾病卻能從關元穴得到診治。此外，膻中、巨闕、中脘、氣海、石門、中極等穴都具有類似的特徵，而且數千年來，這種特

性在針灸和推拿臨床上一直被廣泛應用。

這些可能與胚胎的發育早期的臍腸管、臍尿管、卵黃柄、尿囊、臍動脈和臍靜脈等，隨著胚胎的發育逐漸閉鎖，出生後雖成為結締組織索，但與臍環都形成了一個固有的聯繫形式相關。因而，其中不少的穴位和所主臟腑的聯繫有時出現一種與臍環連接的放射性。這可能與胚胎發育期臍環與臟腑溝通的管道有關。

經絡系統的形成，可能是臟腑形成後產生的有一個向全身疏布氣血、營養四肢百骸的系統，隨著胎兒的成形，臟腑功能的逐步完善，臟腑為主的經絡系統逐步形成，並部分地與臍環系統融合。新生兒期攝入方式的改變，促進了臟腑的健全，同時也加速了經絡系統的完善，逐漸地形成了一個完整的經絡系統。在經絡系統形成的過程中，雖然較多地受到了臍環（神闕）系統與臟腑分佈特點的影響，在腹部分佈了較多的經脈，但更多的則是根據全身機體的需要而自身發展與完善起來的一個巨系統。

由於神闕系統形成過程中的特殊性，決定了由腹部診治臟腑疾病的重要性，而腹募有許多是臟腑與神闕系統聯繫的樞紐。因此，神闕系統對機體的宏觀調控具有一定的優勢。

從前腹壁的局部解剖來看，前腹壁的淺靜脈數量很多，互相聯絡成網，尤以臍區最為明顯，前腹壁的淺靜脈大體上以臍為界分為上、下兩組，但在臍區有廣泛的吻合。因此，前腹壁的淺表靜脈構成了上、下腔靜脈及其大屬支阻塞時建立側支循環的潛在途徑。

此外，臍旁靜脈從門靜脈左支沿肝圓韌帶到臍，在臍區與上、下組淺靜脈相交通，因此，當肝硬化或其他原因引起

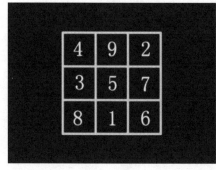

三三幻方

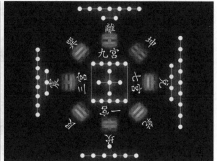

九宮八卦關係圖

的門靜脈高壓時，都可看到以臍為中心的靜脈曲張。

　　前腹壁的淺淋巴管亦以臍為界區分上部和下部兩部分。上、下兩部分在臍區廣泛吻合，臍上部的淋巴向上注入腋淋巴結的胸肌群，臍下部的淋巴向下注入腹股溝淺淋巴結，此外，肝的淋巴管可沿肝圓韌帶到臍，與前腹壁的淺淋巴管相交通，形成以臍為中心呈「X」狀的連接，因此，在惡性腫瘤或感染的轉移播送中，可見到這種從胸部乳腺轉移至腹股溝淋巴結的現象。這種情況與臍靜脈曲張都屬上文我們所提到的重走舊道。

　　此外，前腹壁尚有豐富的動脈、深靜脈、深淋巴管、肋間神經、腰神經等，為腹部的診治提供了豐富的物質基礎。由於臍部既沒有皮下組織，也沒有腹膜外脂肪組織便於藥物的滲入與吸收，無疑也為敷臍療法的運用提供了極大的便利。而腹部深似井，能直接對內臟神經產生影響，也是臟腑推拿治療中不可忽視的一種優勢。

　　肚臍是人的生命從一個簡單的細胞轉變而來的唯一一條全程相通的通道，所以說，神闕穴的神就是空間物質轉化的

見證，是人體的先天八卦的起始點，是元氣的開始點，是腹腦的中心點。

（9）九宮臟腑推拿手法（按摩手法基本與常用手法形同故從略）

①**推法**：即術者用一手掌（或雙手掌）置於患者的一定部位，做向前方向的推動。稱之為推法。

②**揉法**：即術者用一手掌（或雙手掌）置於患者的一定部位，做向左或向右的旋轉揉按，稱之為揉法。

二者結合稱為推揉法。

③**㨳法**：即術者以手握拳，用手背部的指掌關節的突出部著力於患者的一定部位，做前後不停的滾動，稱為㨳法。

④**運法**：即術者以一手掌拳（雙手掌拳）置於患者的一定部位，做向前的運行，稱為運法。

二者結合稱為㨳運法。

⑤**拍法**：即術者以十指腹，在患者一定部位進行有節奏的拍動，稱為拍法。

⑥**擊法**：即術者以十指腹，在患者的一定部位進行有力的擊打，稱為擊法。

二者結合稱為拍擊法。

⑦**點法**：即術者以手指尖（一指或多指）點在患者的一定部位，做指點運動，稱為點法。

⑧**壓法**：即術者以手指尖（一指或多指）按於患者一定部位，作用力向下的按壓，稱為壓法。

二者結合稱為點壓法。

⑨**沖法**：即術者以手掌（或雙手掌）按於患者一定部位用力向下快速的沖擊，稱為沖法。

⑩撞法：即術者以手掌（或雙手掌）按於患者一定部位作用力向下快速撞擊即止，成為撞法。

二者結合稱為沖撞法。

⑪抓法：即術者雙手拇指張開，其餘四指併攏彎曲，與掌根相對，抓住患者的一定部位，稱為抓法。

⑫拿法：即術者以拇指腹為一側，其餘四指的指腹相對呈鉗型，將患處肌肉拿起形如拿物，稱為拿法。

二者結合稱為抓拿法。

⑬撬法：即術者以一手五指甲張開，置於患者一定部位，做撬合狀，稱為撬法。

⑭旋法：即術者以一手五指甲張開，置於患者一定部位，做旋轉運動，稱為旋法。

二者結合稱為撬旋法。

⑮振法：即術者以掌指於施術部位，做上下快速振顫動作的手法，稱為振法。

⑯顫法：即術者以手指自然伸直著力於施術部位用腕作急劇而細微的擺動，稱為顫法。

二者結合稱為振顫法。

⑰溫法：即術者以一手掌（或雙手掌）置於施術部位進行溫補，稱為溫法。

⑱補法：即術者以一手掌（或雙手掌）置於施術部位發內氣，進行補充能量，稱為補法。

二者結合稱為溫補法。

（10）臟腑推拿的激素分泌效應：腎上腺皮質合成的激素主要由皮質醇、醛固酮及雄雌激素，其基本化學結構是形成烷多氫菲。腎上腺皮質的球狀帶、束狀帶和網狀帶所含的

酶不同，因而分泌不同的激素，其分泌的調節也不同。

　　腎上腺皮質激素的功能不足，會使血糖升高，抑制蛋白質的合成，造成脂肪代謝紊亂，還會使排水功能發生障礙，發生「水中毒」；骨髓造血功能下降，免疫功能降低，導致神經衰弱，骨骼肌鬆弛無力，血管反應性降低等等。反之，使其增加並保持正常，就會保持機體功能的正常。

　　根據臨床的多次觀察，在做臟腑九宮推拿 10～30 分鐘後，其腹腔內的血容量比平時增大至 5～7 倍左右，這樣血糖就會代謝旺盛，那麼糖尿病就會得到調整；另外還發現，做完推拿後，其腎上腺皮質激素得到調整。臨床發現，推拿的生物化學效應要優於生物物理效應。

　　九宮臟腑推拿的性效應是比較強的，所以，在性興奮時是腎上腺皮質激素得到調整的最佳時期，使人的體內功能得到充分的調動。

　　（11）九宮臟腑推拿法 81 式：在做臟腑九宮推拿操作前，先做九宮開合法，即以神闕為中心向外推運，以九宮排列順序為準：以 5 為中心向外推運至 1、2、3、4、5、6、7、8、9，再從 9、8、7、6、5、4、3、2、1 推運至 5。一開一合為一次，反覆操作九次。欲合先離，離而復合，眾妙之門也。

　　第一式：九宮推揉法

　　術者以推揉法對受術者腹部進行九宮順逆操作，即從 1～9，再從 9～1，一順一逆為一式，共做九式。

　　第二式：九宮揉運法

　　術者以揉運法對受術者腹部進行九宮順逆操作，即從 1～9，一順一逆為一式，共做九式。

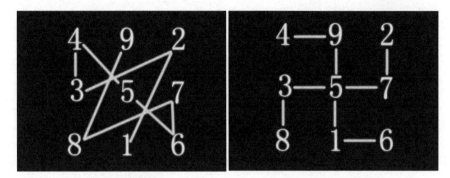

九宮臟腑推拿路徑　　　　九宮臟腑推拿法

第三式：九宮拍擊法

術者以拍擊法對受術者腹部進行九宮順逆操作，即從 1～9，再從 9～1，一順一逆為一式，共做九式。

第四式：九宮點壓法

術者以點壓法對受術者腹部進行九宮順逆操作，即從 1～9，再從 9～1，一順一逆為一式，共做九式。

第五式：九宮沖撞法

術者以沖撞法對受術者腹部進行九宮順逆操作，即從 1～9，再從 9～1，一順一逆為一式，共做九式。

第六式：九宮抓拿法

術者以抓拿法對受術者腹部進行九宮順逆操作，即從 1～9，再從 9～1，一順一逆為一式，共做九式。

第七式：九宮撓旋法

術者以撓旋法對受術者腹部進行九宮順逆操作，即從 1～9，再從 9～1，一順一逆為一式，共做九式。

第八式：九宮振顫法

術者以振顫法對受術者腹部進行九宮順逆操作，即從

1～9，再從 9～1，一順一逆為一式，共做九式。

第九式：九宮溫補法

術者以溫補法對受術者腹部進行九宮順逆操作，即從 1～9，再從 9～1，一順一逆為一式，共做九式。

最後術者以全掌順時針推揉受術者腹部，以神闕為中心，從小到大，推揉 8 圈而結束。一法變九式，九九八十一式，全部做完大約需要 60 分鐘。

（六）一指禪按摩技法

現在廣泛流傳的一指禪推拿，相傳是清朝同治年間（1862～1874）由河南擅長於一指禪推拿的「太醫」李鑒臣客居揚州時所傳。李鑒臣傳一指禪推拿於丁鳳山（道名，原名丁永春，約 1842～1915，江蘇揚州西門人。丁氏善騎馬射箭，並考取武秀才，頗得李氏真傳，在江蘇、浙江二省極負盛名，有傳人 20 餘名。

丁氏一指禪推拿尤擅長治療脾胃疾患，先行醫於江都，繼開業於上海，就診者踵趾相接。為使一指禪推拿不斷光大，丁鳳山之徒王松山（道名，原玉漣，1873～1963，揚州西門人）在 1920 年聚丁氏傳人 10 餘名在上海成立了推拿研究會。參加研究會的同道每月討論一次，重在交流臨床心得和手法應用的體會，並聘有書記員擔任記錄。王松山的一指禪推拿經驗由其徒王子宗整理成《一指定禪》，為一指禪推拿的發展作出了可貴的貢獻。

丁鳳山之侄孫丁秀峰，更在繼承祖傳一指禪推拿的基礎，於 20 世紀 40 年代獨創了㨰法推拿，使一指禪推拿流派

又添新技。到了 1949 年，全國
一指禪推拿醫師已有 40 餘人，
是一支比較有影響的推拿隊伍。

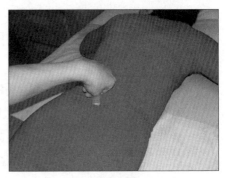

一指禪

（1）一指禪推拿強調手法
以柔和為貴，柔中寓剛，剛柔相
濟，操作時動作連貫細膩，雅而
不俗，法之所施，使患者不知所
苦。操作中，遵循「推穴道，走
經絡」，以通調臟腑氣血，扶正
祛邪。為此，一指禪推拿十分注意功法鍛鍊，不僅要求學者
習練內功「易筋經十二勢」，還要求刻苦習練各種手法，從
而達到「持久、柔和、有力、均勻」的境界。

（2）一指禪推拿：是將意氣集中於手指（主要為拇指）
在經絡穴位上施用的推拿療法，簡稱一指禪。一指禪約出現
於清同治年間，流傳於江南，尤其在江蘇、上海一帶盛行。
它是以中醫經絡學說和衛氣營血理論為指導，強調一分功夫
一分療效。

（3）一指禪的特點：一是強調手法柔和、深透，特別強
調以柔和為貴，法之所施，使患者不知其苦。因其功夫在手
指，所以需要先進行專門的功法鍛鍊，以求精、氣、神合
一，指力強勁。二是要求按穴準確。用大拇指的指峰螺紋或
偏峰施治於一定穴位，因其接觸面積很小，壓強大，故按穴
準確深透才能收效。

（七）頸椎復位按摩技法

頸椎復位按摩技法是張仁元教授研究的。張仁元教授是我國著名的腦外科專家，原北京友誼醫院院長，他對於因腦外傷、腦震盪、腦挫傷等引起的第二頸椎損傷進行了長時間的研究，研究結果表明，有60餘種疾病是由於第二頸椎的錯位所引起的。

由於人的第二頸椎的特殊空間位置，第二頸椎的突起和第一頸椎的凹陷，從空間上形成一對陰陽關係，是空間發散和收斂的最好象徵，是人體最高層次的陰陽空間銜接之處，人的頭部每天運動旋轉的次數很多，所以，凡是頸椎病的病人都是第二頸椎不太好，出現頭痛、頭暈等症狀。

因為第二頸椎的橫突的特殊固定韌帶——翼狀韌帶，是連接在圓球與圓柱之上的韌帶，最容易因為頭部的過度運動而出現拉傷並發生萎縮，從而導致第二頸椎側方易位，發生樞椎旋轉半脫位，壓迫血管腔變細或拉長，從而引起丘腦、腦幹、延髓、中腦、間腦等一系列變化，使人的情緒無法控制，出現天地不交的疾病，也就是表現為頭部半側缺氧，出現左右共濟不平衡的疾病，同時引起身體的植物神經控制紊亂，導致人體全身性運動性疾病，從而表現為有形的疾病，比如頭部歪向一側、耳聾、面肌痙攣、手足發熱、四肢無力、四肢顫動等疾病。

張教授治療第二頸椎旋轉半脫位，採取的是第二頸椎手法復位，以及限制頭部運動的方法。以牽引外加手法治療為主，採取手法刺激筋腱引起感覺，再引起神經反射，從而使

得肌肉恢復力度，保護已經復位的第二頸椎，取得了比較好的效果，獲得了神醫的稱號。

另外，張教授治療面神經麻痹，刺激患者面部肌肉的同時使用重手法刺激三叉神經治療面癱，也取得一定的效果。在治療偏癱方面，同樣採用重手法刺激筋腱的兩端等手法，來治療久治不癒的偏癱病人也受到了好評。

二 臟腑經絡按摩技法

（一）論皮膚按摩

　　人的皮膚是足太陽膀胱經和手太陰肺經所主的人體的最外層空間結構，在對人皮膚進行按摩時要注意到使用的「球狀」按摩手法，對人居住的環境也要充分考慮在內。比如在中國的四川省空氣濕度較大，就連樹枝上都可以生長出樹根，所以，空氣中的水分對於每一個人的皮膚就會有比較好的滋潤作用，特別是對於女性的皮膚，因為女性屬於「陰性」，屬於「圓球」形空間在外的最大空間結構，這種皮膚是「發散的」比較容易接受潮濕空氣的滋潤；相反男性屬於「陽性」，屬於「三角」形空間在外的最小空間結構，這種皮膚是「收斂性的」無法受到潮濕空氣的「滋潤」，反而容易引起骨關節疾病，表現為個頭較矮、不願運動。

　　所以，在進行皮膚按摩時要充分注意濕度、溫度和力度的變化，要注意無形力量的作用，空間環境在保健中同樣是最為重要的一環。

　　人的皮膚在外面是球形空間的代表，所以要用球道手法、意道手法、行道手法等。有時為了保護皮膚的油性可以在按摩時加用介質，起到保護皮膚，增加療效的作用。

(二)論頭部按摩

人的頭部是由乾坤兩卦圖形組成的「蛋狀」結構。它的下半部分的特點是以三角立方體為主的，所以，在頭部的下半部進行手法治療時要多應用玄道手法和點道手法；面部空間是將坤形空

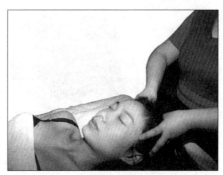

頭部按摩

間收斂而成的空間結構，所以，在面部的手法應該多應用球道手法。因為人的大腦深藏在頭顱內部，所以，對於大腦的按摩手法，只能用「震道」手法，如貫百會能夠起到升陽固脫的作用。又因為頭部毛髮屬於太陽經之餘，所以，對於頭髮的手法要採用火苗狀的手法——意道，如搔抓頭皮。對於頭部的根基頸椎部位要使用左右平衡的運動手法——運道，如牽頸旋轉。

人體的頭部血管是人體最細小的血管，所以，在頭部使用行道手法同樣也會起到比較好的治療、保健作用。

具體選穴：應選取百會、四神聰、神庭、頭維、角孫、耳門、聽宮、聽會、翳風、絡卻、玉枕、天柱、風池、風府。

操作：每個穴位各按半分鐘。

(三)論眼部按摩

人的眼部空間結構是屬於陰陽蹺脈、陰陽維脈和肝經的空間結構，它們所有的空間規律就是弦線，所以，對於眼睛

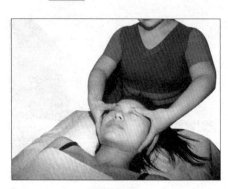

眼部按摩

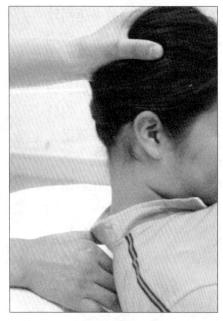

頸部按摩

最好的保健手法就是撥揉眼眶、極目遠望以及由光線的變化進行治療，如春秋兩季的採青就是較好的治療。

人的眼眶是由骨骼和肌肉兩部分組成，骨骼是相對不動的三維空間結構，而肌肉是相對運動的四維空間，兩者合起來就是一架鐘錶，所以按摩眼眶部肌肉是一種最好的治療眼部疲勞的辦法，像學生經常做的眼保健操就有輪刮眼眶。

（四）論頸部按摩

人的頸部是天地的樞紐，是人身所有關節中最薄弱、最勞累的部位，所以，頸部損傷類疾病最為常見，統稱頸椎綜合徵。頸椎作為人體的樞紐，其中筋腱、血管、神經分佈最為廣泛，在頸部按摩時要時刻注意保護人的神經、血管和筋腱。頸椎屬於人體的中間玄空間，在治療時要多使用「玄道」，血管較多的部位要使用「行道」，筋腱較多的部位要使用「弦道」。

具體選穴：應選取天突、天窗、扶突、安眠、興奮、新設、大椎、肩井。

操作：每個穴位各按 0.5～1 分鐘。

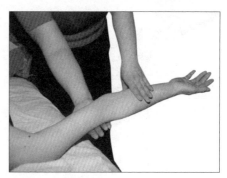

上肢按摩

(五)論上肢按摩

人的上肢好像是人身上的火苗，屬於天空的發散運動形式，發散運動是一種空間對稱分離的形式，上肢的運動一般應符合環狀運動規律，所以，上肢的平衡性和技巧性比較強，上肢進行按摩的手法就應該是以行道手法為主，配合運道手法使關節運動自如。如旋轉上臂、推運手指、推運手掌等。

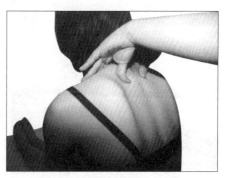

肩部按摩

(六)論肩部按摩

人體的肩部是一個重要的部位，它是全身許多肌肉的起止點，同時也是人體最重要的運動關節部位，經常受到勞累和寒濕的傷害。對於肩部的治療保健手法應該使用「球道」手法摩擦生熱，玄道手法撥運神經，運道手法活動關節為主要操作手法。

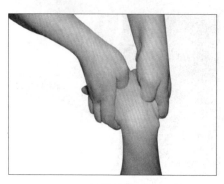

手部按摩

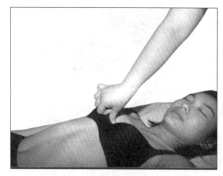

胸部按摩

如肩部按摩中常用的雙手揉球、提拿肩井等。

(七)論手部按摩

人的手部屬於艮卦的空間形象，屬於「五指山」的空間結構。對於大山的按摩手法，就要使用玄道、無道（如經常用水沖刷）、意道（用手輕輕的觸摸），由於手部筋腱的連接比較多，所以，在手部按摩時要使用弦道手法。對於手部的關節採用運道手法，對於手的肌肉比較厚的大小魚際要採用纏道手法。

手部按摩的關鍵部位「十藥穴」，就在每一個手指的末梢和指甲上，位置在指甲的周圍，再此進行手法刺激就會起到「神仙一把抓的奇效」。特別是對於心腦疾病，效果最好。手部護理按摩等現代按摩手法可以作為手部按摩的典範。

(八)論胸部按摩

人的胸部是計算無形物質運動多少的「小宇宙白洞」，它的空間運動是以自然的起伏或呼吸方式來進行的，在進行

胸部按摩的時候一定要考慮人的呼吸和時間，要多用運氣類手法和行雲流水的行道手法。對於胸中的有形之物的按摩手法，最好的就是使用震道手法，所以，治療肺病咳嗽的按摩手法就是叩擊後背，利用振動使得心火能夠將肺內的有形物質分離出來，將呼吸之氣道打通。

另外，對於人的有彈性的肋弓和肋骨採取有彈性的壓法，同樣可以起到治療作用；對於肌肉比較厚的部位採取纏道手法，也可以使人的肌肉得到調節。如泰式按摩中的按壓脅肋部，柔式按摩中的震顫脅肋部等。

(九)論腹部按摩

人的腹部是坤狀結構，是人的後天之本所在地，是人的腹腦所在，所以，在治療腹部疾患時要多用球道手法；腹部又是肌肉比較多的位置，所以，腹部手法中就要有纏道手法；腹部有腹腦存在，所以，良好的腹直肌弦道性刺激是必不可少的心靈安慰，對於腹部平滑肌的刺激必須使用意道或震道手法。腹部按摩可以調節人的腹腦功能，起到非常好的治療作用。

中醫認為善治陽者必陰中求之，對於治療腎臟陽虛的病人，採取捏擠任脈的方法，一定會產生奇效。

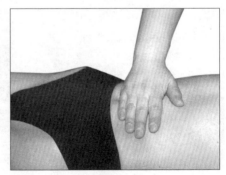

腹部按摩

（十）論背部按摩

人的背部是人體的巨陽空間（足太陽經）所在，是人體最深層空間的外露，是人的五臟六腑不同空間結構在人體表面的最佳表現位置，所以，在此處使用點道手法就能夠治療非常多的疾病。

後背的肌肉是連通人體上下的大筋所在，在後背使用弦道也是非常好的手法。後背的肌肉發達，採用纏道手法勢在必然。在後背使用叩擊手法，可以整合人體全部臟器的不同空間結構，特別是人體的六腑。所以，按摩人的背部就是人體精氣神的最好通道。如掌揉背部，叩擊背部等。

（十一）論腰部按摩

人的腰部是人體空間收斂最集中的部位，所以，古人講這個部位叫做「腰」，表示它的空間連接的重要性，就像人

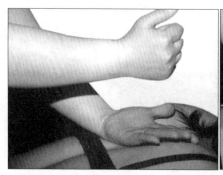

背部按摩

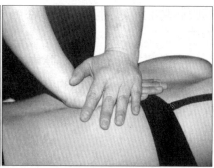

腰部按摩

的頸部的重要性一樣，應該受到重視。腰部作為人的重要樞紐，運道手法必不可少，

腰部又是人體肌肉筋腱的彙集之處，所以，纏道、弦道手法也不可少，另外震道手法、球道手法的應用同樣能夠起到比較好的治療效果。如「理腰三擊掌」、疊掌按腰。

(十二)論臀部按摩

人的臀部是大肌肉塊的天下，同時也是人體性敏感部位，所以，在臀部進行按摩手法操作時，一般要使用纏道手法纏揉肌肉，用意道手法刺激神經。針對臀部的環跳穴位，可採取點道手法。如纏揉臀部、滾運臀部等。

(十三)論下肢按摩

人的下肢屬於「地」的三角收斂空間結構，所以，在進行下肢按摩的時候就必須遵從「三玄之道」，利用屈曲人的

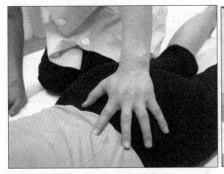

臀部按摩

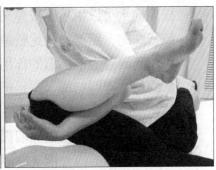

下肢按摩

下肢對人體的關節進行調節，同時人的下肢又是人體的力量的根源，兩腿的平衡和髖關節的位置，腰椎的空間形態以及位置有著密切的關係。

下肢是人體的筋腱彙集之處，所以，弦道手法必不可少，作為震卦的足踝部，使用震道手法要比其他的手法容易奏效。如屈壓下肢、扳壓下肢。

(十四)論膝部按摩

人體的膝關節是最複雜的關節，是肌肉筋腱彙集最廣的部位，膝關節是處在人體的關鍵運動部位，需要巨大的力量支撐。對於力量型的部位進行按摩，需要採取運道手法，加強它的運動和受力功能。對於膝關節的筋腱弦道手法可以受用。如：提拿髕骨、滑運關節等。

(十五)論足部按摩

人的足部是震卦的空間形象，所以，對於人體的運動系統疾病，可以用足部按摩來進行治療。足部的血液循環是比較特殊的，距離心臟比較遠，所以，在足部進行手法刺激可以起到改善血液循環的作用。另外，下肢及足部屬於空間有形的三玄空間結構，在足部要使用玄道手法，因足部筋腱比較多，所以要使用弦道手法。

震卦的空間結構採取震道的手法理所應當，按摩空間結構比較特殊的內外踝（陰陽蹺脈的空間結構），可以治療全身所有的開口疾病，特別是人的眼睛的疾病。按摩足弓和足

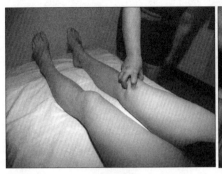 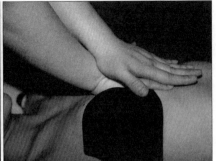

膝部按摩　　　　　　　　心臟按摩

的外側是陰陽維脈的空間結構，可以治療全身所有的維護作用的臟器，特別治療人的心臟疾病。特別提醒足部經脈一共11條，足三陰三陽外加沖脈和陰陽蹻維脈，所以，足部按摩效果良好。

（十六）論心臟按摩

心是外凸的三角立方體空間結構，是火的空間形象，所以，心才有能源的作用。心臟處於人體的胸腔，是無法真正按摩到的空間結構，但是，與心臟空間相似的還有4個三角立方體空間結構，所以，針對這4個三角立方體空間結構進行按摩實際上是對心臟的按摩。

這4個三角立方體空間結構就是人體的4個最大的動脈和靜脈以及延伸到人體的全身所有的血管和細胞之間的縫隙之中，這就是中醫經脈之所在，所以在對人體全身的血管進行按摩的時候，其作用就可以直達心臟，所謂心臟的按摩就是對人體的血管進行按摩，就是針對與人體的腹主動靜脈、

腋動靜脈、頸動靜脈、股動靜脈等大的血脈進行按壓手法，使得按壓的動、靜脈的充盈作用發揮出來，從而調節動、靜脈中的血液流動情況，甚至與改變血液的流動狀態、血液的品質以及血管的通暢程度和血管的張力。

(十七)論肝臟按摩

肝臟屬於木的空間形象，是向外發散的一條弦線，所以在進行對肝臟的按摩時，要注意使用有彈性的弦道手法。利用人體肋弓的彈性進行按摩，另外也可以由按摩肋弓的邊緣對肝臟即行調節。肝臟的無形空間結構是無處不在的弦線，人體的所有在體表面的縫線和體內的經筋都可以叫做肝經，同時與之相反弦線就叫做膽經，因此稱做肝膽相照。在對人體進行有彈性的弦道手法時就是作用於肝臟系統，特別是用彈性手法按摩人的爪甲，最容易奏效。

中醫泰斗呂炳奎教授之子呂嘉戈先生所著《氣功醫學之經筋學說》，是專門論述經筋治療方法的專著，書中對經筋病的治療採用中醫學的整體思維法對人體經筋進行了剖析。

(十八)論脾臟按摩

人的脾臟是指人體淋巴系統，以及能夠起到清除人體內代謝廢物的所有白細胞系統，所以，要想按摩好脾臟空間結構，就要多用意念。

首先對於有形的脾臟，要採取緩慢的纏道手法，向上按摩肋弓之內的脾臟，要有耐心，要注意力度，大了不行，小

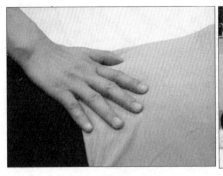

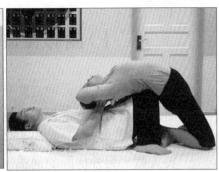

肝臟按摩　　　　　　　　　　　　腎臟按摩

了不可，其次是對於遍佈全身的淋巴組織採取按摩力度、方法接近於直接按摩脾臟。

　　最後是按摩所有的白細胞，要作用於全身白細胞比較集中的位置，就在人體的血管中，所以，在按摩人體的血管時要時刻注意應用意念導引氣血的運行，並能加速血液的循環，改善血液的流動狀態。針對與小無形的眾多毛細血管，按摩脾臟的辦法就是用纏絲之道作用於人的肌肉。

（十九）論腎臟按摩

　　人的腎臟屬於太極空間結構，腎臟本身又具有極大的空間轉換功能，所以，對於腎臟的按摩重點就要保護它的功能通暢和能源供應的充足，但必須是 4 個內虧圓形空間的擠壓，人的腎臟是永遠不知足的吸收者和排泄者，所以，通暢是最主要的，就是要保持腎臟的水液流暢。

　　按摩手法要使用行道手法、點道手法。

（二十）論肺臟按摩

肺臟是人的天地之間交流的門戶，是人的生命之依靠，所以，在對肺臟進行按摩的時候就要注意按摩的環境，按摩的時候要注意充分利用人的呼吸，利用各種自然的香氣作用於人體。另外房間的通風，空氣的清新，溫度、濕度的適宜等都可以作為按摩肺部的方法。

用手法按摩肺臟時要用點道外加震道手法，主要以中空的手法作用於人體的皮膚，增加人體皮膚的換氣功能，另外用水浴或油脂的滋潤，同樣可以起到按摩肺的作用。經常使用白色空間顏色，對於人體的肺臟同樣有無形的按摩作用。

（二十一）論心包按摩

心包是人體以中極穴為球心而做的手腳最大運動空間的外層，它本來是一個相對靜止的空間結構，可以因為人體的運動而出現自我的運動。

對於心包的按摩要採取類似於太極拳的運動導引手法，改變居住的環境同樣是一種對於心包的按摩。比如對於因為沉湎於愛情出現的無法自拔，改變空間環境就是最好的改變心情的方法。

（二十二）論小腸按摩

人的小腸是處在太極空間之邊緣的發散空間，所以，叫

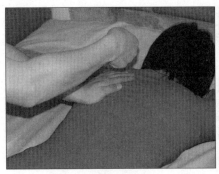
肺臟按摩

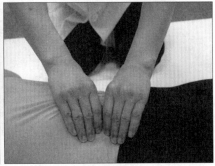
小腸按摩

做太陽經空間。按摩小腸就要多使用發散的手法，多使用球道手法、點道手法、震道手法，另外由於小腸空間細小，在使用手法時，就要用纏道手法，一點點作用於人體，特別是纏絲之道。

　　小腸本身是太陽空間，如果太陽發散不足就會導致腸鳴腹瀉，所以，採用溫暖手法作用於小腸是較好的一種手法。如在韓式按摩中的麥飯石熱敷療法。

(二十三)論大腸按摩

　　人的大腸空間屬於內虧形的雙半圓空間結構，在按摩大腸時最好要使用一定的熱量，應用球道手法，另外大腸在按摩時可以用弦道手法將大腸做平衡調節，使大腸之氣化作用得以充分發揮。

　　大腸是較大的空間場，全靠太極的運動產生一點能量提供的氣力，所以，按摩大腸要注意天氣的變化，要注意多使用食療方法，保持大腸的通暢。

(二十四)論三焦按摩

三焦是人體最簡單的「未知空間結構」，可以用 X、Y、Z、T 四個動態座標的任意三個座標來表示，按摩一般是採用最為簡單的「閃光點」法，又叫做彈點法，它可以具有較好的減肥效果。

(二十五)論胃臟按摩

人的胃臟空間結構是內虧形的太陰空間形象，是在人體中最為特殊的陰陽兩面的空間結構，所以，在人體的唯一一根經脈就運行在人體的腹部兩側中線，在對胃臟進行按摩時，要注意太陰形的空腔結構，利用胃的吸收簡易特性，由飲食的調節來改變胃的酸鹼度，來調節胃的消化能力。在按摩手法上可以使用球道手法順氣，纏道手法增加肌肉力度。

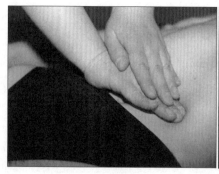 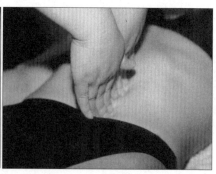

三焦按摩　　　　　　　　　　　　胃臟按摩

(二十六)論膽囊按摩

人的膽囊空間結構是向內虧面的弦線，它的顏色是綠色空間物質，所以，在進行膽囊按摩時，要注意使用短促的有沖擊力的按摩之法，在臟腑按摩中的快速沖擊療法就是膽囊的按摩手法；另外經常進食青菜，也是增加膽囊分泌的一種辦法，因為膽囊中的膽汁顏色就是綠色的空間

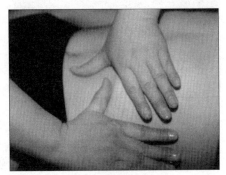

膽囊按摩

結構，是陰性空間中的發散顏色，所以，多進食高熱量的食物就會加速膽汁的分泌和排泄。

外面皮膚膽囊按摩手法，主要使用弦道的手法。中醫認為膽主決斷，膽囊按摩能夠起到增加人體筋腱剛性。

(二十七)論膀胱按摩

膀胱屬於太陽經空間結構，所以，在對膀胱進行按摩時要使用球道手法、點道手法，膀胱中的水液比較多，容易致人寒冷，所以，膀胱按摩手法有時還要借助外界的熱量增加溫度。膀胱的外界溫度較低，所以，人的後背就需要經常保持溫暖，膀胱的水液可用震道的手法促進其震動引起波瀾壯觀之氣化，使氣化作用更強。

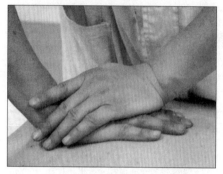

肌肉按摩

(二十八)論肌肉按摩

人的肌肉是與細胞和筋膜共同組成的變化萬千的空間形態。但是，肌肉細胞的最基本形態還是有其規律可循的，它的規律就是全部的空間有形變化，所以，在進行肌肉按摩時就要進行螺旋運動手法，才能夠將所有的空間變化都包含在內。

應使用纏道手法，最好還要加一些意念，這樣可以起到意想不到的效果。對於全身的肌肉還有不同的變化，對於平滑肌要採用長時間的運動共振手法，就像在一條條水管上進行的顫動要將波動運行到較遠的空間之中。這樣細膩的波動就可以作用到細胞外面的經脈也就是心的空間所在，相當於作用到心肌。骨骼肌往往都有比較多的筋腱相連，所以，要使用弦道手法，用弦道手法對於人體的肌肉進行逐層的分離，同樣是將手法應用簡易的規律，所以，要將有形的筋腱或結節分開並簡易到極其微小的細胞形態，只有這樣才能夠發揮其作用。

(二十九)論筋腱按摩

人的筋腱是無處不在的透明厥陰經空間，所有的體內或體表面以及體外都可以對人體的筋腱產生作用，所以，人的筋是無處不在的，在內可以使用弦道手法，在皮膚的外面可

以使用提拿手法，在空間中可以使用光線的無形變化來改變。作為人的弦線空間結構，在人的筋腱的最末梢就是人的十個指甲，所以，對於人的十個指甲的末梢和周圍進行按摩就會起到非常好的效果，這就是「神仙一把抓」治療法，因為人的「藥庫」就在你自己的 20 個手腳指上，它才是通天的神奇手法所在，才是「神仙一把抓」的根本所在，只要你願意，十分鐘可以教會你。

(三十)論脈管按摩

人的脈管是處在圓形空間之間的三玄或六玄空間當中，是由動脈的三角形管道和靜脈的六角形管道以及微循環的三、六角形空間相交叉形成的「宇宙來去全景圖」，是經脈中的最大和最小交合的空間結構，所以，在進行經脈的按摩時要注意人體的微循環變化。

真正經脈的按摩是要從細膩的行道手法開始的，所以一定要使用行道手法，才會對於人體的經脈進行有效的調節。特別是要注意調節的方向和調節的力度，最好配合空間顏色變化，就像人在結婚的時候，要使用紅色的新房一樣，最好使用紅色的空間顏色以求增加血液的循環。

另外，心臟的運行之道和骨骼的運行之道都可以作用到人體的經脈上來，所以對於人體的震道手法同樣能夠促進血液循環。心屬於火，用熱量的手法就是最好的運行之道，所以，使用桑拿、熱毛巾、熱石頭、熱水等都可以起到促進血液循環的作用。在對動脈血管按摩時要注意運動的方向，以按壓為主，但要注意按壓的時間長度；在對靜脈按摩時要注

意按摩的層次和深度，手法以推運為主。髮為血之餘，所以在對人的毛髮進行按摩時就可以採用牽拉、搔抓的手法作用於人體的血管。

(三十一)論骨和骨髓按摩

人的骨骼屬於少陰經空間結構，是內虧形三角立方體空間，與心臟的外凸形三角立方體空間形態相反又相似，所以在對骨骼按摩時，就要使用運動類手法——運道和行道手法。還可對骨骼使用震道手法，對骨骼進行敲打。如敲骨法、叩擊法等。

人的骨髓空間結構與人的腎臟空間結構有相似之處，所以，對於骨髓的按摩就可以起到倒轉陰陽空間、起死回生的作用。人體的骨髓處於人體內最深之處，它的顏色應該是明黃色空間結構，在有形空間運動的作用已經無法完全作用到骨髓中去，所以，就要採取其他的手法，比如由振動，作用於人體的血管，由血管的微微的振動起到接通與骨骼的相似空間的聯繫，這樣就可以由血液循環對骨髓進行治療，其次由對骨骼的敲打振動同樣可以作用到骨髓。

另外效果最好的還應該使用光線治療，可以用紅色光線治療心臟，所有以上這些都可以使用骨髓按摩法對症治療。

(三十二)論氣血按摩

氣血按摩是有性別區分的，男性空間屬於收斂性的空間，其外形是內虧形三角立方體空間結構，其內部是圓形的

發散空間，是氣在外，血在內。而女性的空間結構是圓形空間在外，三角形空間在內，是氣在內，血在外，所以，在治療疾病時要時刻注意女性的調氣，男性的調血，這才是治療疾病的根本。

只有調理好男女氣血，才能夠治療其他的疾病。所以，在對女性按摩時要注意力度較輕的球道手法以順氣為主，在對男性按摩時要注意力度較重的點道手法以理血為主。

（三十三）論男性按摩

人體的精只應該男人有，所以男人叫做「精氣神」，女人叫做「血氣神」，精血同源。所以，治療精病主要是指男性的精髓不足，導致精力不足的病態表現，其治療手法和患者的起居一定要聯繫在一起，並教會患者如何保精、惜精，以及房事養生的方法，只要房事有道，自然精病得治。

用手法治療精病，主要是用點道手法，施術部位主要在帶脈附近以及任、督、沖脈為主，另外充分利用臟腑按摩方法，針對腹腦進行保健，必定能起到較好的效果。對於男性陽虛者按摩任脈以及氣海、中極、關元等穴位是一個比較好的手法，擠壓任脈也是壯陽的奇妙手法，效果良好。

前列腺的空間結構是乾性空間的剛線的守衛者，是比無形空間稍大一圈的空間結構，是將天地、內外分開的環形剛性空間結構，所以，按摩前列腺可以使用肛門內或尿道內空間按摩，可以用「高頻射電」治療儀進行治療，也可以使用點道、無道手法進行治療。

（三十四）論女性按摩

子宮的空間形象是外凸的少陰經空間結構，與心臟的空間結構相似，子宮由於沖脈的空間結構相似，所以，子宮就是坤性專有的有形空間結構，它的三個開口分別是子宮和左右輸卵管開口，另外有一個無形的開口就是人的生命之口——胎盤和臍帶之間的無形空間通道，這就是人的生命來世之門。所以，在按摩子宮時，要心懷對母親的愛，摒棄一切俗念，傾心按摩，用火熱的乾性心氣感染子宮之坤氣，乾坤相合，沖氣以為和，生命從此可以降生。

按摩子宮的手法主要用行道、點道、無道。

（三十五）論蹻脈按摩

蹻脈的空間結構屬於骨骼突起部位的運動，但凡人體的手腕足踝部位、大椎穴位等部位都有蹻脈的痕跡，所以，有節律的運動人體關節和脊椎是最好的人體時間按摩，也就是蹻脈按摩手法，運道就是其中最為適用的手法。

對於治療時間性疾病效果良好，如：遺尿、眼睛疾病、失眠等。蹻脈手法如指壓內外踝等。

（三十六）論維脈按摩

維脈的空間結構是相互維護的特殊空間結構，如人體表面的一層透明保護膜，更像一種維護空間完整的房頂和樓層

地板，對於人體來說，維脈的位置應該在人體的所有臟腑和組織器官上，對於維脈的按摩也就是對於人體內外保護層的按摩。因為所有的保護層都是非常薄的，所以，對於人體的按摩要備加愛護，不應造成損傷，引起疼痛。特別是對人體足底的按摩更能體現維脈的效果。

（三十七）論乳房按摩

1. 乳房的解剖

正常乳房應豐滿、勻稱、挺拔，乳暈、乳頭顏色紅而不發黑。乳房為哺乳器官，亦是第二性徵器官，成年女性乳房位於胸大肌的淺筋膜中。每個乳房內有 12～20 個排列整齊腺葉，每個又分若干個小葉，每葉有輸乳管開口於乳頭，成年女性乳房重約 100～200 克。

2. 常用健胸術

（1）自我按摩法，一般採取仰臥位，操作者首先放鬆一下緊張的情緒，讓胸部肌肉鬆弛下來，做幾次深呼吸，深呼吸時可以做挺胸運動數次，然後雙手交叉按壓和揉運肩井穴、俞府穴、中府穴、膻中穴、大包穴、乳根穴，每穴位按摩 1 分鐘左右；接著用輕力摩擦兩側胸部 1 分鐘左右；再用手掌心吸附乳房進行緩慢的揉運 1 分鐘左右；接著用雙手四指作用在乳房四周向乳頭中心推拉各 1 分鐘左右；再用手指捏住乳頭向上輕提數次；最後用震顫手法顫動雙乳 1 分鐘左右，或採取爬行體位，讓雙乳自動在身體的左右擺動而顫動，也可用單手顫動單側乳房，一般經過一段時間的自我保健，胸部都能夠有所發育漲大，而且彈性比較好，另外要注

意後背肌肉的鍛鍊。

（2）專業健胸一般採取藥物、器械手法結合的操作，採用按壓後背、肩部及胸部，指壓肩井穴、中府穴等，塗健胸膏以柔力按摩乳房，加速血液循環並導入健胸精華素。繼續按摩 10 分鐘，使之產生熱、麻、脹等感覺。塗健胸膏，做到熱膜 20～30 分鐘，卸膜後作韻律按摩 20～30 分鐘，一般可以提升 2 公分。

按摩的手法多為螺旋形手法、球形摩擦手法、推拉手法，擠壓揉動、顫動手法，點穴手法等，主要作用是增加乳房肌肉彈性感，促使雙側乳房將營養肌肉的精華素吸收，操作的同時可以用紅外線燈局部照射 5～15 分鐘。

最後採用真空吸管法（健美豐乳器），美容院則採用專業健胸美容儀、綜合美容儀等。用手輕托罩杯，壓放球形空氣吸排器，使乳房增大 2 公分後，再慢慢鬆開螺絲放氣。一吸一排，反覆使用，每側乳房每次 15～20 分鐘，早、晚各進行一次。只要堅持使用，就會有明顯的健胸效果。並保持環境的溫度、安靜和無人打擾。

3. 胸部健美運動

一般乳房過大或過小，可由做健胸運動來矯正。

（1）**乳房過大**：這是由於乳腺發育過度，內分泌過於旺盛，腺體增生及脂肪貯存量太多，形成脂肪堆積的緣故。對於乳房肥大的女性，可以做胸肌健美鍛鍊，如俯臥撐和健美操來減少胸部的脂肪。

（2）**乳房過小**：可以選擇促進胸大肌、肩帶肌、背肌發育的健美動作，以襯托乳房，使其豐滿起來。如仰臥收腹，每次做 20～30 次。行走時儘量挺胸收腹，抬頭，兩臂在側自

然放鬆，以胸為主動，每次做20～30次。

（3）乳房是女性的哺乳器官和第二性徵的主要表現部位，也是女性的驕傲所在，對於乳房的按摩首先要尊重女性的個人隱私和尊嚴，其次要注意儘量不要觸及乳頭部位，按照乳腺的運動規律，進行梳理手法操作一定會有意想不到的作用。

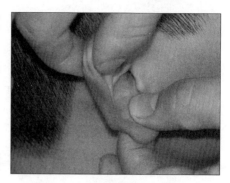

耳朵按摩

(三十八)論耳朵按摩

耳朵是人體的聽覺器官，聽覺是一種感之物質空間運動

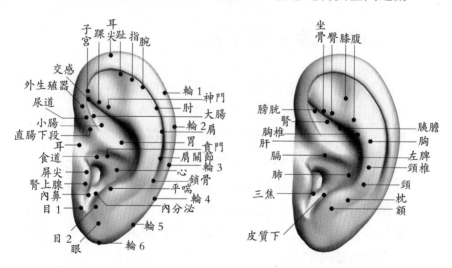

耳部反射區

所發出振動波的一種感受器。運用一種有節奏的震道手法是最好的耳朵按摩方法。具有音樂節奏感的聲音也是一種耳部按摩。詳見「耳燭療法」和「耳道」。

耳朵也是人體的反射區，經常點按這些穴位，有助於全身保健。

(三十九)論鼻子按摩

鼻子是人體呼吸通道的門戶，它可以起到多種作用。它內部運行的物質大多是無形的空間結構或者極其微小的液體流動顆粒，所以，對於鼻子最好的按摩方法除了正常按摩手法之外，香薰療法是最佳的選擇。

瑜伽練習中的洗鼻和中醫耳鼻喉科的洗腦術就是鼻子按摩的最好應用。

(四十)論牙齒按摩

牙齒是人體剛性空間的表現，它所代表的物質為「金剛」利器，凡是被它「抓到的」物質空間必定是一種被撕碎成2或3的倍數塊，對於它的按摩一般採取柔軟方法。

最常用的就是刷牙。養生十六宜中的「齒宜常叩」，民間的「漱口術」，長壽老人經常食用「堅果」類食品，練就所謂的「磨牙術」，就連動物老鼠、狗、牛、羊等都會經常磨一磨自己的牙齒，所以，牙齒的保健隨處可見，是一種生物自我保健的本能。

(四十一)論夫妻按摩

夫妻按摩能夠調節人體的陰陽平衡或激素水準，特別與人體的腎上腺素的分泌有關。在調節人體的性功能方面有較好的作用。

有些位置一般要由異性進行刺激效果最好，如人體的會陰、尾骨、口唇、手心足心，舌頭、肛門、胸部中心；另外在人體的外側 1/4 位置，同樣具有一定的效果，如人體的耳朵、脇肋部、上臂的內外側中線，下肢的內外側中線；其次是人的 1/8 線，如乳頭、腹股溝、臀部中心部位，特別是人的兩隻眼睛。

一般來說在人體的變易線中的手法最好是使用意道手法，個別的可以使用纏道手法，但一般不使用震道手法。

三 中外按摩技法論

按摩套路的編排，主要遵循自然之道，並因不同的時空而採取不同的手法。一般採用比較輕柔的手法，刺激施術部位，使其產生一種舒適柔和之感，解除其精神緊張，緩解其皮膚血脈之痙攣，使其氣血疏通流暢，也就是用摩擦手法放鬆肌肉；揉運提拿舒筋活絡，直入病所袪除病邪；再用推法運行氣血、點按運氣疏通經絡，以解決「病之根本」；最後叩擊拍打進行整合、活動關節以舒為期，調其氣血，使之平復。

手法神韻要求，圓潤流暢，剛柔並濟，力透骨髓，節奏感強。在保健中要注重輕柔舒適的手法運用，使人能夠清腦醒目、放鬆肌肉、解除疲勞、舒氣活血，並產生輕鬆舒適柔和安逸之感。

(一)論中式按摩

中式按摩是以中國傳統手法進行按摩的方法。中國作為按摩的發源地，其手法千年流傳，各種流派不斷演變。但凡是以陰陽五行、臟腑臟象、經絡穴位作理論指導，嚴格按照古代按摩手法要求進行操作的按摩，都叫做中國式按摩。

一般中式按摩的手法都有點而理其絡，按而調其經，推而行其氣，拿而舒其筋，揉而活其血等作用，手法全面，能

夠治療多種疾病。

附：中式按摩程式簡介

（操作見「按摩手法簡介」部分）

1.仰臥位

（1）頭部：①開天門：用雙手拇指指腹置於印堂處，交替向上抹至髮際處。②分推前額。③揉雙柳：雙手拇指掐雙側攢竹穴，沿眉弓向外揉至絲竹空穴。④掐魚腰。⑤揉太陽。⑥環揉眼圈。⑦點按四白。⑧點按巨髎。⑨點按鼻通（迎香）。⑩環摩嘴周。⑪雙揪鈴鐺。⑫推頰車。⑬點按承漿。⑭搓掌浴面。⑮按五經。⑯推橋弓：用大拇指外側緣沿胸鎖乳突肌自上向下推抹。

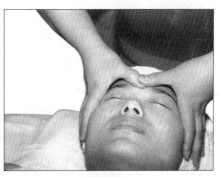

開天門

（2）胸部：①胸部分推。②按中府、雲門。③晨籠解罩法。④胸部龍鳳呈祥。⑤按膻中。⑥點按胸骨。

（3）腹部：①腹部橫摩。②腹部斜摩。③推全腹。④臍周團摩。⑤腹肌提拿。⑥獅子滾繡球。⑦腹部龍鳳呈祥。⑧按腹中線。⑨點按氣衝。⑩點按天樞、氣衝。⑪大小消氣法。

（4）下肢前側：①拿下肢

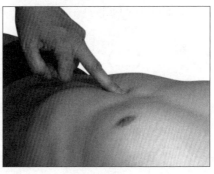

按膻中

內外側。②按揉足三里、三陰交穴、懸鐘穴。③直推下肢前側。④按揉膝周。⑤揉撥股外側。⑥活動膝關節。⑦雙屈膝旋髖法。⑧金蛙游水法。⑨下肢拍打。⑩抖動下肢。

2. 俯臥位

（1）**腰背部：**①背部分推。②拿肩井。③掌推肩胛。④雙搓肩背。⑤按摩膀胱經。⑥點按膀胱經。⑦直推背部。⑧按脊中法。⑨彈撥膀胱經。⑩拿揉腰肌。⑪溫腎補氣。⑫雙龍點腎。⑬橫摩腰骶。⑭點長強。⑮疊掌按腰。⑯揉大椎、陽關。⑰順藤摸瓜。⑱按壓環跳。⑲腰骶拳揉。⑳吉慶有餘。

（2）**下肢後側：**①拿下肢後側。②拳頂合揉。③直推下肢後側。④按揉跟腱、湧泉法。⑤搓足板足心。⑥肘點足心、貫足跟。⑦下肢拍打。

3. 坐 式

（1）**上肢、頭頸部：**①按百會。②推正頂。③乾洗頭。④掃散少陽。⑤拿頸肌。⑥聰耳法。⑦雙手揉球。⑧雙龍點肩。⑨四指歸提。⑩按肩旋頸。⑪肩周按摩法。⑫雙手搓臂。⑬點揉勞宮。⑭推手三陽、推手三陰。⑮抒抖十指。⑯搖臂抻抖。⑰大鵬展翅。⑱懷中抱月。⑲雙翅叩按。⑳懸崖勒馬。㉑開胸順氣法。

（二）論港式按摩

香港流行的保健按摩是集中西保健方法於一身的一種雜交按摩方法，其手法多以弦道手法為主，外加點道手法，最後進行震道操作，同時還保留了西方的油壓等手法，更促進了行道手法的效果。如果按摩者的力量不足的話，還可以應

用足踩法作用於人體，一方面節省體力，一方面提高療效，可謂一舉多得。

附：港式按摩程式簡介
（操作見「按摩手法簡介」部分）

（1）**準備動作：**①分推腰背。②縱向推壓肩臀。③分壓腰骶。④疊掌按背。

（2）**頸肩部：**①點壓肩胛內側。②點壓頸根。③點按缺盆。④點壓肩筋。⑤按揉頸側。

（3）**後頭部：**①橫向分壓後髮際。②指壓後正中線。③指壓頭部兩側中線。④梳髮。⑤提拉頭髮。⑥頭部叩擊。

（4）**背部：**①按壓肩胛骨縫。②點岡下窩。③掌揉肩胛。④分壓脊側。

（5）**上肢部：**①點按上臂內側。②指壓前臂。

（6）**腰骶部：**①指壓背部。②指壓腰部。③指壓骶部。

（7）**下肢部：**①按壓臀部。②按股外側。③按壓小腿外側。④按壓股後。⑤拿膝窩。⑥按壓小腿後側。⑦掐捏跟

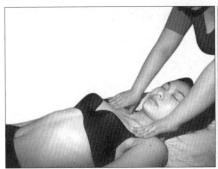
點按缺盆

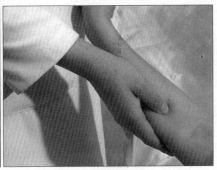
點按上臂

腱。⑧搓足跟。⑨指壓足底。⑩屈膝壓足趾。⑪肘壓足心。⑫叩足。⑬搖踝。⑭扳彈小腿。⑮叩打全身。

（8）**肩部**：①掌壓肩前。②指壓肩內側。③拿三角肌。

（9）**上肢部**：①拿臂肘。②分推掌心。③叉手搖腕。④牽拉上肢。⑤捏揉合谷。⑥牽拉手指。⑦抖臂。

（10）**下肢部**：①下外側指壓。②指壓衝門。③指壓股前部。④掌揉臏骨。⑤屈壓股後、內側。⑥捏提趾。⑦壓膝扳足。⑧屈蹬下肢。

（11）**頭面部**：①點壓眶下。②點壓眼外側。③分推印堂。④分抹額頭。⑤環推鼻翼。⑥點壓、推抹鼻旁。⑦推抹唇周。⑧搓擦雙耳。⑨擦面。⑩指壓頭部經穴。

（12）**結束動作**：①起身。②拿肩。

(三)論日式按摩

日式指壓保健療法的主要原理就是點道手法的具體應用，所以日式指壓療法的主要作用點就是人體的動脈血管，透過人體動脈血管的三玄性空間運動規律，對人體的經脈進行最有效的調節，所以日式指壓是最簡單的，但卻是寓意深刻的保健按摩方法。

附：日式按摩程式簡介
（操作見「按摩手法簡介」部分）

1. 俯臥位

（1）**頭頸部按摩**：①指壓百會穴。②指壓角孫穴。③指壓翳風穴。④指壓頸椎。⑤指壓頸椎兩側。⑥指推頸部。

（2）**背腰部按摩：**①指壓鎖骨窩部。②捏揉肩部。③指壓肩部。④指壓肩胛骨內緣。⑤掌推肩胛骨內緣。⑥疊掌橫推背部。⑦指壓脊柱正中。⑧指壓脊柱兩側。⑨夾按脊柱。⑩雙掌分推背腰。⑪直推背腰。⑫疊掌按壓脊柱。⑬跪壓背腰。⑭雙掌推拉脊柱。⑮疊掌揉按背腰。⑯疊掌按腰。⑰掌夾腰部。⑱指壓腰骶部。⑲跪壓腰骶臀部。⑳掌揉按腰骶。

（3）**下肢部按摩：**①跪壓大腿後面。②屈膝按壓。③屈膝小腿交叉按壓。④屈膝小腿側方按壓。⑤髖關節旋轉扳拉。⑥壓下肢後面各穴。⑦掌按下肢後側。⑧捏按下肢。⑨掌壓下肢外側。⑩搖轉膝部。⑪指壓三陰交穴。⑫夾按小腿。⑬握捏足旁。⑭拳壓足底。⑮指壓湧泉穴。⑯踩壓足底。⑰踩晃足跟。

2. 仰臥位按摩

（1）**下肢部按摩：**①掌按腹股溝部。②搖轉髖部。③掌揉大腿內側脾經、胃經。④掌揉大腿內側肝經。⑤掌按下肢內側腎經。⑥掌按下肢外側膽經。⑦指壓膝部穴位。⑧指壓小腿穴位。⑨掌揉膝部。⑩側扳足踝部。⑪扳按足踝部。⑫

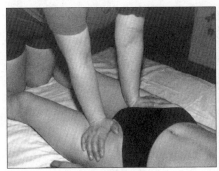

掌按腹股溝

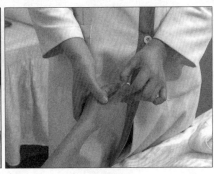
捻動手指

搖足踝部。⑬指壓足背外側。⑭捏按足趾間凹陷處。⑮捻動牽拉足趾。⑯抖動下肢。

（2）頸、胸脇、上肢部：①撫摩側頸部。②揉按肩前部。③掌按胸脇。④指壓上臂各穴位。⑤指壓前臂各穴位。⑥搖轉牽拉手腕。⑦搖手腕部。⑧捏按手掌。⑨捏按手指。⑩拔伸手指。⑪撚動手指。⑫理順上肢。⑬抖動上肢。

（3）腹部、面部按摩：①指壓腹中。②碗狀掌壓腹。③橫摩腹部。④指壓眼部周圍穴位。⑤指壓上頜部穴位。⑥指壓耳部周圍穴位。⑦指壓口唇周圍穴位。

(四)論泰式按摩

泰國式按摩從人的足部開始，同時注重人的身體兩側脊柱的按摩，主要是按摩人體的奇經八脈。按摩人的足弓就是在按摩陰陽維脈的經絡，按摩人體的內、外踝就是按摩人的陰陽蹻脈，按摩人體的脊柱就是在按摩人的督脈，按摩人體的腹部兩側和腹股溝是按摩人的沖脈，按摩人的環跳穴周圍以及腹部兩側就是在按摩人的帶脈，按摩人的小腹部以及人的膻中穴，就是在調節人體的任脈。

泰式按摩除了比較注重奇經八脈按摩之外，還注重針對人體的關節、筋脈使用點道手法，以及針對人體骨骼的運道手法的操作。增加所有關節囊的摩擦，增加肝臟的藏血、疏泄功能，起到調節情志的功能等。

附：泰式按摩程式簡介

1. 仰臥位的按摩

（1）仰臥位：①壓足背（前後左右）。②指壓足心（足後跟）。③按揉足縫。④牽捋足趾。⑤推拉足趾。⑥指壓足跟。⑦按壓下肢內側（上下兩種）。⑧（掌心溫浴）壓揉膝關節。⑨撥揉大腿前肌。⑩指壓大腿動脈法。⑪掌壓大腿動脈法。⑫肘點足心⑬分抹足背。⑭倒背扳壓。⑮指按單側大腿內側。⑯提拿大腿內側。⑰下肢單側叩擊。⑱肘臂滾點按大腿內側。⑲肘點小腿外側。⑳足蹬大腿內側。㉑指按小腿內側。㉒掌按大腿內側。㉓摟大腿外側。㉔叩擊大腿內側。㉕按小腿外側。㉖按大腿外側。㉗夾擠大腿前側。㉘摟小腿並扳壓踝關節。㉙牽拉蹬踩。㉚按壓大腿前肌。㉛屈膝屈髖按壓。㉜屈腰雙掌壓膝。㉝後坐雙掌壓膝。㉞反向扳壓。㉟屈膝壓扳。㊱雙屈壓膝關節。㊲肩扛屈膝壓扳。㊳童子拜佛。

（2）側臥位：①下肢部後側按壓。②足跟蹬壓。③伸拉

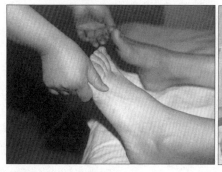

牽捋足趾

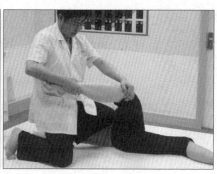

屈膝壓扳

足趾。④摟拿股前方肌群。⑤摟拿小腿後方肌群。⑥屈膝搖髖法。⑦抖伸下肢。⑧單膝頂臀。⑨伸髖法。⑩頸項拿捏。⑪膝頂揉背部。⑫按壓上肢。⑬捏拿上肢。⑭提抖上肢。⑮扳腰。⑯側搖髖。⑰側拉扳髖。

（3）俯臥位：①分掌按腰。②牽拉腳踩。③後伸坐扳腰。④後伸站扳腰。⑤按壓下肢後側。⑥頂壓小腿。⑦倒提腿後伸腰。⑧提腿敲擊。⑨踩足。⑩屈膝壓腿扳髖。⑪四角拉叉。

（4）其他位的按摩：①反向背。②同向背。③腰前屈牽拉。④跪坐側扳腰。⑤倒拉踩背。⑥坐足反扳肩。⑦跪背。

（5）坐位：①雙臂壓肩。②分壓頸部。③肘壓肩背肌。④旋腰。⑤頂腰拉背。⑥頂腰踩背。⑦旋轉（俯臥）。

（6）頭部按摩：①眶下點壓。②輪推前額正中線。③前額分推。④推搓鼻頭。⑤抹推口唇。⑥搓耳揉面。⑦指壓頭部。⑧指端叩頭。⑨側扳頸椎。⑩放鬆頸部。

（7）胸腹部按摩：①按壓胸肌。②推運胸腹。③按揉胸腹。④點顫臍中。⑤纏揉腹部肌群。

（8）上肢部按摩：①肩前按壓。②按上肢內側。③搓推掌心。④叉指叩擊掌心。⑤前臂背屈壓。⑥捏拿上肢。⑦按壓屈伸肘部。⑧按壓三角肌。⑨叩擊肩部。⑩扳壓手指關節。

(五)論傣式按摩

傣式按摩是中國傣族特有的一套技法和基本套路的總結，在傣族民俗中流傳著一個不成文的規矩，就是成年女子

在婚嫁之前都要學會一套保健按摩方法和技巧，便於婚後伺候公公、婆婆，以及對於丈夫的性功能方面有保健作用。

由於這種保健方法具有增進家庭成員之間的感情，和諧夫妻之間的性生活等方面的作用，逐漸定型，成為一套行之有效的保健按摩方法，其中傣族人習慣於赤足行走，所以每天晚上要洗腳，並做足部按摩，在做足部按摩之前，先要用蜂蠟將足部熱敷，所以，這種蜂蠟熱敷的做法就成為傣式按摩的一大特徵。

另外，傣家人生活在山嵐瘴氣之中，所以佩戴香囊是必不可少的。至於傣式按摩的手法多以通經絡，治療風濕性關節疾病為主，因為雲南、廣西、四川一帶多濕所致。

附：傣式按摩程式簡介

（1）準備動作：蠟療手足。

（2）頭頸部按摩：①分推前額。②捏揉眉毛。③揉運太陽。④推運魚尾紋。⑤推運鼻周。⑥分抹口周。⑦推揉面頰。⑧捻揉耳廓。⑨夾搓擦雙耳。⑩捂耳孔彈耳廓。⑪壓頭

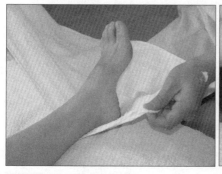

足部蠟療

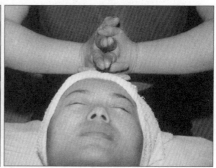

叩擊頭部

部經穴。⑫叩擊頭部。⑬揉頸兩側肌。⑭拿揉頸肩部肌肉。

（3）坐位背部按摩：①壓揉肩胛骨縫。②推背肌。③叩擊後背。

（4）上肢按摩：①拿揉肩部肌肉。②拿揉上肢肌肉。③搓上肢。④揉虎口。⑤叉搖手腕。⑥抖上肢。

（5）下肢按摩：①伸踝法。②推趾法。③指壓足底。④揉足縫。⑤揉足趾。⑥拔壓下肢內側。⑦壓揉膝關節。⑧指壓腹股溝。⑨拿揉股內側肌。⑩拿揉小腿肌。⑪拿揉大腿肌。⑫屈壓伸抖。

（6）腹部按摩：①腹部均勻塗油。②推運腹中線。③揉運肚臍。④揉運少腹部。⑤熱敷腹部。

（六）論韓式按摩

韓式鬆骨主要是利用天然的麥飯石加熱，對人體的頸部、腰部、腹部、膝關節進行熱敷，然後使用弦道手法、點道手法、運道手法對人體的筋腱、骨骼進行調節，最終起到保健治療作用，表現出以保護人體陽氣和筋骨為主要特點的一套行之有效的方法。

韓式鬆骨往往還配合藥浴、泥療、修甲、洗面等護理方法，經過韓式按摩以後能使人煥然一新，青春永駐。

附：韓式按摩程式簡介

1. 仰臥式

（1）準備工作：①包洗面毛巾。②塗洗面乳。③推運鼻翼。④洗面頰。⑤環推口周。⑥輪洗面頰。⑦洗單側面頰。

⑧提振下頜。⑨推洗下頜。⑩向上推拉單側面頰。⑪推運魚尾紋。⑫推洗鼻。⑬揉鼻翼。⑭擦洗面。⑮壓印堂。⑯壓攢竹。⑰壓魚腰。⑱壓絲竹空。⑲壓太陽穴。⑳壓童子髎穴。㉑壓頰車穴。㉒壓地倉穴。㉓壓迎香穴。㉔叩擊頭部。㉕敷面膜。

（2）**胸部及上肢部按摩：**①頂壓肩胛骨縫。②指揉後脊柱兩側。③拿捏放鬆上肢。④擠壓揉上肢。⑤擰轉上肢肌肉。⑥指按上肢內側。⑦分抹上肢前面。⑧插指牽拉上肢。⑨推抹手掌心。⑩點按掌心。⑪指按手背骨間肌。⑫捻壓手指。⑬拔抻手指。⑭搓上肢。⑮抖腕。⑯抖上肢。⑰摟腰牽拉肩臂。⑱揉側胸部。

（3）**下肢部按摩：**①按壓大腿正面。②按揉膝部。③叩打下肢。④叩擊足跟。⑤點按足心。⑥按揉足背。⑦拳旋按足底。⑧擦足底。⑨捋理足掌背。⑩捻拉足趾。⑪揉捏足腱。⑫拿捏小腿後側肌肉。⑬雙指按壓大腿內側。⑭雙腿相盤屈髖按壓。⑮單腿屈髖按壓屈蹬腿。⑯雙腿伸直上舉屈髖按壓。⑰雙腿上舉外展按壓。⑱叩擊大腿。

（4）**胸腹部按摩：**①雙膝跪壓腹股溝。②摟腰牽拉。③

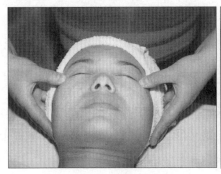

壓童子髎穴

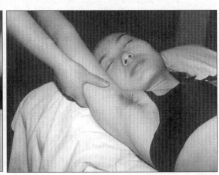

指壓上肢

叩擊胸脅。④分推胸脅。⑤按揉胸部。⑥腹部團摩。⑦胸腹側掌顫法。⑧搓掌溫臍。⑨摟側腹。⑩腹部揉捏搖動。

2. 俯臥位

（1）**肩背部按摩**：①揉捏肩臂。②肘壓搬搖肩。③拉肘後伸腰。④前臂按壓背部。⑤前臂合擠脊柱。⑥拳按脊柱。⑦拇指點按肩胛縫。⑧掌揉肩背部。⑨分推背部。

（2）**腰背下肢按摩**：①腰臀部按摩。②點按腰眼。③掌根按壓腰部。④搓掌溫腰。⑤拳揉臀部。⑥分抹下肢。⑦拿捏下肢。⑧下肢整理手法。

（七）論臺式按摩

臺灣三溫暖按摩的特點，是運用中醫臟腑、經絡相互表裏的關係，充分利用毛巾的熱量，增加血液運行，達到陰陽調和，陰平陽秘，調暢氣血。

針對人體的頸椎和上肢的疲勞進行的按摩，另外利用（纏）點道手法對人體的經絡、穴位進行調節，促進十四經的氣血循環，達到振奮精神，起到比較好的治療作用。

附：臺式按摩程式簡介

1. 仰臥位

（1）**熱敷按摩**：①熱敷上下頜。②熱敷面部兩側。③指壓人中、承漿穴。④伸拉下頜。⑤指壓下頜部。⑥毛巾擦洗面部。⑦壓額頭熱敷並扳頸部。⑧屈頸熱敷拿頸肌。⑨熱敷上臂。⑩熱敷手部。⑪熱敷並牽拉頸項部。⑫推橋弓。

（2）**頭部按摩**：①開天門。②分壓前額。③揉壓太陽。

④按壓印堂穴。⑤揉壓晴明穴。⑥指壓眶上緣。⑦指壓眶下緣。⑧指壓迎香。⑨揉運頰車穴。⑩指壓地倉穴。⑪搓擦耳部。⑫揉捏耳部。⑬捂耳。⑭指壓頭部中線。⑮側頭指壓足少陽經穴。⑯側頭壓揉風池穴。⑰屈頸壓揉頸部。⑱屈頸捏揉頸項肌。

（3）**胸部按摩**：①指壓雙側肩井穴。②提拿肩部肌肉。③頂胸椎兩側。④揉壓胸部肌肉。⑤按壓肩部中府穴。⑥指壓胸部肋骨縫隙。⑦點按膻中。⑧振顫膻中穴。

（4）**上肢按摩**：①抓拿肩部。②壓揉手陽明大腸經穴。③壓揉手少陽三焦經穴。④壓揉手太陽小腸經穴。⑤捏拿手三陽經穴。⑥壓揉手太陰肺經穴。⑦壓揉手厥陰心包經穴。⑧壓揉手少陰心經穴。⑨捏拿手三陰經穴。⑩抖上肢。⑪伸拉上肢。⑫指壓手三陰經穴。⑬指壓手三陰經穴。⑭捏拿手三陰經穴。⑮指壓手三陽經穴。⑯叩擊手上臂。⑰揉運手腕部。⑱捻揉手指。⑲捻揉拇指。⑳勒理手指。㉑叉手搖腕。㉒抖動上肢。㉓推手三陰經穴。㉔扳壓中指。

注：手三陰經、手三陽經見「按摩常用穴道」部分。

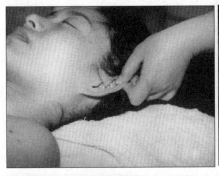

揉捏耳部

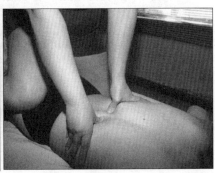

指壓背部

（5）腹部按摩：①頂顫腰椎兩側。②快速點壓腹部。③提拿腹肌。④點關元。⑤點天樞。⑥揉腹部。

（6）下肢按摩：①指壓腹股溝動脈。②按壓股前側。③團點膝周八穴。④指壓足陽明胃經穴。⑤指壓足少陽膽經穴。⑥頂壓足太陽膀胱經穴。⑦揉壓足三陰經穴。⑧指壓足三陰經穴。⑨捏拿足三陰經穴。⑩摟拿足三陰經。⑪叩擊足三陰經。⑫頂壓牽拉下肢。⑬揉股前側。⑭捏拿股內側肌。⑮捏拿下肢外側肌。⑯捏拿小腿後側肌。⑰屈壓下肢。⑱壓膝推跟高抬下肢。

2. 俯臥位

（1）肩背部：①雙拿肩井穴。②單指壓肩井穴。③指壓背部俞穴。④指壓背部足太陽經。⑤指壓肩胛骨內側。⑥揉運天宗穴。⑦肘壓背部俞穴。⑧肘壓肩胛骨縫。⑨雙膝跪臀部掌按背部俞穴。⑩跪壓背部俞穴。⑪雙跪壓腰眼穴。

（2）下肢按摩：①按壓股後側。②指壓承山穴。③提捏跟腱。④頂揉足陽明胃經穴。⑤指壓足三陰經穴。⑥提拿足三陰經穴。⑦搓四心。⑧指壓足心。⑨屈壓下肢。⑩活動踝關節。⑪揉捏足趾。⑫雙屈膝壓法。⑬叩擊下肢後側。

（八）論南派按摩

南派按摩是中國南方特有的保健按摩技法和基本套路的總結，最早是從香港傳入到深圳、廣州的，然後才逐漸流傳到內地，其主要特點就是結合我國南方地區比較炎熱，人們的休閒夜生活比較豐富，人們由自己的聰明才智，逐漸使自己的生活富足起來，對於保健的要求就比較強烈，所以，形

成了許多行之有效的保健按摩方法和套路。經過專家總結，成為一套以溫柔放鬆肌肉手法為主要操作特點的保健按摩方法。

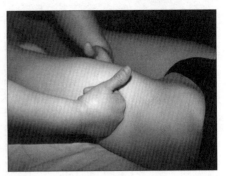

南派按摩

南派按摩具有解除疲勞、調暢情志、行氣活血等作用。南派按摩的主要手法以摩擦類手法為主，外加揉動類手法，如揉法、捏法、摩法、推法等。運動關節類手法也經常使用。南派按摩利用揉動類手法作用於人體，將肌肉組織揉運得非常到位，充分顯示了中國傳統南派保健按摩手法的放鬆肌肉、通經活絡的作用。俗話說得好，「要問保健好不好，全看揉法做得好不好」。

由於南方天氣炎熱，人們按摩時經常採用光膀子按摩，所以，就派生出來了許多直接作用於皮膚的摩擦類手法。南派保健按摩方法簡單、易懂易學、效果顯著，因而深受人們的青睞。

(九)論北派按摩

北派按摩是中國北方特有的保健按摩技法和基本套路的總結，北方地區空氣環境相對寒冷乾燥，人們的肌膚比較乾燥，所以，北方的按摩多以關節運動導引為主，像少林健身功法，達摩易筋經等，其主要特點就是結合我國北方地區的特殊空間環境，形成了許多行之有效的，以伸筋鬆骨、運動關節等手法為主的保健按摩方法和套路，現在我們加以總

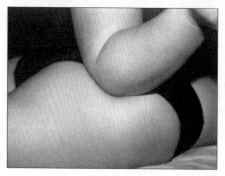

北派按摩

結，成為一套綜合以剛勁有力、放鬆肌肉、伸展肌肉手法為主要操作特點的保健按摩方法。北派按摩有以下功能：鬆解粘連、滑利關節、舒筋活絡、解除疲勞等。

北派按摩主要以擠壓類手法為主，外加揉動類、運動關節手法，如按揉法、屈伸法、提法、按壓法等。扣擊類手法也經常使用。北派按摩利用擠壓類手法作用於人體，將穴位按壓到一定的深度，充分顯示了中國傳統北派保健按摩手法的通經活絡的作用，由於北方天氣寒冷，人們按摩時身穿按摩服裝用於保暖，所以，就派生出來了許多直接作用於體表的擠壓類手法和運動關節類手法。

附：北派按摩程式簡介

①準備。②分推胸背。③提拿肩井。④提拿肩三角肌。⑤撥揉腰背肌。⑥按揉腰背部。⑦肘揉後背肌。⑧按壓胸背部。⑨指壓腧穴。⑩拿揉腰部。⑪頓壓腰椎。⑫扣擊背部。⑬左右扳肩。⑭搓腎俞穴。⑮肘部撥點臀大肌。⑯提拿股後側肌。⑰撥點股外側肌。⑱叩擊下肢。⑲叩擊旋轉足踝。⑳屈壓下肢。㉑反向抖動下肢。㉒反向扳壓下肢、腰部。㉓開天門。㉔分壓前額。㉕揉壓太陽。㉖按壓印堂穴。㉗揉壓睛明穴。㉘指壓眶上緣。㉙指壓眶下緣。㉚指壓迎香。㉛揉運頰車穴。㉜指壓地倉穴。㉝搓擦耳部。㉞揉捏耳部。㉟指壓頭部中線。㊱側頭指壓足少陽經穴。㊲側頭壓揉風池穴。㊳

屈頸壓揉頸部。㊴屈頸捏揉頸項肌。㊵推橋弓。㊶牽頸旋轉。㊷捏拿肩部肌。㊸撥揉上肢肌。㊹捏拿上肢肌。㊺擠揉上肢。㊻屈伸肘部。㊼搓上肢。㊽揉虎口。㊾又搖手腕。㊿捻揉手指。51勒理手指。52抖上肢。53推胸腹。54分推胸腹。55提拿腹肌。56團揉腹部。57搓手浴肚臍。58壓按衝門。59拿揉股前肌。60擠揉股兩側肌。61按壓股前側。62指壓膝周穴。63團揉膝周。64叩擊股前肌。65提拿股內側肌。66提拿股外側肌。67扳拉足趾。68單屈壓，伸抖下肢。69雙屈壓。70旋腰。71抖動下肢。72總收法。

(十) 論歐式油壓

　　歐式油壓是流行於歐洲的一種借用油劑介質進行按摩的技法總稱。歐式油壓流行於歐洲的原因有：歐洲人種的汗毛重、生存壓力較大，在按摩中需要增加潤滑度、安撫等動作，否則容易增加疼痛感；歐洲人比較開放，追求按摩直接接觸肌膚，追求一種肌膚接觸的享受；歐洲人流行健美，崇尚大肌肉塊，自身的肌肉也比較發達，採取直接按壓和推運的手法，通過油脂可以減輕摩擦力，使得按摩力度更容易滲透到肌肉深層。

　　歐洲比較寒冷，人們習慣於在比較溫暖的環境下進行按摩，一般在芬蘭浴中心，距離桑拿房比較近的地方做按摩，所以，一

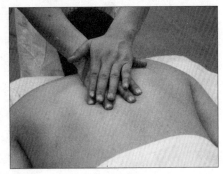

歐式油壓

般不喜歡穿太多的衣服，油壓過後又便於沖洗。再者肌膚油壓有助於保護皮膚增加油性，有助於防冷保暖。歐式油壓的流行是與歐洲的地理和風土人情分不開的。

歐式油壓是流行於歐美的一種保健按摩方法，在肌膚塗抹油質減少摩擦力，加大對皮膚、肌肉、血管、神經的刺激，能儘快解除疲勞和充分感受肌膚的愛撫、舒緩減壓，是一種能滿足人類多種感情需求的開放式保健按摩。

附：歐式油壓程式簡介

①背部均勻塗油。②跪騎客人臀部。③拇指併（交叉）推背脊。④雙掌推背。⑤立掌推背。⑥疊掌推背。⑦拳推背脊。⑧分推背部。⑨指壓分背。⑩肘推背肌。⑪肘分背脊。⑫捏背捏拿頸肌。⑬推揉肩部肌肉。⑭推背脊。⑮捏拿肩部肌肉。⑯推壓肩胛。⑰摟拿肩背。⑱橫推肩背。⑲雙手橫推背肌。⑳揉拿背肌。㉑摟背部肌。㉒背部叩擊。㉓搓足心。㉔屈腿捏推跟腱。㉕拳推腓腸肌。㉖雙拇指併推腓腸肌。㉗捏拿腓腸肌。㉘順推下肢。㉙推揉臀部肌肉。㉚倒推下肢。㉛叩擊下肢。㉜推搓足心足背。㉝屈膝推壓脛外側肌。㉞推膝關節。㉟推股前肌。㊱提拿股前肌。㊲摟拿股內側肌。㊳順推下肢前側。㊴推腹至胸。㊵分推腹部。㊶推摩肚臍。㊷摟拿腹部肌群。㊸肘部分推。㊹分推胸部。㊺推揉胸部。㊻搓手浴掌心掌背。㊼推搓手掌心。㊽推揉腕部。㊾勒理手指。㊿推理手臂。51摟臂拿肩。52倒推肩頸部肌肉。53推揉面頰。54推揉太陽。55推抹口唇。56推抹眼周。57全身瘙癢按摩。58熱巾敷蓋背部。

(十一)論運動按摩

運動按摩法是運道手法和震動手法的綜合使用，是一種表現非常巧妙、美觀實用的保健按摩方法。

可以分為雙向運動按摩、單向運動按摩、運動狀態按摩、被動運動按摩、主動運動按摩、螺旋運動按摩、曲折運動按摩等，這些按摩方法的共性就是充分利用人體的關節運動，利用運動前放鬆、運動中肌肉調節或運動後肌肉解除疲勞等，常運用於運動疲勞修復的治療。

附：運動按摩程式簡介

1. 仰臥位按摩

（1）**小腿部按摩**：①揉捏趾縫。②揉內外踝。③捏拿小腿內側肌。④指壓小腿內側骨縫。⑤指壓小腿外側骨縫。⑥抖顫小腿肌。⑦擠壓小腿後側。⑧雙手摟理小腿後側肌。⑨雙點膝眼。⑩揉摩膝關節。

（2）**大腿部按摩**：①揉摩大腿內側。②提拿大腿內側肌。③推理大腿內側。④揉摩大腿外側。⑤推理大腿外側。⑥擠壓大腿前方。⑦抖動大腿前方肌肉。⑧叩擊大腿前側。⑨握雙足抖雙腿。⑩雙推下肢至大腿。

（3）**胸腹部按摩**：①揉摩胸前肌群。②分胸。③壓揉雙肩部。④雙剁胸部。⑤雙拍胸部。⑥分腹。⑦壓揉腹部。⑧捏拿一側肚角。⑨拿腹中線。⑩腹部橫摩。⑪腹部斜摩。⑫直推腹部。⑬指壓腹中線及膻中。⑭雙指壓腹壁兩側及腹股溝。⑮切點中府穴。⑯雙剁腹部。⑰雙拍腹部。

（4）**上肢按摩**：①提拿肩部肌肉。②推揉肩胛部。③推揉橋弓。④提拿三角肌部。⑤揉捻手指縫。⑥合揉手心手背。⑦提拿前臂內側。⑧提拿前臂外側。⑨擠揉肩臂。⑩提拿上肢外側。⑪拿上臂上方。⑫雙擠壓上臂。⑬捏拿前臂外側。⑭捏拿前臂內側。⑮抖顫肩臂肌肉。⑯叩擊上臂。⑰搓上肢。⑱抖理上肢。⑲雙臂抱頸後扳肩部。⑳叩擊提拿頸部。

（5）**頭部按摩**（略）

2. 俯臥位按摩

（1）**下肢部按摩**：①捏拿小腿內側肌。②推理小腿內側肌。③捏拿小腿外側肌。④推理小腿外側肌。⑤擠點小腿後中線。⑥提拿小腿後側肌。⑦抖顫小腿後側肌。⑧推摩大腿內側。⑨捏拿大腿內側。⑩推摩大腿外側。⑪捏拿大腿外側。⑫推摩大腿後側。⑬捏拿大腿後側。⑭揉摩大腿後側。⑮指點大腿後側。⑯叩擊下肢。⑰抖顫大腿後側。⑱揉足跟。⑲抖顫跟部。⑳抖小腿。㉑揉摩臀部肌群。㉒捏拿臀肌。㉓抓拿臀肌。㉔推摩臀肌。㉕雙揉兩側臀肌。㉖雙分推臀部。㉗叩擊拍打臀部。

（2）**腰背部按摩**：①揉側腰部、揉骶部。②交叉推腰部。③雙龍點腎。④側揉腰骶部。⑤推搓腰眼、腎俞。⑥揉背部一側肌。⑦推拿背部一側。⑧揉壓背部一側穴位。⑨提拿背部一側肌肉。⑩雙揉兩肩胛部。⑪提拿肩井。⑫分推肩部。⑬叩擊背部。

(十二)論美式整脊

人的脊柱是人體中心之玄性空間結構，所以脊柱的運動規律就是上下的振動或壓力運動，表示空間的上升或下降；左右的平衡運動，表示運動和感覺的出入，表示空間物質的出入；第三是空間場的形成，是對於人體的內臟或腺體的調節，就是脾土的相融作用。

所以，在進行脊柱按摩的時候要時刻注意到脊柱的五行空間運動規律，用纏道放鬆周圍的肌肉，用弦道撥動周圍的筋腱，用運道「S」形運動脊柱，用玄道移動不在位的椎骨，這就是整脊的關鍵所在，只不過在整脊的時候要注意角度、分寸以及力度。

美式整脊類似於中國的正骨按摩，更加注重人體的脊柱治療。縱觀美式整脊的手法，一般多採用先檢查脊柱周圍的肌肉情況，再檢查脊柱本身的彎曲度，然後才是手法治療，並且採取主動和被動結合的手法，充分利用人體的槓桿作用，使得人體脊柱恢復正常位置，不再壓迫中樞神經和血管。正如美式整脊的口頭禪：正骨不整肌，根本不懂醫；整脊不整椎，病痛一大堆。放鬆肌肉，集中主要力量，作用於局部要點，瞬間完成整脊。術後略加固定，對於治療由於壓迫中樞神經所致的疾病療效較好。

注意事項：因中樞神經與脊柱並行，在整脊的過程中要注意使用技巧，不要使用蠻力。施術者必須對脊柱解剖結構非常熟悉。

附：美式整脊程式簡介
（有選擇地矯正脊椎）

1. 枕骨矯正

受術者俯臥，全身放鬆，術者左手掌根置於受術者枕骨下方，右手放在左手上，逐漸加力，持續用力，最後輕微發出頓力。

2. 頸椎矯正

（1）**第2頸椎矯正：**受術者仰臥，術者雙手抱住其頭部，中指按在第2頸椎關節突上，側旋轉45°角，持續穩定用力，接著逐漸寸勁發力，一點一點復位。

（2）**第3頸椎矯正：**受術者仰臥，術者雙手抱住其頭部，中指按在第3頸椎關節突上，側旋轉45°角，持續穩定用力，接著瞬間寸勁發力，第3頸椎可發出關節彈響聲。

（3）**第5頸椎矯正：**受術者仰臥，術者雙手抱住其頭部，小魚際按在第5頸椎關節突上，側旋轉45°角，持續穩定用力，接著瞬間寸勁發力，第5頸椎可發出關節彈響聲。

頸椎　胸椎　腰椎　骶椎　尾骨

寰椎　樞椎　第1胸椎　第1腰椎　骶骨　骶管裂孔　尾骨

側面　前面　後面

人體脊柱解剖圖

（4）**第6頸椎矯正**：受術者坐位，術者一手摟住其頭部，另一手放在其痛側頸部下方，拇指按在第6頸椎棘突的痛側，側旋轉45°角，持續穩定用力，接著瞬間寸勁發力，第6頸椎可發出關節彈響聲。

（5）**第7頸椎矯正**：受術者坐位，痛側上肢放在踩於按摩床上術者的腿上，術者一手扶住受術者頭頂及前額部，另一手放在其痛側頸部下方，拇指按在第7頸椎棘突的痛側，側旋轉45°角，持續穩定用力，接著瞬間寸勁發力，第7頸椎可發出關節彈響聲。

3. 胸椎矯正

（1）**第1胸椎矯正**：受術者俯臥，術者一手掌根按住痛側胸椎的橫突上，另一手貼在同側枕骨下方，兩手掌呈90°角，術者逐漸施加壓力，持續5秒鐘，最後瞬間寸勁發力。

（2）**第3胸椎矯正**：受術者俯臥，術者用一手拇指頂住第3胸椎棘突的一側，另一手拇指頂住第4胸椎棘突的一側，術者身體下墜，瞬間寸勁發力，用力朝向前上方，第3胸椎、第4胸椎可發出關節彈響聲。

（3）**第4胸椎矯正**：受術者騎坐於按摩床上，雙手十指交叉合抱頸部，術者用膝頂住其後背，雙手穿入受術者手臂，抱住其胸部兩側，頓力向上抬拉牽引，第4胸椎會發出關節彈響聲。

（4）**第5胸椎矯正**：受術者雙腿叉開站立位，雙手十指交叉合抱頸部，術者用膝頂住其臀部，雙手合抱受術者兩肘部，頓力向上抬拉，同時胸部往前頂，胸椎會發出關節彈響聲。

（5）**第10胸椎矯正**：受術者側臥位，術者食指扣住第

10 胸椎棘突的一側，另一手穿過其腋下，用拇指頂住第 9 胸椎棘突的一側，順式旋轉受術者脊住，胸椎可發出關節彈響聲。

（6）**第 12 胸椎矯正**：受術者坐位單手抱頸，術者一手穿過受術者的手臂，扣住其頸部，另一手拇指頂在第 12 胸椎棘突的一側，旋轉推按第 12 胸椎，力度適中，運動中發力。

（7）**胸椎跪位矯正**：受術者雙手抱頸跪於地上，術者雙膝頂於受術者胸椎部，雙手穿過其手臂，握住受術者手腕，順勢向上抬拉，胸椎可發出關節彈響聲。

（8）**胸椎背位矯正**：受術者坐位雙手抱住下頜，術者反向用臀部抵住其腰部，用雙手反抱住其兩肘部，向前彎腰將其背起，利用受術者自身體重力拉長脊柱。

4. 腰椎矯正

（1）**第 1 腰椎矯正**：受術者騎坐位，一手抱肩，術者用手掌推按第 1 腰椎的棘突，另一手拉住其手腕，寸勁發力，推拉結合旋轉復位，腰椎可發出關節彈響聲。

（2）**脊椎伸展法**：受術者俯臥，術者雙掌交叉分按於肩臀部，逐漸施加壓力、推力。

（3）**骶骨矯正**：受術者趴在按摩床上，術者單掌按在其骶部，另一手握住受術者踝關節，用膝關節跪壓其膝窩，掌按壓骶部，寸勁發力。

（4）**尾骨矯正**：受術者趴於按摩床上，術者戴上塗有少量凡士林的指套，緩慢伸入客人肛內，舒緩尾骨周圍緊張的肌肉，逐漸推動尾骨復位。

(十三)論廣式按摩

廣式按摩是流行於廣東的一種按摩方式。廣式按摩的環境一般要求不是太高，只要能夠坐下就可以進行按摩，它的發源開始於美髮界的鬆肩，逐漸演變到美容界的頭、頸、肩部按摩，後來又逐漸演變成全身按摩，它的手法細膩，特別重視頭、頸、上肢和後背按摩，操作者一般要經過嚴格的訓練，才能夠完全勝任。

附：廣式按摩程式簡介

（1）推前額：起手從受術者印堂開始，用中指、無名指指腹做推正頂和鼻翼兩旁，印堂穴處和晴明穴處可配以點壓揉手法，連續倒推動 10 餘次以上。

（2）分前額：以四指指腹做向後的平行加力分推前額。

（3）點頭部經穴：用力較均勻省力，受術者也感覺舒服。點頭部三排徑線和髮際線，邊點邊揉，以兩個食指或四指的指腹做點揉。

（4）乾洗頭：輕梳頭部，以手指分開呈彎曲狀，然後分左、中、右三排分別由前向後梳，和由兩側或前後向中間梳撓，若配合洗髮精作乾洗頭效果更佳。並可配合搔抓，提、振頭部（兩手合夾擠頭髮帶動上提並振動之）輕啄叩劈貫頭頂，可用合掌貫上，雙指劈法，五指啄之虛拳叩擊法。再將客人頭枕部靠於自己胸前，以雙手內擠下推之法，推面部行側輪廓，並倒著推回至額部。

（5）點面部穴位，主要點壓揉以下穴位：晴明、攢竹、

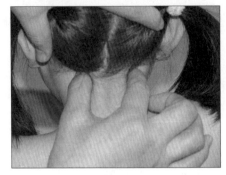

揉捏頸肌

眉中、太陽、上關、下關、頰車、地倉、迎香、人中、承漿等穴位在面部形成一個圓形。接著做拿圓（口及眼）、拿下頜，揉面肌等。

（6）**搓捏耳朵**：兩則手指緊貼兩面頰由下頜部倒壓推回至兩側耳上，接下去由上而下推夾兩耳朵，耳根處，並推搓數次，接著作捏揉牽拉雙耳，掐耳輪，捂耳聽蟬鳴，鳴天鼓手法等。

（7）**揉捏頸肌**：一手撫頭，另一手作頸部捏拿揉頸肌，並在捏揉中點揉風池穴。合掌刁頸，振頸肌等手法，牽頸旋轉與四指歸提和緊接著的撐拿頸。

（8）**捏拿肩部**：捏拿揉頸肩部肌肉，可兩側同時用雙手捏拿揉，手法要細，並兩側同時大把抓肩井部肌肉，並上提之後鬆開，兩側肩部可內擠之並上舉，並分推按之間雙側上臂的下方滑推之，每種手法皆可作 2～3 遍。

（9）**指壓背部**：點按揉背部俞穴，從背部第一胸脊下，開始從兩側各開寸處點穴，至腰部，並在腰部位重點施壓點之法，接著再將肩胛部周圍骨縫點揉一圈。推背肌以立掌或單掌散推背部肌肉。讓受術者雙手交叉抱頸部，用膝部頂客人背部，雙手向後扳其雙臂，並向上拉抬其雙上肢和左右旋轉其腰部，用力要穩準狠。叩剁拍劈捶之手法，拍肩、頸兩側劈，劈背部，剁腰部等叩擊手法的綜合應用。

（10）**手臂**：按摩手臂採取挫拿、合擠、運轉抖動等手

法。最後可以配合其他部位的按摩。

（十四）論藏式按摩

藏式按摩是利用西藏的人文和地理環境特點產生的一套按摩方法，它主要有以下特點：按西藏藏密文化環境要求進行藏藥浴、聆聽藏密音樂、藏密醫學掛圖、藏香的薰香、含化藏藥、口服藏藥溶液、在按摩中按摩師默念「嗡阿吽嗎呢叭咪吽」，被按摩者要身心配合，按摩中經常使用手印。

禮節要求：行紮西德勒（吉祥如意）合十、磕長頭（虔誠大禮）。

動作要求：柔和連貫，保護患者肌肉不受損傷，部分手法一氣呵成。手印變幻多端，多用翻轉手腕和翻轉手臂。點顫結合，不用死力按壓，用力靈活多變。按摩手法重點就是要有意念，要與患者形成身心一體，形成心靈共振。運動關節手法要突出太極球體運動，借助自然動力，找準球心，在球心施加法力。要求患者配合擺成各種空間結構，如人體盤腿仰臥和坐位形成的內兩面內虧型樹木空間圖形。

按摩都要圍繞人體的中脈，藏式按摩的脈道最為重要。按摩上肢用火性手法，找到麻筋。下肢按摩用水性手法，找到陰部感性空間偶合。

藏式按摩必須有臟腑按摩的手法，要有順時針收斂、逆時針發散、滲透骨髓。明心見性、啟迪智慧、感悟人生等作用。振動運氣手法適當應用，抓拿手法經常使用，主要作用部位是人體的肌肉、筋腱，神經、經脈，對於骨骼的手法相對比較保守。特殊手法名稱如點喉間輪等。

藏式按摩是筆者與中國藏藥浴大廈全體員工共同開發研製出來的，現在已經廣泛運用於中國藏藥浴大廈全國連鎖經營總店，獲得國內外廣大顧客的歡迎，得到了一系列的好評。

附：藏式按摩程式簡介

①分胸法。②揉胸大肌。③點胸部諸穴。④放鬆胸部肌肉。⑤輕捋上肢。⑥拿揉上肢。⑦點揉上肢諸穴、極泉、少海、內關、勞宮。⑧搖肩。⑨通三關。⑩搖肘。⑪活腕。⑫手部按摩手法。⑬牽抖法（上肢）。⑭摩腹（運太極）。⑮拿揉腹部。⑯虛掌揉臍。⑰獅子滾繡球。⑱點天樞。⑲斜推腹部。⑳波浪式壓腹。㉑點顫關元。㉒推壓中極。㉓按壓氣衝。㉔推下肢。㉕拿揉下肢。㉖壓拔脛前肌。㉗屈膝對擠。㉘對擠大腿。㉙拿揉大腿。㉚摟揉小腿。㉛提拉法（屈腿「4」字形）。㉜推下肢。㉝壓揉下肢內側。㉞分推足背。㉟拉足法。㊱搖膝法。㊲劈腿拍腿法。㊳背腿法。㊴踩壓足心。㊵「大禮拜」3次。㊶推揉臀部。㊷指撥三條線。㊸疊掌按揉腰背。㊹分推肋弓。㊺敲打法。㊻抬頭望月。㊼牽手蹬背。㊽「張果老倒騎毛驢」。㊾推下肢（用足）。㊿屈壓下肢。51四角拉叉。52划船法。53抖足法。54整理放鬆（客人盤腿坐位，雙手合掌，深呼吸拜辭客人，行藏禮，「紮西德勒」）。

（十五）論溫式按摩

溫式按摩是流行於溫州一帶的一種按摩方法，它比較注重用腳按摩、踩曉，是一種和患者融為一體的騎式按摩手

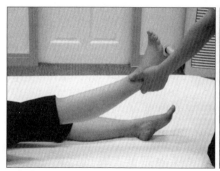 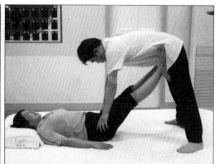

藏式按摩　　　　　　　　　　溫式按摩

法，手法細膩，同時注重放鬆手法的運用，對於緩解疲勞調節人體骨骼肌肉有較好的作用。

（十六）論纏揉式按摩

纏揉按摩的主要特色就是纏道的廣泛運用，其中用得最多的就是揉法，它將所有部位的揉運之法全部應用到人體之上，並不斷改變患者體位，以便揉運自然，力透深層。

纏揉按摩手法連貫流暢，一條線不斷的揉運肌膚，是一項非常好的按摩方法。

附：纏揉式按摩程式簡介

1. 仰臥位

（1）頭面部按摩

①點揉印堂、太陽、聽宮、地倉、承漿、人中、迎香、睛明。②線揉眼周、鼻周、耳周、口周、面周。③三指揉運前額、面頰。④食、中、環三指揉運雙眼。⑤拇、食指刮運

前額、面部。⑥五指點打整個面部眼球。⑦四指向上輪刮面部。⑧雙手整理面部。⑨雙手重疊壓前額進行振顫。⑩雙手揉運雙耳部。

（2）頸項部

①拿揉夾喉穴。②三指揉運右側胸鎖乳突肌。③三指揉運左側胸鎖乳突肌。④四指伸於頸後揉撥頸椎兩側（同時交替揉撥）。⑤四指伸於頸後交叉揉撥頸椎。⑥搖頸轉頭。⑦撥伸頸椎。⑧扳頸椎。⑨雙手伸於受術者後背，四指向回頂彈上身。⑩雙手回收到拿揉肩井部。

（3）上肢部（先做右側，再做左側，後做雙上肢）

①點揉極泉、曲澤、內關、勞宮、肩髎、曲池、合谷。②線揉手臂內側三道線，外側三道線。③面揉手臂內外側、手臂平直、手臂內屈。④活動肩，肘，腕，指。⑤顫抖手臂。

接下來做雙上肢：①雙上肢上舉，同時揉運上肢內外側。②雙掌交替揉運雙上肢。③顫抖手臂平直，內翻。④受術者雙手重疊置於臍部。操作者同時揉運雙上肢外側。

（4）胸部

①點揉天突、膻中、鳩尾、中脘、關元、中府、雙乳尖、天樞。②線揉胸部三道線。③面揉胸肋部。④雙掌重疊置於膻中處進行振顫。⑤雙手交替撫摩胸部。

（5）腹部

①點揉神闕穴。②線揉任脈、腎經、胃經、帶脈。③雙掌重疊晃揉腹部。④單手　揉腹部。⑤抱拳揉　腹部。⑥單掌根推揉腹部。⑦雙掌螺旋揉運腹部。⑧波浪式揉運腹部。⑨左右晃擺腹部。⑩上下晃擺腹部。⑪單掌振腹。⑫指振顫

中脘、關元、天樞、神闕。⑬一指禪運關元穴。⑭五指振顫臍部。⑮溫補腹部（搓熱雙掌）。

（6）腹部推油（省略）

（7）下肢部（先做右側，再做左側，後做雙側）

①點揉氣衝、風市、血海、足三里、三陰交、懸鐘。②拿揉大腿內外側。③交替揉運大腿內側。④搓揉大腿內外側。⑤單掌揉運大腿內外側。⑥雙掌重疊揉運膝部。⑦單掌揉運小腿外側。⑧拿揉小腿內側。⑨交替拿揉小腿內側。⑩雙手由膝部向兩側分推。⑪操作者坐於受術者兩腿之間，受術者右腿置於操作者腿上，單掌揉運大腿內外側。⑫前臂揉運大腿內外側。⑬前臂揉運小腿內側。⑭前臂揉運小腿外側。⑮受術者屈膝，操作者站於受術者右側外，單掌揉運大腿內外側。⑯雙掌同時交替揉運大腿內外側。⑰雙手抱揉膝部。⑱單手拿揉小腿肚。⑲雙手同時交替拿揉小腿肚。⑳前臂交替揉運小腿肚。㉑抖顫小腿肚。㉒受術者屈腿，右腳置於左腿上，操作者單手揉運大腿內外側。㉓拿揉大腿內外側。㉔拿揉小腿內側。㉕交替拿揉小腿內側。㉖受術者右腿置於操作者左肩上，操作者雙手同時交替揉運右下肢。㉗活動胯、膝、踝、趾，搖擺右下肢。㉘抖右下肢。

接下來做雙下肢：

①上抬抖動雙下肢。②屈膝搖運腰胯。③壓腳（同時上下，內外，左右，重疊壓腳）。④抖下肢（同時上抖，下抖，中抖下肢）。⑤雙手同時揉運雙下肢（大腿，膝蓋，小腿）。

2. 側臥位（先做右側，後做左側）

（1）頭 部

①點揉太陽、聽宮、率谷、頭維、翳風、風池。②線

揉。單側頭部三道線。③五指同時揉運、指掐、梳理單側頭部。④疊掌揉運單側頭部。⑤雙手揉捏單耳朵。⑥單掌揉運單耳朵。⑦單掌壓放單耳朵。

（2）肩部

①揉運胸鎖乳突肌和斜方肌。②小魚際掖運單側頸肩部。③拇指向前彈撥肩部。④抱揉肩部。

（3）上肢部

①單掌揉運單側手臂外側（受術者手臂伸直，手置於臀部）。②單掌揉運單側手臂外側（受術者手臂屈曲、手置於頭部）。③單掌揉運單側手臂外側（受術者手臂屈曲、手置胸前）。④單掌揉運單側手臂內側（受術者手臂屈曲、手置於背後）。⑤雙手握住受術者右手腕進行搖轉右手臂。⑥雙手握住受術者右手腕進行抖動。

（4）肋脅部

①單手來回揉運肋部。②雙手來回同時交替揉運肋脅部。③拿揉腰肋部。

（5）臀部

①單掌揉運單側臀部。②雙掌揉運單側臀部。③前臂揉運單側臀部。④中指點顫環跳穴。

（6）下肢部

①單手臂揉運單腿內側。②單手拿揉單腿內側。③單手揉運左腿內側。④雙手合揉、交替揉運右腿外側。⑤雙手合揉、交替揉運左腿外側。⑥交替拿揉小腿肚。⑦握住受術者一隻腳，用力下壓點擊臀部。⑧顫抖單側下肢。⑨扳腰開骨。

3. 俯臥位

（1）頭 部

①點揉百會、風府、風池。②五指同時揉頭部後側。③雙掌同時揉運頭部後側。

（2）頸肩部

①拇指揉運頸項部左、中、右。②拿揉頸項部。③拿揉雙肩部。④點揉雙肩部。

（3）上肢部

①受術者雙手臂上舉雙手同時揉運雙上肢。②抖顫上肢平直內翻。③受術者雙手臂後背，雙手同時揉運雙臂。

（4）背腰部

①點揉大椎、命門、長強、天宗、腎俞、環跳。②揉運督脈、膀胱經。③雙掌同時向內、向外揉運後背。④前臂揉運後背。⑤溫腎振顫。⑥振顫命門。

（5）臀 部

①前臂揉運臀部。②雙掌同時揉運臀部。③振顫尾骨。

（6）下肢部（先做左下肢）

①點揉左下肢承扶、委中、承山、崑崙、太谿。②疊掌揉運左下肢後側。③雙手交替拿揉左下肢後內外側。④雙手同時合揉、交替揉左下肢。⑤受術者上屈左下肢，操作者拿揉小腿肚。⑥前臂揉運左下肢。⑦受術者側屈左下肢，拿揉右下肢內側。⑧壓腳、抬膝 3 次。⑨抖擺左下肢。

接下來按上述方法做右下肢。

接下來做雙下肢：

①雙手同時揉運雙下肢後側。②雙手握住受術者雙腳，同時交替下壓。③抖動雙下肢。

（7）背腰部

①受術者雙手握雙腳，揉運足背。②握住受術者之手腳進行前後、左右、上下運動。③空提腰部。④掌拍命門穴。

4.坐位

（1）頭 部

①點揉百會、四神聰。②五指同時揉運頭部。③雙掌同時揉運頭部。

（2）頸肩部

①拿揉頸項部。②蝴蝶雙飛。③點揉雙肩井拿揉雙肩部。④打開青龍鎖。

（3）上肢部（左上肢）

①打開青龍鎖。②抱揉左肩部。③搓揉左臂。④揉運五指。⑤顫抖五指。⑥抖動左手臂。

接下來按上述方法做右上肢。

（4）背腰胸腹部

①雙手同時揉運胸腹、背腰三道線。②揉腹、振腹。③振顫腰腎。④轉腰、晃腰、開骨。⑤抱抖受術者。

5.站位

①受術者雙臂交叉抱頭，開胸骨。②施術者側位背起受術者（左右兩側）。③施術者正位背起受術者，進行搖、顫、撅的動作。④施術者與受術者背靠背：進行搖、顫、撅的動作。⑤雙手蛇形放鬆全身。⑥握手、掌拍肩井（結束）。

(十七)論震運式按摩

震運按摩是將扣擊類手法和運動關節類手法展開，全面運用於人體。基本上全身上下施行震動和關節被動運動，起到鬆解粘連，放鬆肌肉的作用。

震運式按摩又名「藏式 鬆骨」，這套手法可使全身所有關節，包括肌肉、皮膚、神經、血管、經絡、穴位在立體三維空間裏，從各個方向，各個角度，最大限度，最快速度地伸展，扭轉，抖動，擺動，達到最直接、最有效、最徹底的舒筋活血的目的。

（1）**下肢扭轉**：手五指握腳跟做向內、向外的旋轉，由慢變快，由小幅度到大幅度，達到滑利髖膝、踝關節、放鬆腿部肌肉、疏通經絡的作用。

（2）**壓腿**：一手握腳後跟，向上抬起，等到有阻力時緩慢加力，一定程度後保持片刻，緩慢放鬆，在此基礎上，做上下抖動，速度由慢到快，此動作首先可以腿後側的大韌帶在緊張的狀態下放鬆韌帶。

（3）**屈髖屈膝**：屈髖屈膝後向腹部緩慢用力，放鬆做弧形畫圈，可滑利髖關節及關節周圍的韌帶，幅度加大後，做髖關節、膝關節的旋轉運動，一手在膝上，一手護踝，用相互的力做八卦式的運動，增強活動關節、韌帶的滲透力。

（4）**側拉腿**：將腿伸直或彎曲後，側拉至另一側，力度由旋轉到按壓，保持片刻，使腰骶部位發酸發脹後，用掌跟擊打該部位，使韌帶、肌肉在繃緊的狀態下放鬆，具有活血、活絡的作用。

（5）**抖腿**：腿伸直平放床面，兩手握緊踝關節，上下撞擊床面做抖動，可調理整條腿的關節、肌肉。另一側腿按上述動作完成之後，可兩手同時做腿部的旋轉，擺動後結束下肢手法。

（6）**抖手臂**：首先，握三指時注意用力，要拇指先用力，其餘四指再用力，兩個力結合，使之不出現疼痛、鬆的狀況，在此前開始做抖動上臂。此手法作用是：滑利肩肘、腕關節，疏經活絡。

（7）**腕部扭轉**：A.四指握大魚際，另一手托肘部，扭轉腕關節，逐漸加力，持續後停頓。B.拇指握小魚際，扭轉腕關節，動作要領同上，此手法放鬆有麻熱的關節。

（8）**擺手腕**：肘關節呈 90°，左手將肘部固定，右手拇指、食指固定腕關節，順著關節方向前後擺動，由慢到快達到游離腕關節，可以調理放鬆腕部小關節。

（9）**扳手掌**：用雙拇指推手背各掌骨縫，餘四指在大、小魚際，相互用力扳，一手握緊對方指尖，另一手握緊對方拇指根部，用力緩慢，然後放鬆，此手法滑利掌骨的關節。

（10）**搓手指**：兩手掌夾住對方手指，由食指開始到拇指，搓動時要左右進行並帶動手掌，使指間關節充分鬆開。

（11）**擺肩關節**：屈時，一手托肘，一手托肩，肩部不晃，另一手前後晃擺，力度由輕到重，滑利肩部關節、韌帶。

（12）**牽拉手臂**：兩手握腕關節，逐漸用力，持續停留片刻後緩慢放鬆，此手法可將肩、肘、腕關節拉開，舒筋活血。重複：開始時抖手臂，充分調理，放鬆整個上肢。另一側手臂，同樣運用上述手法。

（13）用兩手掌平抒後背至腿後部至腳後跟，可將背部肌肉先放鬆，疏通背部經絡。

（14）雙掌根的方向交替用力於腰部肌肉，可利用一鬆一緊的手法將腰肌放鬆，逐漸滲透至腰椎關節。

（15）從腰部向下分推後腿至腳後跟，握兩腳跟抖動可帶動大腿，放鬆腿部肌肉。

（16）**扳腰椎**：俯臥位，一手扶腰部，一手將對側腿抬高，逐漸緩慢用力，停留片刻後放鬆，使椎間小關節的位置調理以及腰椎後韌帶充分放鬆。

（17）**晃腰**：兩手置於腰部，前後晃動腰椎，帶動整個身體所有關節肌肉的活動，讓全身上下徹底放鬆，調理、疏通各經絡、血脈。

此套手法要注意：剛中帶柔，柔中帶剛，每個動作，要有滲透力，持久力，充分達到並體現藏式鬆骨的特色。

（十八）論經絡收放按摩

經絡收放是嚴格按照人體經絡系統，施行按壓手法改變經絡穴位的局部空間結構，從而起到調節經絡系統，調節臟腑功能的一種行之有效的方法。經絡收放的手法雖然變換多端，但只要認真研讀理論，還是很好掌握的。

主要針對人體經絡之氣運行不暢所導致的疾病，特別是對於

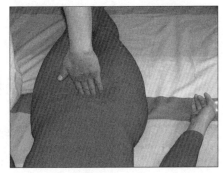

經絡收放

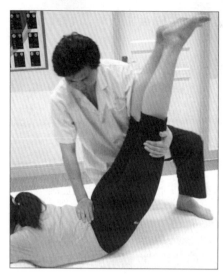

正骨按摩

非器質性病變效果良好。

(十九)論正骨按摩

正骨按摩是在充分瞭解骨骼結構的基礎之上進行的按摩操作。主要針對於人體骨骼的錯位、筋傷等一系列骨傷科疾病。特別是對於骨折患者的骨骼連接手法需具有一定的醫學水準才能夠操作。

(二十)論冰火按摩

冰火按摩是使用冰水或者冰塊間斷作用於人體的一種按摩方法。它有助於調節人體皮膚的呼吸，增加皮膚的彈性，鍛鍊人的勇敢精神，同時它還有一種不一樣的感覺，它可以增加人的快感。

冰火按摩的主要施術部位在人的後背足太陽膀胱經。

(二十一)論雙飛按摩

雙飛按摩指兩個按摩師同時為一名患者服務的按摩方法。在操作中兩名按摩師準確配合，相互協同，幾乎是同時按摩患者的兩側身體，在頭部按摩時正好相反操作，甚是好

看、好玩、舒服，有一種皇帝神仙的感覺。

　　兩個人配合可以將患者提起來，再放下，可以左右前後同時晃動等操作手法，是任何按摩中都沒有的。

附：雙飛按摩程式簡介

　　①搓揉上肢。②推揉上肢。③提拿上肢。④扭擰上肢。⑤揉拿上肢。⑥叩擊上肢。⑦按壓上肢。⑧抹上肢。⑨推手掌。⑩推掌根。⑪旋搖上肢。⑫伸抖上肢。⑬抹上肢。⑭拍上肢。⑮推揉上肢。⑯提拿上肢。⑰揉運上肢。⑱抹上肢。⑲按壓上肢（交臂）。⑳叩擊上肢。㉑曲壓上肢。㉒旋搖上肢。㉓雙曲壓。㉔握足前後強腎大法。㉕胸腹。㉖揉胸腹。㉗按胸腹（交替）。㉘拍胸腹。㉙波浪揉。㉚震顫肺部。㉛震顫腹部。㉜揉耳部。㉝捂耳揉。㉞揉面部。㉟拍擊。㊱梳頭。㊲拍頭。㊳捏鼻。㊴揉咽喉部。㊵後背。㊶推後背。㊷揉後背。㊸按後背。㊹揉後背。㊺揉後背。㊻按壓後背。㊼擰後背。㊽拍後背。㊾搖抖。㊿震顫後背。51抹背。52拍後背。53扳脊椎。54下肢。55壓扳曲下肢。56彎弓射雕。57背腰部位。58疊掌揉運。59跪指點壓。60揉運背部。61立拳揉運。62摟拉脇肋部。63拍擊背腰脇肋部。64疊掌震顫命門。65指揉頸項部。66揉運雙耳部。67震顫頭部。68點打頭部。69拍擊頭部。70震顫頭部。71背部整理放鬆。72整理放鬆。

（二十二）論騎式按摩

　　騎式按摩是一種採用騎馬方式騎在患者身上的一種按摩方法。騎式按摩由於方便利用自身體重，而且左右手臂用力

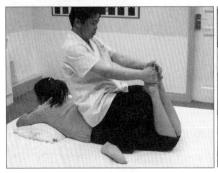

騎式按摩

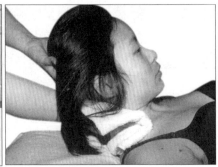

泰式洗頭

均勻，手部按壓力度逐漸深入，既便於控制，又能夠節省體力，深得女按摩師的青睞，患者也願意接受，所以，廣泛流行於全世界各地。

騎式按摩類似於騎馬的動作，因此，又叫做「西班牙騎式」按摩。

(二十三)論敲腿療法

敲腿是一種震道的廣泛運用，類似於震運式按摩，只不過敲腿主要針對於患者的下肢和足部，好的敲腿師傅，能夠在敲腿中診斷疾病，治療疾病，一般經過 30 分鐘的敲腿治療，都有一種走路輕飄的感覺。

敲腿手法多用扣擊類手法，注重節奏。敲腿的主要部位是小腿脛骨外側肌群和足部。

（二十四）論搓澡療法

搓澡是施行揉搓人體皮膚來清洗人體代謝廢物和死亡上皮細胞的方法。人經過不斷的出汗，身體表面必然會殘存一定量的非體表物質，這些物質存在於人的體表，最容易引起細菌的生長，造成局部感染，阻塞人體皮膚的正常呼吸，所以，一般經過搓澡後，都有一種輕快、順暢之感。

在搓澡時要時刻注意體表骨骼標誌之處，不要將這些位置搓破。還要注意搓澡的順序儘量按照先仰臥位後俯臥位，先頭部後四肢的原則。搓澡的技法強調連貫，一氣呵成。

搓澡的順序一般為：①包毛巾。②搓頭面部。③搓胸部。④搓手臂。⑤搓下肢及足部。⑥搓腰背部。⑦搓腿部。⑧敲背拍背手法。

（二十五）論泰式洗頭

泰式洗頭是一種流行於泰國的洗頭按摩方法。泰國人不喜歡別人摸頭，但是，卻對洗頭情有獨鍾。一般來說，洗頭時要用泰式洗頭專用塑膠圍布包裹住患者的頭頸部，讓洗頭用的溫水從上面流到下面水盆之中，並且要用溫水洗耳朵、眼睛、鼻子等，洗頭時還要配合頭部按摩手法，最多使用的是搔抓和震叩手法。

一般經過一套泰式洗頭的全過程後，會感到耳目清明，精神煥發。另外，如果一個人同時洗頭洗腳按摩的話，叫做「天地通」，在香港比較流行。現代很多接待旅行團的方法多

是如此，不過改變了重點，主要是足部和上肢。

(二十六) 論手道

　　手是人們工作和生活的必備器官，被稱為人的第二面孔，所以保護好自己的手部健康，顯得尤為重要。從醫學角度講手是人體的全息胚，它包含有人體所有的信息，因此對手部進行一系列的保健按摩，就可以由中樞神經反射，對全身臟器進行調節，最終達到調節人體內分泌、改善人體動態平衡狀態，提高人體免疫力。有詩云：手是一面鏡子照現著您的健康，手是一本病例記錄著您的病史，手是一部家譜印證著您的遺傳，手是一台儀器展現著您的智慧，手是一把算盤把握著您的財富。經過按摩師的精心按摩護理，您可以達到「心靈手巧」。

　　手部按摩時要注意按摩的力度和滲透度，按摩手法可以固定在某一個部位，逐漸產生按摩累計刺激量，出現客人自我感覺酸脹疼痛，感覺到不再使用人和比較強的力量就會有得氣感覺，這樣就算達到按摩目的。

附：手道按摩程式簡介

　　①放鬆皮膚。②穿皮透肉。③撥筋。④運脈。⑤摸骨。⑥敲骨。⑦吹手心。⑧捏揉手指。⑨點手部穴道。⑩開五門。⑪運五行。⑫轉太極。⑬推生命之門。⑭推智慧之門。⑮推感情線。⑯推玉柱之門。⑰推長壽之門。⑱點內關穴。⑲點勞宮穴。⑳點外關穴。㉑點合谷穴。㉒點後谿穴。㉓點八邪穴。㉔點腰痛點。㉕掐十宣穴。㉖掐十藥穴（全息反射

區按摩）。㉗心臟。㉘肺臟。㉙腎臟。㉚脾臟。㉛胃臟。㉜肝膽。㉝大小腸。㉞膀胱。㉟三焦。㊱脊柱。㊲平衡血壓。㊳四肢關節。㊴背腰區。㊵運太極。㊶抖手臂。㊷搓手放鬆。㊸淋巴區。

（二十七）論耳道

耳朵是人體的一對全息胚，它的外形像一個倒置的胎兒，在耳朵上有反射區和人體的內臟器官一一對應，對於反射區進行按壓或者其他按摩手法操作，會引起一系列的連鎖反應，所以，經常按摩耳朵，具有調節人體內分泌、增強免疫力的作用。

耳朵的按摩不但可以隨時隨地的操作，而且可以充分利用業餘時間和零散時間，是一種老少皆宜，寓教於樂的學習方法。耳道的按摩手法可以使用耳穴專用按摩器械和磁貼顆粒自我反覆按摩，效果更佳。

中醫認為腎開竅於耳，兩個耳朵的外形接近於兩個相反的「1/4圓弧面」，與人體的腎臟形態結構相似，所以，按摩耳朵對於治療人體腎臟疾病，特別是治療與腎臟有密切相關的大腦神經系統疾病效果良好。經常按摩耳朵會直接影響人的睡眠和記憶以及人的情緒變化，如家庭生活中提揑小兒耳朵可以訓誡兒童不聽話和不夠機智，保健按摩中吹耳朵孔或者耳燭都是耳部按摩的方法。因為耳朵的軟骨筋膜非常發達，所以按摩耳朵時會出現極端的酸脹，火辣辣的疼痛，出現這樣的症狀治療效果比較好。

附：耳道按摩程式簡介

①青龍入雲，白虎下山。②猿猴摘果。③神龜探海。④二龍戲珠。⑤黃蜂入洞。⑥王子登山。⑦公主洗面。⑧將軍擊鼓（耳道全息反射按摩）。⑨心臟。⑩肺臟。⑪內分泌。⑫脾臟。⑬胃臟。⑭十二指腸。⑮小腸。⑯大腸。⑰腎臟。⑱肝膽。⑲坐骨神經。⑳膝關節。㉑三角窩。㉒頸椎。㉓胸椎。㉔腰椎。㉕腎上腺。㉖眼睛。㉗扁桃體。㉘降壓溝。㉙耳背溝。㉚揉捏耳朵。㉛捂耳朵。㉜結束。

（二十八）論 SPA（水療）

SPA 一詞源於拉丁文（SolusPorAqua），Solus＝健康，Por＝經由，Aqua＝水，其實它的意思就是經由水產生健康。讓我們來認識 SPA 的深層內涵，健康美容的新概念，幫助我們增強生活磁場，提升生命品質。

水療的原理來源於精神心理學、運動學、中藥學等多類學科的綜合理念，採用自然界天然原料的精華並與水的靈性相結合，經由「五覺」的親身體驗達到為緊張忙碌的人群舒緩壓力，健體瘦身的功效。

所謂「五覺」是指人類的視、聽、觸、味、嗅，人正是由這五覺來體會 SPA 水療的無窮魅力的。

附：SPA 流程

● 基礎護理：首先來到 SPA 基礎護理區，先在更衣室內更換並存放您的衣物，為保護您的個人隱私，請在獨立的更

衣室內裏上浴巾後進入淋浴區沖淋浴。沐浴完畢後，便可進入有氧桑拿室享受桑拿浴或進入濕蒸房享受蒸汽浴。

● 有氧桑拿室的功效：在 80～90℃這樣的溫度下，皮膚毛孔會充分擴張，加大身體的排汗量，並將身體內的有毒物質隨汗液排出體外。與此同時，血液循環加速，增加腦部的供血量，促進有氧新陳代謝，達到血氧飽和度。

● 冰河健身道：是用鵝卵石鋪就的甬道，赤足行走時，由鵝卵石對足底反射區的刺激，可增強末梢神經敏感性，同時調節人體的內分泌系統，增強機體免疫力。

● 冷水浴的功效：享受完桑拿浴後，再進行 5～10 秒鐘的冷水浴，皮膚受到冰水刺激時，外周毛細血管迅速收縮，使在表皮的血液滲透到肌肉深層，能增強血管的彈性，營養骨膜，減輕骨髓壓力。

冰水池的浸泡還能使細胞立即反應，釋放大量電能，使體溫在短時間內升至 40°。瞬間高溫有殺死微生物、病毒的作用，並能刺激細胞活動，延長細胞活力，顯著增加白細胞數量，提高人體免疫力。冰水池還能加強身體血液循環、改善血液質量，防止血栓形成；增強腸胃蠕動能力；幫助增加皮下組織的養分供應及皮脂腺分泌，使皮膚健康、富有彈性。冰水浴的另一好處是在鍛鍊體魄、增強抗寒能力的同時，減少感冒等疾病的發生，類似於冬泳。同時迅速收縮增強細胞組織抵抗力，由肌肉的運動來增強血管壁的運動，給您的血管健健身。

注意：乾蒸房出來後，應適當補充水分，最好是溫水、維生素 C 飲料或水果，以調節水代謝平衡。

● 濕蒸房的功效：水蒸氣的導熱調節人體溫度，補充皮

膚水分。潮濕的氣體可加快氣管內的絨毛擺動，使肺內的無用物排出體外，增強肺活量。

●冰房的作用：乾濕蒸結束後，可以到冰房裏感受特有的輕鬆和涼爽。在那裏通過漸冷的過程，毛孔會慢慢的收縮，從而提高交感神經的緊張度，讓全身感到身輕氣爽，無比放鬆。

SPA 基礎護理感受完畢之後，換上泳衣進入公共水療區，感受放鬆與愉悅。綠色植物與輕柔優美的 SPA 音樂纏繞著流水的潺潺，宛若天籟之音，置身於大自然的意境之中。

●部位穴道水療：針對腰、腿、胸、腹、足等重要腧穴，進行水力刺激，消除肌肉緊張，緩解腰部、腿部的疲勞和疼痛。還可以雙膝對著水流，人體浮起，活動膝關節，對膝關節炎有很好的緩解作用。

●珍珠氣泡浮浴：水泡輕撫全身肌膚，可消除疲勞，放鬆身心。水和氣的結合，微力按摩身體的各個部位，能夠使細胞與細胞之間增強運動，釋放細胞內的毒素並隨著淋巴系統排出體外。

●縱扇浴：由縱扇水柱刺激督脈和脊柱兩旁的經絡。可改善呼吸系統疾病，增強消化系統功能，調節陰陽平衡。

●平扇浴：重點刺激頭部的百會穴，有醒神開竅，提升正氣之功效。平扇浴沖擊耳後頸部的風池穴可治療頭痛、眩暈等，沖擊肩部的肩井穴、天宗穴對肩周炎有一定療效。

●強力水柱：強大的水流讓人不敢接近，賓客可以避免水柱的直接沖擊，讓身體藏入水中，緩緩向水柱靠近，對頭、頸、肩部進行水療，還可用同樣方法正面沖擊胸部，可增加肺活量、心臟功能和消化系統功能。

　　躺在水床、氣床、珍珠水療床上啟動池壁開關，雙手扶緊壁沿，利用氣泡對人體肩、背、腰、腿的穴道進行水療按摩，可舒緩筋骨，消除疲勞，也可以俯臥，雙手抓住壁沿，刺激胸腹部，調節呼吸，增強肺活量。

　　●瀑布池：池中有三條自上而下的瀑布，站在瀑布下，全身閉目放鬆，沖擊頭部的百會穴和耳後頸部的風池穴及肩背部，能使人精神抖擻，改善肺循環，同時 37℃ 水溫對酸痛、疲勞、風濕神經麻痹均有益處。

　　●漩渦浴：利用池底大口徑吸水槽，造成漩渦，產生水力摩擦，借此訓練身體平衡，增強小腦功能，以達身心舒暢。使用方法：可借助水的浮力和壓力，我們在水中可雙腳同時起跳收腹，一可活動漆關節，二可促進胃腸蠕動，消化吸收，還可以在水中練太極，緩解腰部肌肉的緊張，還可以練身體平衡。

　　●傘形流瀑：流泉沖擊，對人之頭、肩、背部做柔性拍擊，具舒緩緊張情緒之效果。

　　水中吧讓人能蕩漾於水中商務會談、休閒的同時，提供 SPA 花草茶等飲料，時令水果，讓 SPA 的同時補充身體所需的水分和維生素，有助於身體健康。還可以選擇各種健身運動器械，有專業的健身教練給您提供具有科學合理的個人健身計畫。

（二十九）論運動修復

　　運動修復分為運動損傷和運動疲勞兩類，運動修復主要針對於運動疲勞的修復。運動疲勞是由於運動後產生大量酸

性物質蓄積於肌肉內部，為加速有效代謝而採取的治療方法。常用推拿按摩類手法、物理治療、火罐、針灸、中藥熱敷等綜合治療方法。

也可使用遠紅外治療儀，對於治療因為運動損傷、疲勞等引起的不適症，效果良好。

(三十)論香薰

現代人追求返璞歸真，相信自然界有很多天賜的精華，更相信現代科技可以改造純天然的物質，讓這些精華物盡其用。目前國外非常流行用香精油香薰和「香薰沐浴」，這並非人類對香氣的新用法，而是古為今用，而且香水起源的原因之一就來自古人的香薰，雖然香薰的形式古今有所差別，但其本質應是類似的。

現代的所謂香精油，不過就是一些草藥的提取物。草藥天成，經過現代科學提煉，集中最精華的成分，就形成了目前風靡全球的香精油。

中國古代也有「香薰」傳統。古代小姐閨房中，不僅有專用的薰衣草，也有專門用來薰房間和肌膚的草藥。中國古代人很早就發現可以在潔膚用品中加入中草藥成分，讓藥效在沐浴過程中得到自然發揮。據考證，清代宮廷中用的香味肥皂，不僅含有芳香類的草藥，而且還有其他具有消炎解毒等效用的中草藥成分。現代沐浴產品還將清熱解毒、鬆弛神經的草藥配方配製到沐浴露中。

20世紀90年代末的香薰沐浴之流行，體現了人類對天然動植物香氣的認識由體驗愉快香氣，上升到重視香氣調節

人類生理、神經系統這一作用。也許這些是今人對香水新用的一點補充吧。

(三十一) 論瑜伽導引

瑜伽的歷史可追溯至 7000 年前，瑜伽的梵文意為「融合」，也就是由瑜伽的鍛鍊，使人的身、心、靈提升，最後達到天人合一的境界。

約在 3500 年前，瑜伽大師克里斯納又將瑜伽闡釋出瑜伽三精神，分別是「知識瑜伽、」「行動瑜伽」及「虔誠瑜伽」。後來演變出各種瑜伽派別，除了上述三者之外，還有一般最常見的「哈達瑜伽」，這一派也是現在傳遍世界各地，以各種不同身體的動作為主要鍛鍊。其他的派別還有「拙火瑜伽」、「勝王瑜伽」等。

後來約在 2000 年前，一位叫潘塔加利的瑜伽行者，將各派的精華綜合成一整套包含了八個階段的鍛鍊叫做「瑜伽八步功法」。八步功法也代表著八個階段：第一個階段是外在的道德修養，第二個階段是內在的道德修養，第三個階段是瑜伽體位法，第四個階段到第七個階段是更高的精神集中及靜坐，第八個階段則是天人合一的境界。

大家應該知道，瑜伽體位法是基本的鍛鍊，可以使剛開始鍛鍊瑜伽的人，身體靈活柔軟、健壯，如此靜坐時，才不會有差錯發生。

應該指出的是，一面練習瑜伽體位法，一面做心性修養（靜坐）的鍛鍊是很重要的。但是也不可只做靜坐而不練習瑜伽體位法。人的身、心關係密切，兩者必須同時發展。這

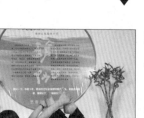

瑜伽圖 1

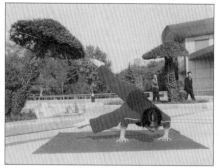

瑜伽圖 2

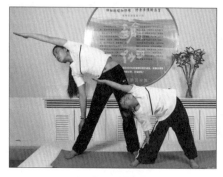

雙人瑜伽

就是為什麼真正的瑜伽教學是身心並進的。

瑜伽體位法影響人的身心是多方面的，這些各式各樣的姿勢，可以使人體腺體分泌量趨於平衡，放鬆肌肉、神經和強化它們，促進血液循環，伸展肌肉韌帶和僵硬的肌腱，按摩身體內部器官，使關節靈活和有韌性，同時使心情安詳，注意力集中；因此，瑜伽姿勢自然會促進身心的健康和快樂。現在讓我們一起探討瑜伽體位法對身心的影響。

瑜伽體位法在梵文中的意思為「保持在一個舒適的姿勢上」，因此，瑜伽體位法不同於一般的運動。一般的運動對身體健康有益，因為它能刺激血液循環，但是，它無法對腺體起作用，而且過多的運動，容易引起疲勞。

瑜伽體位法是緩慢收縮某些肌肉，然後保持在靜止姿勢上，再將身體整個放鬆休息，因此，體位法可以讓肌肉得到完全地放鬆、休息。

　　一個正常人，即使在睡眠時，其肌肉通常也未達到完全的休息狀態，總是有些張力，稱作「基本張力」，這表示身體即使在睡眠狀態，仍在消耗精力。而瑜伽體位法可讓肌肉全然地放鬆、休息，使精力大量儲存於體內。所以即使是老年人或衰弱的人都可以練習瑜伽體位法。

　　人們的姿勢不良原因之一是，由於人的肉體逐漸老化，體內的韌帶越來越緊。嬰幼兒的身體非常有彈性，可任意轉動方向，年過 30 歲的人，就很難能彎腰碰到自己的腳趾。年紀越大，人的身體就越變得僵硬和痛楚不堪。

　　學生或經常坐著辦公的人，也容易造成不良姿勢，由於這種不良姿勢，使他們的頸部、肩部感到酸痛和僵硬，妨礙了體內能量沿脊椎管道的正常輸送，所以常常下班後，感覺到疲憊不堪。

　　瑜伽體位法的扭轉、伸張、彎曲等姿勢，能拉長韌帶與肌腱。使人免除因神經受壓迫而產生的痛苦。這樣一來，瑜伽動作可預防身體老化及僵硬，恢復如孩童般的彈性。人如果有平衡、垂直的身體，才能享有充沛的活力和達到控制心神的境界。

　　人的身體受到各種腺體激素分泌所控制，每一個器官、細胞都直接受這些激素的影響。所以，激素分泌正常時，人體才能正常地生長，無論何種腺體分泌不平衡，均會引起身心兩方面不同程度的疾病。當代的科學家們知道，不同的情緒和心境，取決於人體內的腺體變化。他們發現，如將過量的甲狀腺所分泌的激素，注射在正常人的血液中，他會由快樂而變得急躁、易怒和神經質。

　　不同的瑜伽體位法會強化或調整不同腺體的分泌作用。

例如，有些姿勢影響腎上腺，有些影響松果體等。當然，並不是每個人都需要鍛鍊相同的瑜伽體位法，因為每個人的身體不盡相同，而不同的人需要強化或改進不同的腺體。因此，並不是每個人都得學習相同的瑜伽體位法，所以，必須向有經驗受過訓練的老師學習。

　　在情緒的壓力下，身體的腺體，特別是腎上腺，會產生一些激素，流進血液中循環，使心跳加速，血壓增高。像這種壓力持續長久時，這些激素等化學物質，對重要的臟腑器官組織，會造成相當程度的損害，同時對其他疾病的抵抗力也會減低。我們自身體驗就可發現，在生氣時的影響，如眼球突出、面紅耳赤、血壓增高、胃的肌肉收縮等。不好的情緒如恐懼、焦慮、嫉妒和憎恨等，有礙血液循環，並且摧毀人體的健康以及內心的寧靜。

歡迎至本公司購買書籍

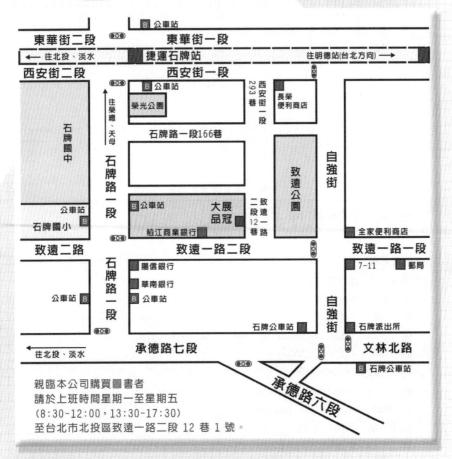

親臨本公司購買圖書者
請於上班時間星期一至星期五
(8：30~12：00，13：30~17：30)
至台北市北投區致遠一路二段 12 巷 1 號。

建議路線
1.搭乘捷運‧公車
　　淡水線石牌站下車，由出口出來後，左轉(石牌捷運站僅一個出口)，沿著捷運高架往台北方向走
(往明德站方向)，其街名為西安街，至西安街一段293巷進來(巷口有一公車站牌，站名為自強街口)，
本公司位於致遠公園對面。搭公車者請於石牌站(石牌派出所)下車，走進自強街，遇致遠路口左轉，
右手邊第一條巷子即為本社位置。

2.自行開車或騎車
　　由承德路接石牌路，看到陽信銀行右轉，此條即為致遠一路二段，在遇到自強街(紅綠燈)前的巷
子左轉，即可看到本公司招牌。

國家圖書館出版品預行編目資料

中外保健按摩技法全集／任　全　主編
　　——初版，——臺北市，品冠，2008〔民97.08〕
　　面；21公分 ——（休閒保健叢書；8）
　　ISBN 978－957－468－626－1（平裝附數位影音光碟）
　1.按摩　2.經穴　3.經絡
413.92　　　　　　　　　　　　　　　97010736

中外保健按摩技法全集（附 VCD）

主　　編／任　　全
責任編輯／壽亞荷
發 行 人／蔡孟甫
出 版 者／品冠文化出版社
社　　址／台北市北投區（石牌）致遠一路2段12巷1號
電　　話／（02）28233123・28236031・28236033
傳　　眞／（02）28272069
郵政劃撥／19346241
網　　址／www.dah-jaan.com.tw
E - mail／service@dah-jaan.com.tw
承 印 者／傳興印刷有限公司
裝　　訂／建鑫裝訂有限公司
排 版 者／弘益電腦排版有限公司
授 權 者／遼寧科學技術出版社
初版1刷／2008年（民97年）8月

定　價／550元

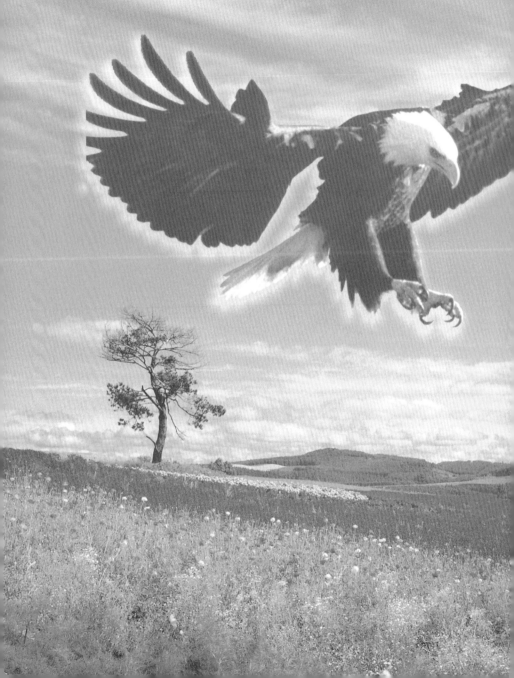